U1006672

国家出版基金项目
NATIONAL PUBLICATION FOUNDATION

"十四五"国家重点出版物出版规划项目

中药固体制剂

创新理论与产业化关键技术

刘红宁／主编

江西科学技术出版社
江西·南昌

图书在版编目(CIP)数据

中药固体制剂创新理论与产业化关键技术 / 刘红宁主编. -- 南昌 : 江西科学技术出版社, 2023.9
ISBN 978-7-5390-8586-9

Ⅰ. ①中… Ⅱ. ①刘… Ⅲ. ①固体 - 剂型 - 中药制剂学 - 研究②中草药 - 产业发展 - 研究 - 中国 Ⅳ. ①R283.62②F426.77

中国国家版本馆CIP数据核字(2023)第073856号

责任编辑：张 旭 宋 涛 王凯勋
责任印制：夏至寰 张智慧
封面设计：半调子
排版设计：陈 慧 徐 育
插图绘制：王宪明
选题序号：**KX2021023**

中药固体制剂创新理论与产业化关键技术
ZHONGYAO GUTI ZHIJI CHUANGXIN LILUN YU CHANYEHUA GUANJIAN JISHU 刘红宁 主编

出版人	杜智波
出 版 发 行	江西科学技术出版社
社 址	南昌市蓼洲街2号附1号 邮编：330009 电话：(0791)86623491 86639342(传真)
印 刷	湖北金港彩印有限公司
经 销	各地新华书店
开 本	787 mm × 1092 mm 1/16
字 数	372千字
印 张	25.25
版 次	2023年9月第1版
印 次	2023年9月第1次印刷
书 号	ISBN 978-7-5390-8586-9
定 价	198.00元

赣版权登字-03-2023-148
版权所有，侵权必究
（赣科版图书凡属印装错误，可向承印厂调换）

《中药固体制剂创新理论与产业化关键技术》编委会名单

主　　编　刘红宁

副 主 编　杨世林　杨　明　朱卫丰　刘旭海
　　　　　罗晓健　郑　琴　廖正根　陈丽华
　　　　　岳鹏飞　伍振峰

编　　委　万　娜　王学成　王雅琪　朱卫丰
　　　　　伍振峰　刘旭海　刘红宁　刘荣华
　　　　　李　哲　李　翔　李远辉　李诒光
　　　　　杨　明　杨　明（女）　杨世林
　　　　　张　婧　张雨恬　张国松　张定堃
　　　　　陈丽梅　陈丽华　陈桐楷　邵　峰
　　　　　罗晓健　岳鹏飞　郑　琴　郑　琳
　　　　　赵国巍　胡鹏翼　饶小勇　洪燕龙
　　　　　龚行楚　梁新丽　谢兴亮　熊耀坤
　　　　　臧振中　管咏梅　廖正根　魏韶锋

序

我国传统中药剂型肇始于酒剂，早在夏禹时期，古代劳动人民便开始用曲酿酒，随后逐渐出现用多种中药浸制而成的药酒。商汤时期，伊尹首创汤剂，其撰写的《汤液经》是最早的方剂与制药技术专著。汤剂制备简单易行，有效成分吸收快，能迅速发挥药效，且便于加减药量、调整药剂成分，能很好地实现中医辨证施治的治疗思想，至今仍是中医临床用药的常用剂型。

编纂于先秦时期的《黄帝内经》，为我国现存最早的医学文献典籍之一，是中药药剂学的先导，收载了汤剂、丸剂、膏剂、散剂、丹剂、酒剂等剂型，其中丸剂、散剂等固体制剂为首次记载，相比于汤剂，这两者更易携带和服用。出土于湖南长沙马王堆汉墓的战国帛书《五十二病方》，收载了比《黄帝内经》更多的成方制剂，涉及饼剂、补牙剂、搽剂、丹剂、膏剂、胶剂、浸剂、散剂、食疗剂、汤剂、丸剂、洗剂、熏剂、浴剂和熨剂等多种剂型。

秦汉时期是我国药剂学经验、理论与技术显著发展的时期。成书于该时期的《神农本草经》首次强调应根据药物的药性选择适宜的剂型，其《序录》中指出："药性有宜丸者，宜散者，宜水煮者，宜酒渍者，宜膏煎者，亦有一物兼宜者，亦有不可入汤酒者，并随药性，不得违越。"由此可得出，早在两千年前，中药制剂已形成一定的理论和实践基础。

东汉末年张仲景所著的《伤寒论》和《金匮要略》中增载了栓剂等固体剂型，还有糖浆剂、浸膏剂以及脏器制剂等非固体剂型，书中记载的制剂制备方法极为完善，明确规定了各种制剂的药物加工炮制方法、煎煮加水量、用法用量等项。《伤寒论》收载了众多散剂，并将之分内服（和服散、和煎散）和外用（敷散、栓散）两大类，散剂在《伤寒论》中有散水而不助水邪、散寒宣郁、排脓疗疮、助产养胎等功用特点。

晋代葛洪在《肘后备急方》中增加了滴耳剂、锭剂、膜剂、舌下含剂、香囊剂、眼膏剂、含化剂、药枕剂等剂型，同时书中还出现了蜜蜡丸和浓缩丸两种新型丸剂，这两种丸剂可起到改善药物口味、提高药物稳定性、增强药物疗效的效果。

南朝梁代陶弘景在《本草经集注》中首次对汤剂、丸剂、散剂、膏剂等剂型的常规制作方法进行规定，其指出“疾有宜服丸者，宜服散者，宜服汤者，宜服酒者，宜服煎膏者”，明确提出应根据疾病性质和临床需要选择药物剂型的用药原则。

唐代著名医学家孙思邈所著的《备急千金要方》中收录有剂型三十九种，其中染发膏、染发水、吸入烟剂、洗发水、药豆以及澡豆为中医药文献史上首载。《千金翼方》在《备急千金要方》的基础上增加了凌剂、霜剂、补牙剂和牙粉剂。蔺道人的《仙授理伤续断秘方》提出“信朱为衣”的包衣丸剂和药包剂两种新剂型，从而提高药物稳定性，减少药物刺激性，改善丸剂的外观。

宋元时期，我国成药生产初具规模。《太平惠民和剂局方》是我国最早的一部官方制药规范，其中收载方剂七百七十五首和剂型十三种，大多可制成中成药出售。民间方书如《小儿药证直诀》《济生方》《普济本事方》收载有七味白术散、六味地黄丸等疗效明确的固体制剂。当时刊行的《太平圣惠方》《圣济总录》等，卷帙浩繁，收载成方达数万首之多，并有膏药、丹剂等专篇介绍。丸剂是宋代最重要的成药剂型，这一时期包衣技术得到广泛使用，包衣所使用的材料有丹砂、青黛、金箔、银箔等。

明代医著颇多，中药成方数量和剂型都得到较大的丰富，制剂水平也有相应的提高。周王朱橚组织编撰的《普济方》，载有成方六万一千七百三十九首，其中许多是成药，并按《太平圣惠方》的格式，将外用膏药、丹药及药酒列专篇介绍。李时珍所编著的《本草纲目》收载有一万多首方剂，涉及三十多种剂型，常用蜂蜜、炼蜜、蜂蜡、淀粉糊、血液、乳汁等做辅料，以增加制剂的成型性和临床疗效，并记载了泛制、塑制、浓缩等制备方法。

到了近现代，中药制剂不但继承了传统药物剂型，还借鉴了西药剂型，如片剂、胶囊剂、冲剂、注射剂、滴丸剂等。众多制剂新技术开始应用于现代中药制剂中。如多功能罐提取、真空浓缩、薄膜浓缩、喷雾浓缩、喷雾干燥、沸腾干燥、一步制粒、悬浮包衣、微滤技术、超滤技术、薄膜包衣技术、固体分散技术等。传统中药制剂与现代制药技术相结合，加快了中药制药产业发展，推进了中药制药现代化进程。

固体制剂是最常用的中药制剂剂型，约占中药成方制剂的85%。中药固体制剂制造生产过程包括粉碎、提取、分离、浓缩、干燥、制粒、压片、包衣等多个单元，生产环节多，涉及工艺技术和设备种类多，在中药制剂制造中最具代表性。由于中药成分复杂、提取物黏性大、易吸潮等特性，传统中药制剂生产存在质量低、效率低、能耗高等一系列问题。如在中药常用剂型——片剂的生产中就存在制粒、压片、包衣等制备工艺环节质量不佳、整体生产效率较低及产品质量控制不精准等问题，不能满足人民群众对高品质中药制剂的热切需求，阻碍了中药产业化、现代化进程。然而，以化学药生产为主的国外制药装备无法适应中药制剂的高效生产，依靠简单引进“洋”设备难以从根本上解决问题，必须立足提高自主创新能力，研发具有我国自主知识产权的核心技术和装备。

二十世纪六十年代，随着全球药品市场扩大和制药工艺发展，欧美国家制药装备产业迅速发展，形成以国外大型企业为主导的寡头垄断局面。二十世纪九十年代，国内企业迎来发展的良好时机，涌现出以楚天科技股份有限公司、山东新华医疗器械股份有限公司等为代表的一批龙头企业，逐步打破全球行业巨头垄断的产业局面。目前，我国已有近九百家制药装备企业，生产的装备产品达三千余种，已成为全球制药装备生产大国。然而，我国制药装备仍存在生产效率低，能耗、物耗高，自动化、信息化程度低等一系列问题，制药装备工艺技术研究与装备研究严重脱节，导致制药装备与实际生产匹配度不高，这些问题制约了中药制剂制造的高水平、高质量发展。加快中药制剂制造过程理论的创新、技术的突破、装备的革新，是实现中药制剂产业现代化高质量发展的关键所在。

本书以中药制剂设计理论、工艺装备和精准质控等关键技术与方法为主题，介绍中药制剂产业化系列创新技术。相比国内同类专著，本书具有以下三个特色：其一，立足中药固体制剂设计、制造与评价全链条，特色鲜明，主线明确。从中药制剂设计理论出发，结合传统中医药特色理论与现代前沿创新设计理论，深入浅出地梳理总结中药制剂制造全系统中关键技术及其现代产业化方式，并给出实际应用案例。其二，聚焦中药固体制剂生产的共性技术单元、系统集成、创新实用，重点论述中药粉碎、提取、分离纯化、浓缩、干燥灭菌等前处理技术，压片、包衣、矫味等制剂技术，以及固体新剂型、制剂工程、质量控制等创新技术。其三，面向中药制剂产业高质量发展未来需求，结合现代信息生产技术，介绍从中药“制造”模式到中药“智造”模式的转变路径和未来的发展趋势，对中药制造的发展具有引领性。

随着中药制造业数字化、网络化、智能化建设深入推进，中药制剂智能化装备逐步实现产业化应用，带动相关零部件、感知器件、信息系统、设计和控制软件等配套产业的全面发展，引领中药产业技术创新升级。相信未来的中药制造业必向着绿色化、精准化、智能化与个性化制造方向发展，铸就中药制剂制造产业现代化系统工程，实现智能、优质、绿色、高效制造，推动我国从制药大国迈向制药强国，助力“中国制造 2025”实施。

2023 年 4 月

前言

中药制剂制造面临传统设计理论与中药制剂现代化发展不匹配、传统质量控制与现代制剂质量要求不适应、传统制造技术和装备与绿色创新发展不协调的现状，导致传统中药制剂制造存在产品质量低、生产效率低、生产能耗高等一系列问题，严重制约中药制剂制造现代化的高质量、高效率、高效能发展。中药制剂制造过程中的物料、工艺、技术和装备相互交织、互相影响，单一改进工艺、技术、装备，或者依靠简单引进“洋”技术与设备都难以从根本上解决问题，必须采用系统解决方案，走自主创新之路。

本书从中药制剂设计、工艺与装备和质控等关键技术与方法入手展开论述，共分九章。第一章至第二章主要介绍现代中药制剂设计的依据、原则、思路与方法，以及中药粉体相关理论与技术；第三章至第六章为中药前处理、高速压片、高效包衣、矫味等重要工艺环节的关键技术，以及当代中药制剂领域的新技术；第七章为中药制剂工程设计与制造产业化；第八章为中药制剂质量评价与控制关键技术；第九章为中药制剂未来发展方向。

本书以中药固体制剂工艺过程为主线，结合实践案例介绍中药制剂产业化的系统解决方案，并对中药药剂学科和中药制剂产业未来发展方向提出展望，为现代中药制剂制造产业化升级和实践应用提供参考，可供中药制剂相关专业的硕士、博士研究生以及从事中药制剂教学、科研、生产的相关工作者参考使用。

本书是江西中医药大学创新药物与高效节能降耗制药设备国家重点

第一章

中药制剂设计理论

第一节　基于传统中医思维的中药制剂设计

中药是在中医经验和理论指导下，以疗效为根本衡量标准，用于预防和治疗疾病的物质。中医药发展规律主要源于对自然的观察和对经验的总结，能与时俱进，兼具开放性和包容性。首先，中医药发展注重天人合一，取法自然。如传统中药制剂水泛丸、蜜丸所用的黏合剂是天然之物——水和蜂蜜，而现代制剂中很多黏合剂是化学合成物。因此，中药制剂在选材上应尽量选择自然之材。其次，中医药发展规律特别重视前人总结的经验。如中药与酒相溶，药增酒性，酒助药行，可制成酒剂，乌梅丸即是如此。乌梅丸方中要求将乌梅经酒浸泡一晚后再入药，此时酒作为引经药，可将药引入足厥阴肝经而直达病灶。这些来自临床医师和患者的经验，为中药制剂设计提供了借鉴和指导。随着疾病谱及医疗体系的变化，中医药发展规律也在不断发展变化。因此，中药制剂设计应遵循中医药发展规律，传承精华，守正创新，以开放包容的心态，使现代科技发展最新成果为我所用。

一、根据病因、病机、病所设计

中医将病因归纳为六淫、疠气等外感病因和七情内伤、饮食失节、劳逸失度等内伤病因。根据病因选择合适的方剂，其实质是通过方剂的偏性来纠正疾病的偏性，从而达到使人体恢复阴阳和谐的目的。同时针对病因设计适合的剂型，如对于湿证而言，在中药制剂设计时可考虑尽量减少水的使用。病机是疾病发生、发展与变化的机制，包括阴阳失调、虚实变化、血液瘀滞等，具有立足于整体观和辩证观的特点，故可针对病机设计中药制剂。病所是指疾病发生的部位及该部位功能的变化，可按照躯体、脏腑、经络、三焦、气血等系统进行分类。《素问·至真要大论篇》记载：诸风掉眩，皆属于肝；诸寒收引，皆属于肾；诸气膹郁，皆属于肺；诸湿肿满，皆属于脾。这是依据脏腑出现的症状而判断疾病的病所。临床上可根据病变部位不同选择相应的剂型。丸剂、散剂偏走里，多用于里证；汤剂通达机体内外，表里病证皆可。如理中丸与人参汤，二方组成、用量完全相同，但因剂型不同，治疗疾病各有侧重。因丸剂体结，势不外达，位偏走里，所以理中丸用于治中焦虚寒之脘腹疼痛；而汤剂条达，定位发散，所以人参汤用于治中上二焦虚寒之胸痹，病位由中焦扩展至中上焦。如李东垣云："去下部之疾，其丸极大而光且圆……稠面糊，取其迟化，直至下焦。"即根据疾病病所上下之不同，分别采用稠面糊和水面糊制丸，使丸剂的释药性能符合临床需求，药物疗效得以充分发挥。又如眼用散采用水飞法将药物粉碎成极细粉，以满足眼部用药的特殊要求。现代中药制剂在治疗中医某些特殊部位（如经络、三焦等）的疾病时往往疗效不佳。因此，中药制剂设计时还应充分考虑中医上特有的病所进行设计。除根据病因、病机、病所设计中药制剂外，还应考虑病证的特点和中药本身的性质。

二、根据病证的特点设计

根据病证特点选择相应的剂型，主要指剂型作用缓急、强弱等特点与病证病势的缓急、病情的轻重等特征相对应。不同剂型适应的疾病轻重缓急不同，大病宜汤，急病宜散，缓补宜丸，疮疽宜贴。梁代陶弘景曰："疾有宜服丸者，宜服散者，宜服汤者，宜服酒者，宜服膏煎者。"指出治疗不同疾病需要选择相适应的剂型。金代李东垣则进一步指出了具体剂型所适应的病证类型，"汤者荡也，去大病用之；散者散也，去急病用之；丸者缓也……其用药之舒缓而治之也"。宋代沈括指出"欲速用汤，稍缓用散，甚缓者用丸"。汤剂力峻，多用于危重病证；丸剂力缓效长，多用于邪气轻浅或正气虚弱之轻证。如抵当汤与抵当丸，两方组成基本相同，前者用汤剂，主治下焦蓄血之重证；后者用丸剂，主治下焦蓄血之轻证。

三、根据中药本身性质设计

这是指根据方剂中中药的药味性质选择相应的剂型，以达到保护或增强药物性能、制约药物毒烈之性、矫正药物不良气味等目的。《神农本草经》曰："药性有宜丸者，宜散者，宜水煮者，宜酒渍者，宜膏煎者，亦有一物兼宜者，亦有不可入汤酒者，并随药性，不得违越。"可见，不同药性的中药需要选择不同的剂型，《苏沈良方》则进一步指出不同药性对应的剂型，"无毒者宜汤，小毒者宜散，大毒者宜用丸"。对由芳香开窍之品组成的处方，因煎煮易导致有效成分的散失，故宜制成丸剂，有利于保护方中药物的药性，如安宫牛黄丸、苏合香丸等。对具有祛风散寒、活血祛瘀、温阳补虚等功效的处方，宜制成酒剂，可借助酒活血通络、易于发散的特性，增强方剂作用，如风湿药酒、参茸药酒等。对含毒性或刺激性药物的处方，以米糊、面糊、曲糊等制丸，可延缓吸收，减弱毒性和不良反应，如黑锡丹、舟车丸等。对含有不良气味药物的处方，可以通过用蜂蜜制丸，加炼蜜制膏，加米粉、蔗糖制糕等方法掩盖药物的不良气味，提高患者顺应性，如六味地黄丸、鹿胎膏、八珍糕等。对药性不易煎出的药物则宜制成散剂，如《伤寒论》中的十枣汤："芫花、甘遂、大戟，三味药等分，各别捣为散。以水一升半，先煮大枣肥者十枚，取八合去滓，纳药末。"

传统中药制剂普遍存在使用不便、生物利用度低、难以充分发挥应有疗效等缺点。随着制药工业和医疗技术的发展，现代制剂弥补了传统中药制剂的缺点，如片剂解决了汤剂携带不方便，丸散剂服用量大、易霉变、生物利用度不高等缺点；现代透皮吸收技术解决了传统膏剂定位不准、稳定性差、释药速度不可控等缺点。然而，在中药制剂设计中，我们除了要针对现代医学发现的靶点、位点、细菌、病毒、生物利用度等开展制剂设计外，同时也要重视并保留中医学的特点。中药制剂现代化设计思路须特别注意中医理论的指导和运用，充分发挥中医优势，深入理解阴阳理论、脏腑理论等，将中药和中医理论融合，在保留传统中药制剂特性的基础上，将现代科技成果充分运用到中药制剂的研发生产中。

第二节　基于现代制药工艺的中药制剂设计

一、给药途径与剂型设计

中药制剂的设计，首先必须考虑选择合适的给药途径及其应用剂型。

（一）给药途径设计

不同的给药途径各有其特点，临床用药时，具体选择何种给药途径，除应考虑各种给药途径的特点外，还应注意病证与药物两方面对给药途径的选择，如此方能高效发挥药物的治疗作用，达到快速治愈疾病的目的。如《千金要方》中，治疗发病部位在阴囊的阴肿皮痒，选择在阴囊部位给药，“取生椒择之令净，以布帛裹着丸囊，令厚半寸，须臾热气大通，日再易之，取消瘥止”；治疗发病部位在直肠的大便不通，选择直肠给药，“煎蜜成煎如人指大，深纳谷道”；治疗发病部位在头部的恶风头痛，选择在头部给药，“油二升，盐一升末，油煎一宿令消尽，涂头”。

（二）剂型设计

剂型设计包含两方面含义，一是根据临床需要设计出当时历史条件下尚未出现的临床应用形式，即创立新剂型；二是基于对现有剂型与病证及方药关系的理性认识，根据某一确定方药的性质及所对应病证的治疗需求，选择合适的剂型以实现效应的最优化，即剂型的选择。

新剂型的创立主要是根据临床需要，它随着人们对病机认识的深入以及技术的发展而不断发展，如商汤时期，伊尹首创汤剂；先秦时期，我国现存的第一部医药经典著作《黄帝内经》记载了汤剂、丸剂、散剂、膏剂、酒剂等不同剂型；东汉末年，张仲景的《伤寒论》和《金匮要略》，记载了煎剂、丸剂、散剂、浸膏剂、软膏剂、酒剂、栓剂、脏器制剂等十余种剂型；晋代葛洪的《肘后备急方》，记载了铅硬膏、蜡丸、锭剂、条剂、药膏剂、灸剂、熨剂、饼剂、尿道栓剂等剂型。随着剂型的多样化和临床实践认识的深化，古代关于剂型的选择逐渐形成了有关“方—证—剂—效”关系的规律性认识。

二、制剂处方与制备工艺设计

剂型确定后，须根据剂型要求设计处方和工艺。

（一）制剂处方设计

处方设计包括对辅料种类和用量的选择。在制剂学相关教科书中，每一剂型均介绍了各种可能需要的辅料。设计处方时，可根据剂型特点、原料药的性质、辅料的性能与性质选择合适的辅料种类。如中药颗粒剂，由于其使用时需用水溶解，一般可选择亲水性较强的辅料作为赋形剂。

（二）制备工艺设计

制备工艺设计包括对工艺的类型及具体的制备参数如温度、搅拌速度、混合时间等的选择。在制剂学相关教科书中，每种剂型均介绍了各类工艺的特点，工艺设计时，可根据剂型特点、处方性质和工艺特点选择合适的工艺类型。如颗粒剂一般选用挤压制粒，而胶囊剂或片剂常选用流化制粒。

一般情况下，还需设计一系列处方或处方与工艺的组合方案，采用优化技术，通过试验对入选的辅料、辅料用量、工艺及工艺条件进行优选。常用的优化技术有正交设计、均匀设计、星点设计、混料设计等。所有这些方法都是按照一定的数学规律进行设计，根据试验得到的数据或结果，应用多因素数学分析的手段，建立一定的数学模型或应用现有数学模型对试验结果进行分析和比较，综合考虑各方面因素的影响后确定其中最优的方案或者确定进一步改进的方向。

三、制剂质量控制设计

中药制剂是直接用于临床的药品终端形式，其质量的优劣主要体现在生物学效应优劣、生物学效应批间重现性和稳定性。因此，制剂质量控制设计的核心问题就是如何选择合理的评价指标和参数，以确保能有效控制制剂的生物学效应。通常情况下，为降低检测成本、缩短检测时间，且如果制剂的理化性质和制剂性质指标能够有效地控制制剂生物学效应的优劣、批间重现性和稳定性，那么只要选择相应成分的理化和制剂性质指标作为控制设计的指标即可，如化学药物制剂。由于中药制剂的物质基础和作用机制不清楚，很难用化学成分定性和定量的指标准确控制中药制剂质量。因此，须将中药处方、制法纳入其质量控制标准中。

制剂质量不仅取决于其化学成分组成，还与其存在的物理状态、体内过程相关，因此，中药制剂质量控制设计应从化学、物理和生物学角度予以综合考虑。

（一）化学成分控制设计

化学成分控制是从物质基础方面确保制剂的有效性和安全性，包括对制剂中所含药效成分、杂质的定性定量控制。定性是鉴别制剂中成分的有无，是为确认中药制剂的真实性而设计，如显微鉴别、理化鉴别、薄层鉴别等项目。设计时必须充分分析制剂的有效成分和可能带来安全隐患的杂质，并建立相应检查方法。如含大黄制剂的土大黄苷检查、含乌头制剂的乌头碱限量检查，以及含湿量检查、醇类含量检查、重金属含量检查、微生物含量检查、农药残留量检查等检查项目，均是对中药制剂杂质的控制措施。由于中药制剂的物质基础极为复杂，故中药的定性鉴别最好采用对照药材进行鉴别，以识别中药制剂中药味的有无，可定性控制中药制剂的药味组成。含量测定是测定制剂中的药效成分，并得到量化结果，化学指纹图谱则是从更精细的角度控制制剂中化学组成的整体相似性。虽然中药制剂化学成分十分复杂，但疗效的发挥仍然有其物质基础，因此，化学指纹图谱和含量测定也是中药制剂质量控制设计必须考虑的内容。

（二）物理性能控制设计

制剂生物学效应的优劣不仅取决于其化学结构，还与其存在的物理状态密切相关，因此，制剂的质量控制还应设计一些物理学控制指标。如对制剂外观性状、粒度、吸湿性、流动性、稳定性及特殊性质设计控制的范畴。外观性状是指制剂的颜色、形态、气味等，原料质量好、工艺稳定则所得成品性状基本一致，因此，外观性状的稳定反映了原料质量和工艺的稳定。粒度决定粉体吸湿性、流动性、成分溶出和气雾剂的作用部位等性质，因此，控制粒度也就在一定程度上控制了相应的性质。必须注意的是，不同剂型控制的物理指标不完全相同，如颗粒剂的溶化性、片剂的硬度与脆碎度、栓剂的融变时限、煎膏剂的相对密度、气雾剂的粒度，因此，需要根据选择该剂型的目的设计不同的物理控制指标。

（三）生物学性能评价设计

制剂的生物学评价包括体内过程评价和药效学评价。药物的体内过程是决定其安全性、有效性的重要因素，剂型、制剂处方、工艺、配伍用药等均可影响其体内过程。体内过程既是药物制剂设计的依据，也是制剂设计合理与否的评判指标。通常情况下，一类中药及以改变活性成分体内过程为目的的制剂必须进行体内过程评价。在进行体内过程研究时，通常还要进行体外溶出、释放行为等相关研究，以便在制剂质量标准中制定适宜的溶出或释放标准。由于中药制剂的物质基础极为复杂，所以判断中药制剂生物效应的优劣通常应进行生物效应评价，通常情况下，应根据中药制剂的功能、主治等核心效应设计药效学试验以评价制剂的优劣。

四、制剂包装设计

制剂包装外观的设计常常对药品的质量以及应用和推广起到重要作用。制剂的包装设计，首先，应考虑包装材料的安全性和相容性，包装材料不得含有毒性或生理活性物质，也不应具有不良气味及可能与药物产生相互作用的物质。其次，应考虑对制剂稳定性的影响，在选择制剂包装时需要根据药品的性质，对材料的防潮性、气密性、遮光性、耐热性等性能进行选择，如中药固体制剂的吸湿性通常较强，一般要求包装材料具有良好的防潮性能。再次，包装容器应满足药品剂量分割的需要，如带有刻度滴管、量杯等计量器具的滴剂或糖浆剂包装瓶，以及计量型的吸入粉雾剂的设计均对包装有很高的要求。最后，外观也是制剂包装选择需要考虑的重要因素，鲜明的色泽和优美的造型设计、方便老人开启以及保护隐私等性能可以增加患者对药品的信任，增强用药的顺应性。此外，良好的防破坏、防伪、防儿童开启等设计，也有很好的实际意义。

第二章
中药粉体相关理论与技术

第一节　中药粉体吸湿性理论

吸湿是指中药粉体吸收环境中的水分。中药固体制剂易吸湿的问题一直困扰着中药固体制剂的发展，如何解决该问题已经成为近年来的研究热点。中药浸膏粉成分复杂，无定形，药效成分占比小，含有大量淀粉、可溶性纤维素、蛋白质等吸湿性强的成分，容易与水分子形成氢键而吸湿。吸湿可引起中药固体制剂外观变化、霉变、结块，颗粒流动性降低，粘冲、重量差异不合格，有效成分（更容易）氧化、水解等问题，致使制剂的物理、化学和生物稳定性降低，甚至产生毒性，影响中药固体制剂的质量和疗效。

目前，对中药吸湿性的了解多停留在直观描述和经验总结阶段，对中药吸湿的基本过程与特性缺乏了解，未建立中药吸湿理论以及适合中药吸湿特点的数学模型，这是导致中药吸湿与防潮方面的研究进展缓慢的主要原因。吸湿过程存在物质的迁移和能量的传递，研究物质中水分传递和传递所需能量是掌握其吸湿过程与机制的关键。了解水分特性、计算热质传递所需能量的方法主要有结构学方法、热力学方法和动力学方法。结构学方法采用光谱技术描述氢键形成和分子定位机制，由于中药粉体成分复杂，与之关联的水分尚缺乏合适的理论解释，不适合中药粉体吸湿性的研究。热力学方法是研究体现宏观性质变化之间的关系，研究在各种物理和化学变化过程中的能量变化，以及变化的方向和限度。动力学方法是研究吸湿过程物质传递随时间变化的规律。因此，采用热力学和动力学原理研究中药粉体的吸湿特点，对于掌握其吸湿规律和机制，形成防潮关键技术具有重要指导意义。

一、中药粉体吸湿动力学模型

（一）吸湿过程的理论分析

中药浸膏粉吸湿的实质是水分从气相向浸膏粉表面转移，继而向浸膏粉内部转移的过程。假设其过程分3步完成：

（1）空气中的水分子在浸膏粉颗粒表面凝聚成液滴，形成浸膏粉饱和溶液。中药浸膏粉暴露在一定湿度的空气中，空气中的水分可以单层或多层吸附于浸膏粉表面及其内部空隙，一旦达到中药浸膏粉饱和溶液中水的蒸汽压，水分就会凝聚于浸膏粉表面，形成液滴。

（2）浸膏粉表面液滴溶解中药浸膏粉，形成浸膏粉饱和溶液层。中药浸膏粉一般由水提法、水提醇沉法或醇提法、醇提水沉法提取而得，浸膏粉中除含有药效成分外，常含有多糖、寡糖、蛋白质、氨基酸、无机盐等成分，在浸膏粉表面形成的液滴可溶解中药浸膏粉，形成饱和溶液层。

（3）浸膏粉内部的进一步吸湿（水）主要依靠扩散作用。浸膏粉中常含有多糖、寡糖、蛋白质、氨基酸等成分，浸膏粉吸湿形成饱和溶液层后，这些成分溶解，明显增加饱和溶液层的黏度。浸膏粉的饱和溶液层会将浸膏粉内部的空隙通道堵塞，浸膏粉进一步吸湿（水）主要通过水分子扩散进行，此过程可用菲克第一定律描述。

（二）吸湿过程的数学模型

在一定温度下，对定量浸膏粉，假定其表面吸湿及水分向内扩散的两个过程均符合一级动力学过程，则有微分方程组：

$$\begin{cases} \dfrac{\mathrm{d}w_1}{\mathrm{d}t} = k_1(w_{1,\infty} - w_1) - k_2(w_{2,\infty} - w_2) \\ \dfrac{\mathrm{d}w_2}{\mathrm{d}t} = k_2(w_{2,\infty} - w_2) \end{cases} \quad (1)$$

式中，w_1、w_2分别为t时浸膏粉表面、浸膏粉内部的水量；k_1、k_2分别为浸膏表面吸湿、水分向内扩散的（一级）速率常数；$w_{1,\infty}$、$w_{2,\infty}$分别为表面吸湿、水分向内扩散达平衡时的水量，它们是与浸膏粉性质有关的常数。

显然，当 $t=0$，$w_1=0$，$w_2=0$。

解上述微分方程组，可得：

$$w_1 = w_{1,\infty} - \left(w_{1,\infty} - \frac{k_2 w_{2,\infty}}{k_1 - k_2}\right)e^{-k_1 t} - \frac{k_2 w_{2,\infty}}{k_1 - k_2}e^{-k_2 t} \tag{2}$$

及

$$w_2 = \frac{k_2 w_{2,\infty}}{k_2}(1 - e^{-k_2 t}) = w_{2,\infty}(1 - e^{-k_2 t}) \tag{3}$$

上述两式分别表示浸膏粉表面水量、浸膏粉内部水量变化的时间过程。

任一时刻 t 浸膏粉的总水量 w 应为 w_1 与 w_2 的和，故有：

$$w = w_{1,\infty} + w_{2,\infty} - \left(w_{1,\infty} - \frac{k_2 w_{2,\infty}}{k_1 - k_2}\right)e^{-k_1 t} - \frac{k_1 w_{2,\infty}}{k_1 - k_2}e^{-k_2 t} \tag{4}$$

此即浸膏粉总吸水量的时间过程表达式。

假设吸湿前浸膏粉重 M_0，吸湿后任一时刻 t 时的浸膏粉重 $M(t)$，则浸膏吸湿百分率 $F(t)$ 的时间过程可表示为：

$$\begin{aligned} F(t) &= \frac{M(t) - M_0}{M_0} \times 100\% = \frac{w(t)}{M_0} \times 100\% \\ &= \frac{w_{1,\infty} + w_{2,\infty}}{M_0} - \frac{1}{M_0}\left(w_{1,\infty} - \frac{k_2 w_{2,\infty}}{k_1 - k_2}\right)e^{-k_1 t} - \frac{k_1 w_{2,\infty}}{M_0(k_1 - k_2)}e^{-k_2 t} \\ &= F^{\infty} - Ae^{-k_1 t} - Be^{-k_2 t} \end{aligned} \tag{5}$$

式中，

$$F^{\infty} = \frac{w_{1,\infty} + w_{2,\infty}}{M_0}$$

$$A = \frac{1}{M_0}\left(w_{1,\infty} - \frac{k_2 w_{2,\infty}}{k_1 - k_2}\right)$$

$$B = \frac{k_1 w_{2,\infty}}{M_0(k_1 - k_2)}$$

由此，用 $F(t)$ 对 t 按式（5）进行非线性拟合，可得 A、B、k_1、k_2、F^{∞} 的估计值。

（三）常用吸湿动力学模型

目前，有关中药浸膏粉吸湿过程的动力学研究报道较少。经文献调查，常用的吸湿动力学模型有 6 种，见表 2-1。

表 2-1 常用吸湿动力学模型

模型	方程	参数意义
双指数模型	$F=F^{\infty}-A\mathrm{e}^{-k_1t}-B\mathrm{e}^{-k_2t}$	F 为吸湿百分率，F^{∞} 为平衡吸湿率，k_1 为浸膏粉表面吸湿（水）速率常数，k_2 为扩散速率常数，A、B 为模型参数
二次曲线方程	$F=at^2+bt+c$	F 为吸湿百分率，t 为时间，a、b、c 分别为模型参数
Higuchi 方程	$F=kt^{\frac{1}{2}}$	F 为吸湿百分率，t 为时间，k 为吸湿速率常数
Weibull 分布	$\ln\ln\dfrac{1}{1-F}=a\ln t+b$	F 为吸湿百分率，t 为时间，a、b 分别为模型参数
零级过程	$F=F_0+kt$	F 为吸湿百分率，F_0 为初始含水率，k 为吸湿速率常数
一级过程	$F=F^{\infty}(1-\mathrm{e}^{-kt})$	F 为吸湿百分率，F^{∞} 为平衡吸湿率，k 为吸湿速率常数

（四）应用实例

分别取黄芪、当归、板蓝根、感冒退热方饮片加水煎煮，减压浓缩，喷雾干燥，制备成黄芪浸膏粉、当归浸膏粉、板蓝根浸膏粉和感冒退热方浸膏粉。采用静态吸湿称重法测定各浸膏粉在不同时间的吸湿百分率。采用 SPSS11.5 统计分析软件对 6 种吸湿过程的数学模型进行拟合。以决定系数（R^2）、残差平方和（*RSS*），Akaike 信息准则（*AIC*）为指标来评价模型的拟合效果。

结果表明，R^2 值最高的 3 种模型分别是双指数模型、一级过程、Weibull 分布；*RSS* 值与 *AIC* 值最低的 3 种模型分别是 Weibull 分布、双指数模型、一级过程。综合来看，Weibull 分布仅仅是通过数据拟合得到的经验公式，其参数不具有明确的物理意义，使其应用受到限制。而双指数模型是根据吸湿机制合理假设建立的数学模型，参数具有特定的物理意义，为表征中药浸膏粉的吸湿性提供了特征参数。另外，双指数模型的 R^2 均优于 Weibull 分布，因此，双指数模型最适用于模拟中药浸膏粉的吸湿过程。

双指数模型的后两项系数符号一致，用该模型进行吸湿数据拟合时，根据初始值的不同，可能出现 $k_1 > k_2$，也可能出现 $k_1 < k_2$，很难确定到底哪个是 k_1，哪个是 k_2。但是，对 4 种浸膏粉的吸湿数据进行非线性拟合得到的 A、B 值均大于零，由公式的推导可知，当 A、B 值均大于零时，则有 $k_1-k_2 > 0$，即 $k_1 > k_2$，也就是吸湿速率常数 k_1 大于扩散速率常数 k_2。由此，可以判断较大者为 k_1，较小者为 k_2。4 种浸膏粉平衡吸湿率由高到低分别为：当归浸膏粉，板蓝根浸膏粉，感冒退热方浸膏粉，黄芪浸膏粉。出现上述现象的原因与样品的化学成分和提取工艺有关。

（五）双指数吸湿模型适应性研究

吸湿动力学模型分布在不同的文献资料中，它们对中药浸膏粉吸湿动力学过程的适应性如何未见报道。我们采集黄芪浸膏粉、当归浸膏粉、板蓝根颗粒、十全大补片（渗漉）、乳块消片、当归补血汤、双黄连片，不同醇沉浓度的板蓝根颗粒、双黄连片、感冒退热颗粒、当归补血汤浸膏粉及板蓝根颗粒浸膏粉与乳糖、硫酸钙、糊精、淀粉、甘露醇、MCC 配伍（1 ∶ 1）的平衡吸湿数据，并且选取文献中九节茶、愈痫灵、十全大补片（水提）浸膏粉分别与乳糖、硫酸钙、糊精、淀粉、甘露醇、MCC 配伍（1 ∶ 1）的平衡吸湿数据，采用统计分析方法分析了 6 种模型的适应性，为研究中药浸膏粉及其固体制剂吸湿性和防潮技术提供参考。模型拟合适应性采用相关系数（R^2）、残差平方和（RSS）和 Akaike 信息准则（AIC）等统计参数来确定，发现双指数模型的 R^2 值、RSS 值、AIC 值均优于其他模型，说明双指数模型对中药水提提取物、水提醇沉提取物与浸膏粉与辅料中药粉体吸湿动力学数据具有很好的适应性。

二、中药粉体吸湿热力学

水分是影响中药固体制剂稳定性的重要因素，药物中的水分含量会影响其流动性、压缩性，导致成型难，影响生产和储存过程中的稳定性。

本处利用热力学的基本理论，将中药浸膏粉和其中的水分作为一个热力学体系，分析水蒸气在物质表面的吸附特性，为中药浸膏粉防潮、干燥等提供理论依据。

（一）吸湿热力学理论

为了定量分析中药粉体的吸附特性，将中药粉体和其中的水分作为一个热力学体系，应用热力学理论，建立中药粉体对水分吸附的热力学参数，用热力学参数分析中药粉体的吸附特性与机制。

1. 水分活度

在定温封闭的浸膏粉或制剂与水分系统中，当吸附达平衡时，两相中物质的化学势相等，浸膏粉或制剂的水分活度（A_w）可近似表示为：

$$A_w \approx \left(\frac{p_w}{p_w^*}\right)_T$$

A_w 反映了水分可被化学变化、微生物等利用的程度，水分是微生物生长繁殖的必要条件之一。当 A_w 为 0.70 时，霉菌、酵母、细菌的生长受到强烈抑制；在 $A_w < 0.65$ 时，微生物的繁殖完全被抑制；在 $A_w < 0.60$ 时，大部分微生物都不能生存。把产品 A_w 为 0.60 时所对应的水分称为绝对安全含湿量，A_w 为 0.70 时所对应的水分为相对安全含湿量，此数据对于确定干燥终点与储存条件、防霉等具有重要指导作用。

根据热力学原理，中药浸膏粉及其固体制剂的水分吸附属于典型的固—气表面上的吸附。A_w 与平衡相对温度（ERH）的关系为：

$$A_w = \frac{ERH}{100}$$

2. 吸湿等温线

在温度、湿度平衡状态下，中药浸膏粉的含湿量保持一定数值，称为平衡含湿量（EMC），其与平衡相对湿度（ERH）的关系可用等温吸附线表示。A_w 与 EMC 之间的关系，可以通过 GAB、BET、Henderson、Smith、Oswin、Halsey、Peleg 等模型进行拟合，其中 GAB 吸附模型 [$M = \frac{m_0 C k A_w}{(1-kA_w)(1-kA_w+CkA_w)}$] 适合于 A_w 在 0.05~0.90 范围内的体系，通常采用 GAB 模型来描述中药浸膏粉及其固体制剂的水分吸附行为，通过

该模型可以得到 A_w 与 EMC 之间的关系。

为探索 A_w 与 EMC 之间的关系，用在食品和农副产品中最常应用的 6 种吸湿动力学模型来拟合中药浸膏粉的吸湿数据，6 种模型见表 2-2。由于中药浸膏粉及其固体制剂的成分复杂，目前尚未发现一个模型适合所有浸膏粉的吸湿行为。BET 模型被用于描述在一定相对湿度下固体表面水分子的吸附，水分子被局部吸附在吸附点上，与相邻吸附分子无任何外部作用，固体表面最外层水的吸附能力比其他层强。一般适合拟合 $A_w < 0.5$ 条件下的吸湿数据。GAB 模型是 BET 模型的扩展，GAB 吸附模型适合于 A_w 在 0.05~0.90 范围内的体系，具有较好的适应性，并且样品含湿量为单分子层含湿量（m_0）时最稳定，C、k、A 也具有明确的物理意义，故常用 GAB 模型来描述中药浸膏粉及其固体制剂的水分吸附行为，得到 A_w 与 EMC 之间的关系。

表 2-2　食品和农副产品常用吸湿动力学模型

模型	方程
GAB 模型	$Xe=\dfrac{m_0CkA_w}{(1-kA_w)\ (1-kA_w+kCA_w)}$
BET 模型	$Xe=\dfrac{m_0CA_w}{(1-A_w)\ [1+(C-1)A_w]}$
Henderson 模型	$Xe=\left[-\dfrac{\ln(1-A_w)}{AT}\right]^{\frac{1}{B}}$
Smith 模型	$Xe=A-B[\ln(1-A_w)]$
Oswin 模型	$Xe=A[\dfrac{A_w}{1-A_w}]^B$
Halsey 模型	$Xe=[\dfrac{-A}{\ln A_w}]^{\frac{1}{B}}$

注：A_w—水分活度。Xe—平衡含湿量。m_0—单分子层含湿量。C、k、A、B—模型参数。T—温度（℃）。

3. 吸湿热力学参数

利用热力学基本理论可以推导出在不同温度和湿度下中药浸膏粉及

其固体制剂与水结合的理化性质参数，以用于解析中药浸膏粉及固体制剂水分吸附的特性，优化工艺参数和储存条件。

净等温吸附热 $\{(\Delta H_{\mathrm{diff}})_T=-R[\frac{\mathrm{d}(\ln A_w)}{\mathrm{d}(^1/_T)}]_M\}$ 表示一定条件下，中药浸膏粉及其固体制剂表面与水分子结合作用力的大小，数值越大，作用力越大；微分吸附熵 $[(\Delta S_{\mathrm{diff}})_T=\frac{-(\Delta H_{\mathrm{diff}})_T-RT\ln A_w}{T}]$ 表示中药浸膏粉及其固体制剂上吸附作用位点的多少，数值越大，吸附作用位点也越多。净等温吸附热在含水率较低时（未达到 m_0 值），浸膏粉对水分子的吸附是单分子层吸附，水分子均被浸膏粉的活性基团紧密束缚，这部分水很难脱去，因此净等量吸附热 Q_{st} 大，表明干燥后期所需能量大；含水率较高时则多是多层吸附，易解吸脱去，因此 Q_{st} 小，表明干燥前期所需能量小。

积分吸附焓 $\{(\Delta H_{\mathrm{int}})_T=-R[\frac{\mathrm{d}(\ln A_w)}{\mathrm{d}(^1/_T)}]_\varphi\}$ 表示中药浸膏粉及其固体制剂与水分子结合作用力变化的趋势，一般存在一个极大值，表示达到单分子层吸附，此时，积分吸附熵 $[(\Delta S_{\mathrm{int}})_T=\frac{-(\Delta H_{\mathrm{int}})_T-RT\ln A_w}{T}]$，表示吸附作用位点总的变化趋势应该具有最小值，也即达到水分吸附的最佳稳定性，表示中药浸膏粉及其固体制剂表面的活性位点基本上都被水分子占据，形成紧密的单层结合状态，对中药浸膏粉及其固体制剂表面形成了保护作用，此时体系的 *EMC* 可以认为是最佳平衡含湿量，即为最佳干燥终点。

（二）应用实例

1. 党参浸粉膏加麦芽糊精后吸湿性的变化

（1）吸湿等温曲线　图 2-1、图 2-2 所示为党参浸膏粉（以下简称 DS）及加麦芽糊精（以下简称 MD）的党参浸膏粉（以下简称 DS-MD10）在不同温度下的吸湿等温曲线，发现添加 MD 后改善了浸膏粉的吸湿性， DS 与 DS-MD10 的水分吸湿特性均遵循Ⅲ型等温线，含糖类较高的物料一般都具有此类等温吸附线，其共同特征是同一温度下的平衡含湿量在 $0.1 < A_w < 0.6$ 区间内缓慢上升，而在 $A_w > 0.6$ 后急剧上升。3 个温度下的吸湿曲线有个共同的交叉点（对应着相应的 A_w），在交叉点前，同一 A_w 下平衡含湿量随着温度的升高而降低。这是因为温度越高，水分子越活跃，相应也就减弱了与浸膏粉之间的作用力，致使水分子容易从结合位点脱离。而在交叉点之后，出现平衡含湿量随温度的增加而升高的反常现象，是浸膏粉中含有的较多糖类成分在含湿量高时溶解，导致吸附水分能力随 A_w 增加而增强，这种反常温度影响的交叉点取决于物料糖类成分及其溶解性。

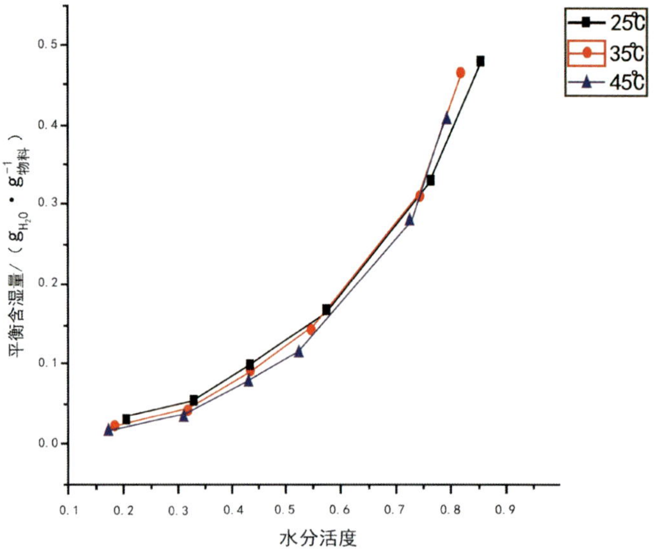

图 2-1　不同温度下 DS 的吸湿等温曲线

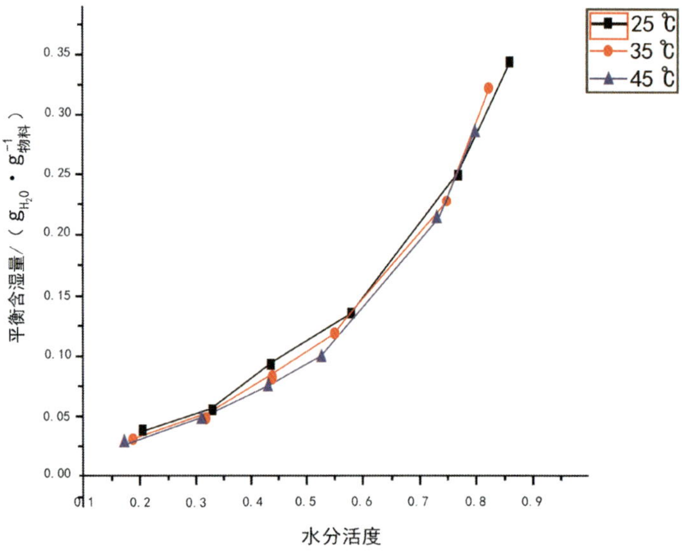

图 2-2　不同温度下 DS-MD10 的吸湿等温曲线

（2）吸湿模型的拟合及评价　3 个温度的吸湿试验数据采用表 2-2 中模型拟合结果表明，GAB 模型的 R^2 值更接近于 1，*RSS* 更趋近于 0，

AIC 值最小，说明 GAB 模型的拟合效果最好。试验发现，单分子层含湿量 m_0 随着温度的升高而降低。同一温度下，党参浸膏粉 m_0 值随着 MD 的添加而降低，表明麦芽糊精的加入降低了浸膏粉的吸湿性。

（3）吸湿热力学参数计算　净等量吸附热和微分熵：净等量吸附热（Q_{st}）反映了物料中水分与非水组分之间的结合程度，其数值对于干燥工艺与设备的设计至关重要。如图 2-3 所示，DS 与 DS-MD10 的 Q_{st} 均随着含湿量的升高而降低。在含湿量较低时，水分为单分子层吸附结合水，水分子与吸附位点之间的作用力类似于化学键力，因此形成这种作用力所需要的能量较高，对应的 Q_{st} 值大。表明干燥过程中、后期，浸膏粉中的水分与其非水组分有较强的相互作用，干燥较为困难，为了提高生产效率可以适当提高干燥温度。随着含湿量的增加，水分由单分子层吸附结合水变为多分子层吸附结合水，水分子与浸膏粉的吸附主要依靠分子间作用力，作用较弱，因此随着吸附作用慢慢减弱，Q_{st} 值逐渐减小，干燥过程也相对容易（如干燥初期）。此外，添加 MD 能降低浸膏粉的 Q_{st}，所以添加 MD 更有利于物料的干燥。

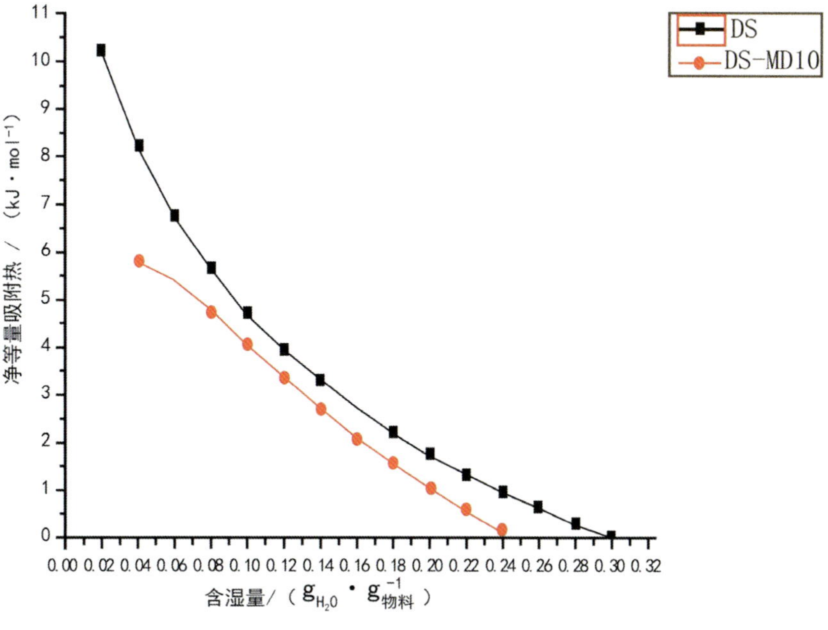

图 2-3　DS 与 DS-MD10 的净等量吸附热与含湿量的关系

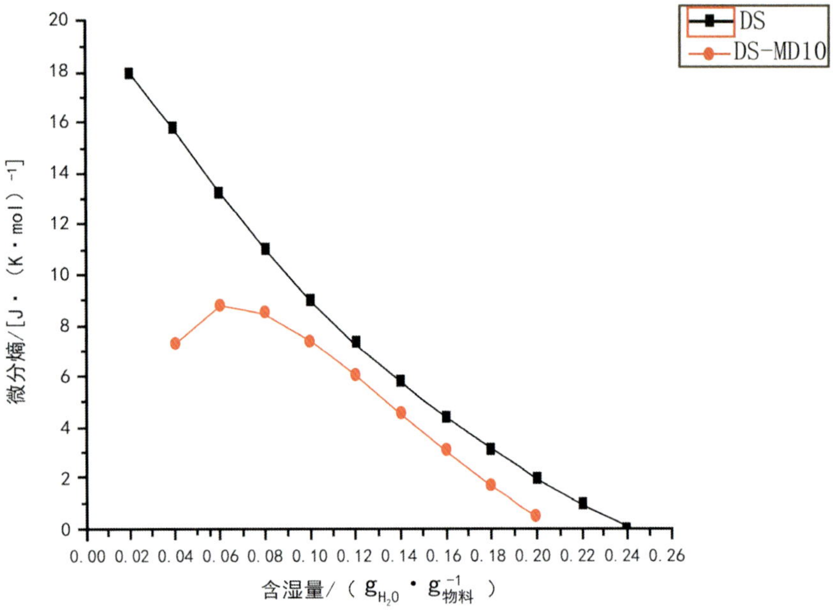

图 2-4　DS 与 DS-MD10 的微分熵与含湿量的关系

如图 2-4 所示，浸膏粉的微分熵（S_d）随着含湿量的增加而降低，但是添加 MD 的浸膏粉微分熵会出现先增大达到峰值（对应单分子层含湿量）再急剧降低的情况，可能是由于浸膏粉吸湿达到单分子层后表面部分完全溶解膨胀，形成了额外的吸附位点。添加 MD 的同时也降低了浸膏粉的 S_d。因为在特定含湿量范围内，S_d 与颗粒单位表面可吸附位点的数量成正比，所以，浸膏粉的可吸附位点随着水分吸附过程的进行而减少。相同含湿量的条件下，添加 MD 能显著减少单位面积可吸附位点数，从而使浸膏粉的吸湿性降低。本研究结果可为优化制剂处方、干燥工艺提供参考。

吸附表面势与积分吸附熵变：吸附表面势（φ）的值可用 GAB 方程与式（2）结合的下式计算得到：

$$\varphi=\frac{K_B T}{A_m}\cdot \text{In}\left[\frac{1+C\cdot k\cdot A_w-k\cdot A_w}{1-k\cdot A_w}\right]_{0.05}^{A_w}$$

其中，C、k 为 GAB 方程的模型参数。DS 与 DS-MD10 的 φ 与 A_w 之间的关系如图 2-5 所示。可以看出，φ 随着 A_w 的升高而增大，且随着温度的升高而升高。相同 A_w 和温度的条件下，添加 MD 的浸膏粉 φ 值高于

纯浸膏粉的 φ。其原因可能是 MD 与党参浸膏粉完全融合，相对地增大了浸膏粉的表面积，单位面积上的吸附位点相对减少，致使吸附表面势增大。

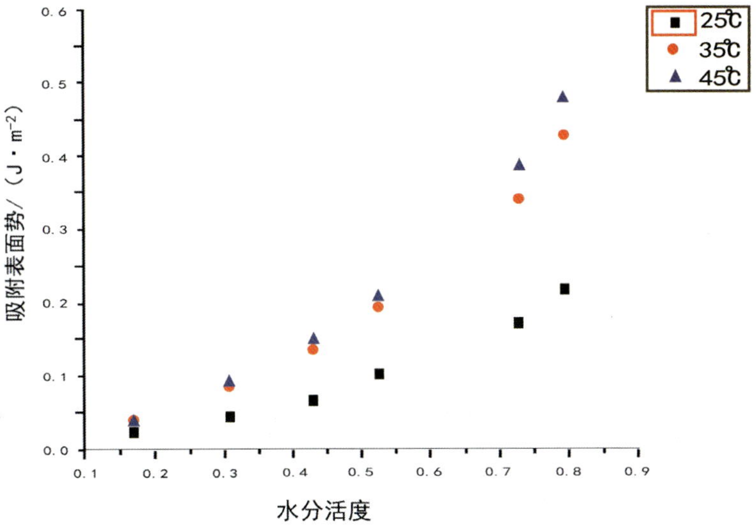

（a）不同温度下 DS 的吸附表面势与水分活度之间的关系

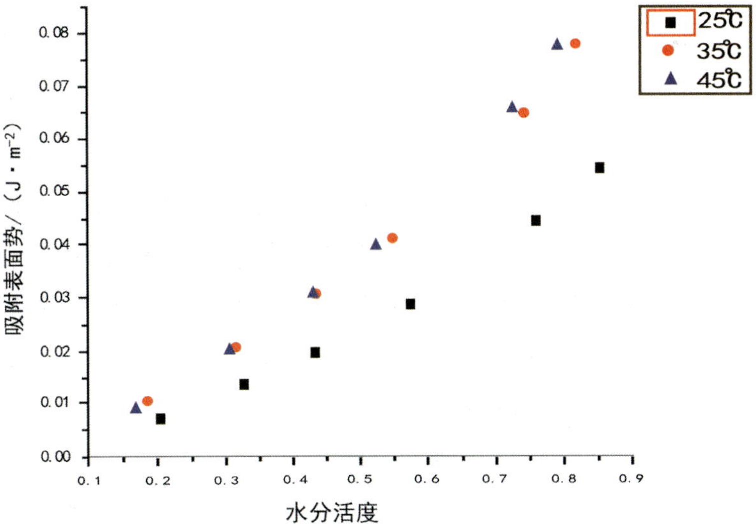

（b）不同温度下 DS-MD10 的吸附表面势与水分活度之间的关系

图 2-5　不同温度下 DS 与 DS-MD10 的吸附表面势与水分活度之间的关系

在 25℃的温度下，DS 与 DS-MD10 的积分吸附熵变（ΔS_{int}）$_T$ 与 A_w

的关系如图 2–6 所示。可以看出，DS 与 DS–MD10 的积分吸附熵变随着水分活度的增加都呈现先减小后增大的趋势，并且出现最小值，这和理论预测的结果相一致。此时浸膏粉的混乱程度最小，达到饱和吸附，体系最稳定。此外，添加麦芽糊精（MD）之后发现积分吸附熵变为负值，说明吸附初期即单层吸附时，存在一定的化学吸附，也说明在单层吸附时存在类似化学键的作用力，这比达到饱和吸附之后的范德华作用力更大，和前面的 Q_{st} 的分析结果保持一致。另外，添加 MD 导致其吸附熵变值在增大，表明在相同 A_w 变化范围内，添加 MD 的浸膏粉混乱度变化值在减小，体系总吸附位点个数在减少。且浸膏粉的积分吸附熵变最小时对应的水分活度随着 MD 的添加而变小，DS 与 DS–MD10 的 A_w 分别为 0.304、0.257，由于 MD 的添加，使得浸膏粉表面单层吸附达到饱和之前，总吸附位点的减少，所能吸附的水分子的数目相对较少，即对应的 A_w 减小。由于水分活度越小，体系越稳定。所以，添加麦芽糊精改善了浸膏粉的吸湿性，浸膏粉更稳定。

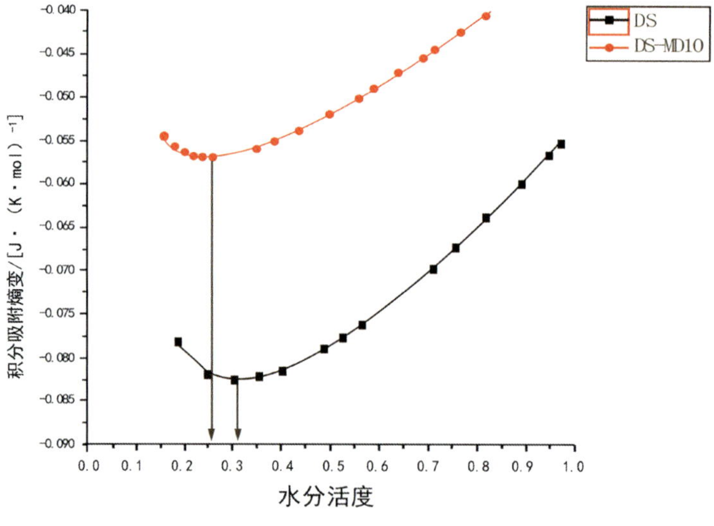

图 2–6　在 25 ℃下 DS 与 DS–MD10 的积分吸附熵变与 A_w 的关系

2. 中药饮片

当 A_w 为 0.70 时，霉菌、酵母、细菌的生长受到强烈抑制；在 $A_w < 0.65$ 时，微生物的繁殖完全被抑制；在 $A_w < 0.60$ 时，大部分微生物都不能生存。

把饮片 A_w 为 0.60 时所对应的水分称为绝对安全水分，A_w 为 0.70 时所对应的水分称为相对安全水分。了解饮片的水分吸附特性是解决此问题的重要前提。

水分吸附等温线是指饮片平衡含湿量与其水分活度（A_w）的关系曲线，通过吸附等温线能够计算热力学参数，能够很好了解饮片的吸湿特性和机制，对于预测储存期间药材、饮片的水分变化、干燥终点，选择合适的储存条件和包装等具有指导意义。

（1）甘草饮片和细粉　通过静态水分称重法，测定甘草饮片和细粉在 3 个温度下的平衡含湿量，研究甘草饮片和细粉水分吸附热力学。通过其吸湿热力学性质，发现 GAB 模型较好地预测了甘草饮片和细粉的吸湿平衡含湿量，甘草饮片和细粉在 20 ℃、30 ℃、40 ℃下的吸附等温线都是Ⅲ型等温线，含湿量随着温度的升高而降低，随着水分活度的升高而升高，说明吸附过程为多分子吸附。研究甘草饮片和细粉吸湿热力学参数的最佳模型为 GAB，发现两者的单分子层含湿量随温度的升高而降低。饮片的单分子层含湿量低于细粉，在 20 ℃、30 ℃、40 ℃时，甘草饮片的单层水分含量、相对安全含湿量、绝对安全含湿量均低于细粉。研究甘草饮片和细粉吸湿热力学参数的净等量吸附热和微分熵都随着含湿量的升高而降低，甘草细粉相对饮片吸附位点较多，其净等量吸附热和微分熵高于饮片，且两者有较好的线性关系。甘草饮片与细粉的吸湿性存在差别的主要原因是甘草饮片的比表面积显著低于甘草细粉。

（2）大黄饮片　测定生大黄、酒大黄、大黄炭在 3 个温度下的平衡含湿量，研究其吸湿热力学性质。发现生大黄、酒大黄、大黄炭的水分吸附特性遵循Ⅲ型等温线。通过比较 7 种常用吸湿模型，发现 GAB 模型能够很好地拟合 3 种饮片的吸湿特性，也发现随着温度的升高，m_0 值减小。相同温度下的 m_0、安全含湿量、绝对含湿量由高到低依次为：生大黄，酒大黄，大黄炭。建议长期存放的小包装生大黄、酒大黄宜选择试验较高温度下安全含湿量进行生产包装，大黄炭可不参考此数据确定含湿量。因为大黄炭炒制过程中多糖等微生物生长需要的营养物质明显减少，最终含湿量可适当放宽。生大黄、酒大黄、大黄炭的 Q_{st} 和 S_d 均随着 X_e 的增加而显著减少，表明随着 X_e 的增加，3 种大黄饮片表面上的吸附位点降低，与水分的结合力减小，使得 Q_{st} 和 S_d 降低。炒、炙工艺明显影响大黄饮片的吸湿性。3 种饮片的 X_e、m_0、Q_{st} 和 S_d 数值由高到低的顺序均为：生大黄，酒大黄，大黄炭，其主要原因是较高的炒、炙温度减少了饮片可与水分形成氢键的活性基团水数量。

（三）小结

通过采用动力学描述吸湿传质过程，热力学描述始态和终态的能量变化，发现中药浸膏粉及其固体制剂、饮片的吸湿等温线多为Ⅱ、Ⅲ型等温线，可计算单分子层水分含量，净等量吸附热、积分熵等热力学参数。双指数吸湿动力学模型对于中药浸膏粉及其固体制剂具有较好的适应性，从而在吸湿热力学和动力学理论指导下，形成了从浸膏粉性质、辅料、生产工艺、生产环境、包材和储存条件等方面的综合防潮策略，并能确定浸膏粉、颗粒等的适宜制剂处方、干燥终点、安全水分含量。该研究已成功应用于 100 种配方颗粒、5 个新药研发和 10 多个产品工艺改进中取得了良好效果，产生了较好的经济效益和社会效益。

三、中药固体制剂防潮技术

中药固体制剂的防潮手段较多，根据物料的性质选择合适的方法可以达到较好的防潮效果。常用的固体制剂防潮技术有以下几种。

（一）对中药提取物进行纯化

中药固体制剂常以中药提取物入药，提取物多以复方入药，由于中药提取物中含有大量的黏液质、树胶、果糖、多糖等亲水性强的成分，造成提取物极易吸湿，可采用提醇沉法、高速离心法、膜滤法、大孔树脂吸附法、絮凝沉淀法等分离纯化技术将易吸湿成分除去，这些方法虽可以有效降低提取物的吸湿性能，但是否会影响药效，有待于进一步研究。

（二）提取物采用适宜的干燥方式

中药固体制剂提取物由于服用剂量大，所加辅料用量范围较小，通常以提取物干燥粉进行入药，由于干燥方法不同，对干燥粉的吸湿性质影响不一。有文献报道，通过研究真空干燥、喷雾干燥、微波干燥及冷冻干燥等干燥方式对调经益母草浸膏粉、肾石通浸膏粉等吸湿性的影响，结果发现微波干燥粉的吸湿性最小，所以选择合适的干燥方式可以达到更好的防潮效果。

（三）应用辅料对提取物进行改性

如果辅料选择不当，制成颗粒后很容易吸湿而变软变质，严重影响药品的质量和储存期，因此辅料的加入可以改善物料的吸湿性。辅料防潮有两种，其一，可以考虑加入抗吸湿能力强的辅料提高制剂的抗吸湿能力，抗吸湿能力强的辅料有磷酸钙、磷酸氢钙、磷酸二氢钙、乳糖、微晶纤维素、淀粉、微粉硅胶、甲基纤维素、硅酸化微晶纤维素等。其二，通过物理或化学方法对粒子表面进行改性，如在中药浸膏粉表面包裹改性液体或固体，改性液体为丙烯酸树脂、硬酯酸类，其能在粒子表面形成防水层，以达到降低浸膏粉吸湿性的目的；固体包裹材料有微粉硅胶、硬脂酸等，其能在粒子表面形成固体膜，以达到降低浸膏粉吸湿性的目的。

（四）优化制粒方法

不同的制粒方式制得的颗粒吸湿性不同。干法制粒、摇摆式制粒、离心造粒等方法制得的颗粒较密实，颗粒孔隙率较小，表面不易吸附水分；流化床制得的颗粒有较大的松散性，颗粒内空隙较大，且表面积大、吸湿性较强，所以选择合适的制粒方法可有效改善颗粒的吸湿性。

（五）采用适宜的防潮包装

固体制剂想要保持理想的防潮效果就需要选择适当的材料对其进行密封包装。目前采用的重要固体制剂包装方式有塑料瓶、玻璃瓶以及铝塑包装、双铝箔包装等。玻璃瓶的防潮效果相对铝塑包装、塑料瓶包装更好。双铝箔包装防潮性能优于铝塑包装。

（六）生产环境的控制

将生产环境的湿度降低至物料的 CRH 以下，将有利于物料的顺利生产，有效防止生产过程中物料水分的吸附，经合适的内包装可以达到较好的防潮效果。

参考文献

[1] 谢茵，何雁，曾金娣，等.4 种中药浸膏粉等温吸湿规律与吸湿热分析 [J]. 中国实验方剂学杂志，2015，21（11）：1–6.

[2] 刘慧，罗晓健，何雁，等.不同 DE 值麦芽糊精对五味子喷雾干燥粉性质的影响 [J]. 中国中药杂志，2016，41（16）：3016–3021.

[3] 程林，罗晓健，韩修林，等.中药饮片水分吸附与解吸附过程的热力学分析 [J]. 中国中药杂志，2016，41（18）：3490–3495.

[4] 郑龙金，何雁，张俊鸿，等.黄芩饮片等温吸附与解吸曲线及热力学性质研究 [J]. 中国中药杂志，2016，41（5）：830–837.

第二节　中药粉体粒子设计研究

一、概述

（一）中药粉体粒子设计背景

中药粉体是中药固体制剂的重要原料。由于药材来源复杂，中药粉体理化性质迥异，在制剂过程中往往存在粒径差异大、易吸潮结块、流动性与压缩性差、可加工性低、混合均一性与溶解度差等共性问题，不利于中药固体制剂的制备，且会降低中药制剂产品的临床疗效与安全性。因此，如何有效改善中药粉体不良理化性质，是实现中药制剂现代化亟待解决的重要课题。

现有研究表明，通过粒子设计，既可提高粉体的实际使用性能，使其满足特定的使用目的需要；也可改善粉体的表面特性与功能性质，如流动性、压缩性等，进而为下游加工提供基础。目前关于粒子设计的研究多集中在基于 QbD 理念（质量源于设计理念），采用不同的共处理工艺，制备复合粒子，以降低中药粉体的吸湿性、改善其流动性、提高其压缩性等，从而利于中药制剂产品的制备。

粒子设计包括粒子的形状设计、粒子的组成成分（颗粒组合）设计、粒子的表面特性设计等。在中药制剂领域，目前的研究主要涉及粒子表面特性设计与颗粒组合设计，如选择合适的改性材料，通过共处理工艺，对原始物料的粒子结构进行表面改性，从而改善粉体的基本性质与功能性质，使其便于下游操作单位的加工与处理。

（二）粒子设计的含义

粒子设计是指在不改变物质基础的前提下，根据组方药物粉体性质的差异，通过控制物料的加入顺序、制备工艺、工艺过程参数，在微观层面对组方粉体进行精密的分散与重组，构建分散均匀、性质稳定、具

（五）流化包衣

流化包衣工艺通常选用性能较好的辅料作为改性剂，配制包衣液，经雾化将改性剂润湿并黏附在粒子表面，在热气流的作用下干燥，得到类球形复合粒子。在此过程中，粒子粒径逐渐增大，因此该工艺制备的复合粒子通常具有较好的流动性。

（六）组合技术

采用的先分散再撞击改性工艺的主体设备为振动式加料高速搅拌器，其改性原理为使物料在混合室内连续做螺旋状上下运动，导致粉体与器壁及粉体之间相互碰撞、摩擦，促使药物粉体粒子与振动分散的改性剂进行充分交叉混合与吸附，从而形成表面性质得到改善的复合粒子。

四、应用案例

课题组前期选择穿心莲提取物作为模型药，与少量的羟丙基甲基纤维素（HPMC）（6%，w/w）通过流化床包衣工艺制备穿心莲-HPMC复合粒子，研究中药粉体共处理前后粉体学性质的变化。该研究采用卡尔指数（CI）、豪森比（HR）和休止角（AR）表征物料的流动性，其值越小，物料流动性越好。与穿心莲-HPMC等比例的物理混合物相比，对应的复合粒子的CI、HR和AR分别下降了64.8%、39.9%和27.8%，说明改性粒子具有较好的流动性。这主要是由于共处理后：①改性粒子的粒径增大，且粒径分布更均匀。②改性粒子的结构近似球形且表面相对光滑。

同时，研究者采用TS-压力曲线表征物料的压缩性。在2~10 kN范围内，穿心莲-HPMC复合粒子的TS增加了67%~96%。此外，还采用TS-上冲压曲线下面积（AUTCC）定量地表征了物料在2~10 kN范围内的压缩性，值越大，说明压缩性越好。与穿心莲-HPMC等比例物理混合物相比，对应的穿心莲复合粒子的AUTCC增加了96.1%。分析发现这主要是由于共处理后HPMC均匀地分布在穿心莲粒子表面。与穿心莲提取物相比，复合粒子显示出相同的改善趋势。此外，将该复合粒子与1%硬脂酸镁和1%微粉硅胶混合后进行全自动连续直接压片，随机挑选片剂进行脆碎度和片重差异的表征，均符合《中华人民共和国药典》（以下简称《中国药典》）规定的制作要求。

此外，李哲等研究者以干姜醇提物、葛根醇提物、茯苓醇提物、灵芝水提物、栀子水提物、陈皮粉碎物、穿心莲粉碎物、茯苓粉碎物为模型药物，以 HPMC 和聚乙烯吡络烷酮为改性材料，采用流化床包衣工艺进行相关研究，也得到了相似的结果。对其性能改善机制进行深入分析，发现其流动性的改善主要源于如下几方面：

（1）共处理后，粒子结构得到改善。与不规则、棒状或针状的原料相比，共处理后的复合粒子多呈球形或者类球形。

（2）共处理后，复合粒子粒径增加，且粒径分布更加均匀。

（3）共处理后，改性材料可以有效包覆原粒子，增加原粒子间的距离，降低原粒子间的接触面积，显著降低原粒子间的范德华力。

同时总结其压缩成型性的改善机制如下：

（1）改性材料具有较好的黏合性和压缩性能，且在中药原粒子表面形成了有效的包裹层。

（2）共处理后，与原料和相同处方的物理混合物相比，复合粒子的内聚性显著增加，且在整个压缩过程中主要发生塑性形变。

（3）共处理后，复合粒子展现出更均匀的粒径分布、较小的松密度和振实密度，表明复合粒子的存在状态更疏松。因此，在压片过程中可以有更多的体积减小，从而改善其压缩性。

（4）流化包裹过程复杂，几种现象会同时出现，如粒子间碰撞、固体桥和 / 或液体桥的产生、粒子间的相互嵌合等，均有助于提高物料的压缩性。

参考文献

[1] 戴胜云，徐冰，张志强，等 . 中药粉体物性周期表的建立及应用 [J]. 中华中医药杂志，2019，34（5）：1902-1907.

[2] 王小平 . 粒子设计改善中药粉体均一性与溶解性的工艺原理研究 [D]. 成都：成都中医药大学，2015.

[3] 曹韩韩，杜若飞，杨嘉宁，等 . 中药粉体的物理性质与屈服压力的相关性分析 [J]. 中国实验方剂学杂志，2014，20（5）：14-17.

[4] 李金枝，阮洪生，林晓．共处理辅料甘露醇 -HPMC 生产工艺放大及在中药中的应用 [J]. 中国中药杂志，2018，43（10）：2067-2073.
[5] Li J Z，Lin X，Wu F，et al. Application of the central composite design to optimize the calcium carbonate-HPMC co-processed excipient prepared by co-spray drying[J]. RSC Adv，2015，5：94105-94114.
[6] Li J Z，Zhao L J，Lin X，et al. Co-spray drying with HPMC as a platform to improve direct compaction properties of various tablet fillers[J]. AAPS PharmSciTech，2017，18（8）：3105-3115.
[7] Li Z，Lin X，Shen L，et al. Composite particles based on particle engineering for direct compaction[J]. Int J Pharm，2017，519（1-2）：272-286.
[8] Chattoraj S，Sun C C. Crystal and particle engineering strategies for improving powder compression and flow properties to enable continuous tablet manufacturing by direct compression[J]. J Pharm Sci，2018，107（4）：968-974.
[9] Chen L，He Z Z，Kunnath K T，et al. Surface engineered excipients：Ⅲ. Facilitating direct compaction tableting of binary blends containing fine cohesive poorly-compactable APIs[J]. Int J Pharm，2019，557：354-365.
[10] 明良山，李哲，吴飞，等．基于表面自由能的粒子设计研究进展 [J]. 中国药学杂志，2017，52（14）：1201-1207.
[11] Mao C，Thalladi V R，Kim D K，et al. Harnessing ordered mixing to enable direct-compression process for low-dose tablet manufacturing at production scale[J]. Powder Technol，2013，239：290-299.
[12] 杨明，韩丽，杨胜，等．基于传统丸、散剂特点的中药粒子设计技术研究 [J]. 中草药，2012，43（1）：9-14.
[13] 卢寿慈．粉体加工技术 [M]. 北京：中国轻工业出版社，1999.
[14] 梁文平．新世纪的物理化学——学科前沿与展望 [M]. 北京：科学出版社，2004.
[15] 刘幸平．物理化学 [M]. 北京：中国中医药出版社，2005.
[16] 蔡光先．中药粉体工程学 [M]. 北京：人民卫生出版社，2008.
[17] 李楠楠，李国禄，王海斗，等．表面自由能的计算方法及其对材料表面性能影响机制的研究现状 [J]. 材料导报，2015，29（11）：30-35，40
[18] Otte A，Carvajal M T. Assessment of milling-induced disorder of two pharmaceutical compounds[J]. J Pharm Sci，2011，100（5）：1793-1804.

[19] Buckton G, Gill H. The importance of surface energetics of powders for drug delivery and the establishment of inverse gas chromatography[J]. Adv Drug Deliv Rev， 2007， 59（14）： 1474–1479.

[20] Papós K，Kása Jr P，Ilič I， et al. Effect of the surface free energy of materials on the lamination tendency of bilayer tablets[J]. Int J Pharm， 2015， 496（2）： 609–613.

[21] Gamble J F，Leane M，Olusanmi D， et al. Surface energy analysis as a tool to probe the surface energy characteristics of micronized materials：A comparison with inverse gas chromatography[J]. Int J Pharm，2012，422（1–2）：238–244.

[22] 崔福德 . 药剂学 [M].6 版 . 北京：人民卫生出版社，2007：337

[23] 陈绪龙，赵国巍，廖正根，等 . 不同粒径三七粉体物理特性及体外溶出行为的比较 [J]. 中华中医药杂志，2011，26（9）：1971–1974.

[24] 骆苏芳，翁甲丰，冼显秀，等 . 浅谈超微细中药粉体 [J]. 中药材，1999（4）：209–211.

[25] Zhou Q，Qu L，Larson I，et al. Effect of mechanical dry particle coating on the improvement of powder flowability for lactose monohydrate：A model cohesive pharmaceutical powder [J]. Powder Technol，2011，207：414–421.

[26] 蒋且英，曾荣贵，赵国巍，等 . 中药粉体改性技术与改性设备研究进展 [J]. 中草药，2017，48（8）：1677–1681.

[27] Li Z，Xian J C，Wu F，et al. Development of TCM–based composite particles for direct compaction by particle design[J]. Powder Technol，2018，338：481–492.

[28] Li Z，Zhou M M，Wu F，et al. Direct compaction properties of Zingiberis Rhizoma extract powders coated with various shell materials：Improvements and mechanism analysis[J]. Int J Pharm，2019，564：10–21.

[29] Li Z，Wu F，Hong Y L，et al. The fundamental and functional property differences between HPMC and PVP co–processed herbal particles prepared by fluid–bed coating[J]. AAPS PharmSciTech，2020，accepted.

[30] 蒋且英，曾荣贵，赵国巍，等 . 表面包覆改性工艺参数对中药浸膏粉体流动性及吸湿性的影响研究 [J]. 江西中医药，2017，48（8）：63–65+80.

[31] 曾荣贵，蒋且英，廖正根，等 . 表面包覆改性技术改善中药浸膏粉体流动性及吸湿性研究 [J]. 中国中药杂志，2016，41（12）：2245–2249.

第三节　中药微粉化技术

一、微粉化技术概述

（一）技术背景

微粉化技术一般包括小粒（如分子）聚集成微粉和粗块碎裂成微粉两种技术方式，中药制药中的微粉化一般是后一种形式，最常见的是中药材超微粉碎技术，该技术已广泛应用于中药生产中。它不仅可以破坏植物细胞壁，促进其内部成分的溶解，而且在提取有效成分方面具有操作简单、机械化程度高、无污染等独特优势。

已有研究表明，超微粉碎技术在中医药领域中的应用，不仅具有“资源节约型、环境友好型”特色，而且有改善中药加工性能；提高中药制剂的均匀性，改善中药制剂的批间稳定性，从而确保中成药批间疗效的一致性；加快中药活性成分的溶出，提高溶出率，使吸收速度和程度增大，从而提高中药制剂的效应强度和起效速度，打破长期以来“中药起效慢、作用强度低”的思维定式；减少用药剂量，节约原料药材，有利于缓解中药材，尤其是濒危中药材资源紧张的局面，有利于中医药的持续发展等优势。

（二）技术含义与特点

目前，有关中药材超微粉的定义尚未形成共识，有人将之定义为粒径小于 3 μm 的粉体，也有人将其定义为粒径小于 10 μm 的粉体，还有人将其定义为粒径小于 30 μm 或小于 100 μm 的粉体。中外对其命名也不完全一致，如超微粉、超细粉、ultrafine、superfine、veryfine 等。近年，超微粉碎应用于中药制药后出现了一系列相关名词，如超微粉体、超细粉体、微米中药、微粉中药、纳米中药、中药细胞级粉碎等。其中，中药细胞级粉碎以打破中药细胞壁为目的，评价指标是植物细胞的破壁率，粒度检查仅作为一种宏观的检测指标。超微粉中药在电镜下观察，与普通打粉中药相比，基本无完整细胞存在，平均粒径 ≤ 15 μm，药材的破壁率 ≥ 95%。

微粉化技术具有的特色与优势：①超微粉体具有粒度小、比表面积大、孔隙率小、堆密度大的基本性质，直接影响到粉体的药剂学性质及生物药剂学性质。②粉体具有更加良好的溶解性、分散性、吸附性、化学反应活性，以及更好的生物利用特性，但在水中也可能更易聚集成团。③粉体的比表面积显著增大，更易被胃肠黏膜吸附，显著提高有效成分的吸收速度和吸收量，也可延长药物在吸附部位的滞留时间，对黏膜损伤起到局部保护和治疗作用。

（三）技术原理

1. 超微粉碎过程的力学原理

宏观物体的粉碎机制较为复杂，难以用一个理论来圆满地解释，总体而言，超微粉碎机制主要是利用外加机械力部分破坏物质分子间的内聚力来达到粉碎的目的，一般包括断裂的开始（裂纹的形成）和裂纹的扩展两个阶段。这两个阶段受到力和能两个因素的控制，作为力的条件，施加的局部拉应力必须超过分子之间的内聚力；作为能量条件，必须供给足够的能量满足裂纹扩展所需，裂纹扩展需要的能量包括裂纹扩展新形成表面增加的表面能和因塑性形变而储存于固体中的机械能。

粉碎工具（如棒板、锤头、磨球等）或高速气流对物料施加的作用种类有压碎、弯曲、研磨、劈碎、剪切等，施力作用复杂，多数情况下都是几种力同时存在。冲击粉碎时，粉碎工具和/或物料颗粒的动能迅速转变为物料的变形功，产生较大的应力作用于物料，并在物料内部产生向四方传播的应力波，结聚在内部裂纹、缺陷和晶粒界面等处，导致物料首先在脆弱处被粉碎，结果粉碎产品内部的裂纹和脆弱面的数目减少，粉碎产品的强度增大。物料经过粉碎，表面积增加，表面自由能增加，故不稳定。因自由能有趋向于最小的倾向，使微粉有重新聚结的倾向。当粉碎过程达到一种粉碎与聚结的动态平衡时，粉碎便停止在一定阶段，不再向下进行。

2. 超微粉碎过程的机械化学效应

物料在受到机械力作用而被粉碎的过程中，随着宏观粒度的减少，往往伴随着被粉碎物料微观晶状体结构和物理化学性质的变化。这种变化对普通粉碎来说微不足道，但对超微粉碎来说，由于粉碎强度大、粉碎时间长，以及粉碎产物的粒度过小，在某些粉碎工艺和条件下导致上述变化在宏观上显著显现。这种因机械超微粉碎作用导致的被粉碎物料微观晶状体结构和物理化学性质的变化称为超微粉碎过程的机械化学效应，主要有以下几方面。

（1）晶状体结构的变化　在超微粉碎过程中，由于强烈和持久的机械力作用，导致被粉碎物料原子结构重排和重结晶，表面层自发重组，物料不同程度地发生晶格畸变，表现为晶粒尺寸变小、结构无序化，表面形成无定形或非晶态结构，甚至发生多晶转换，这些变化可由差式扫描量热仪、X 射线衍射、磁共振、红外光谱检测发现。

（2）机械化学反应　由于较强的机械激活作用，使得被粉碎物料的化学组成发生变化，导致某些情况下，物料在粉碎过程中直接发生包括分解、气 – 固、液 – 固、固 – 固化学反应。

（3）物理化学性质的变化　由于机械激活和表面能的增大，超微粉体的溶解、吸附、水化、阳离子交换、烧结性能及表面电性等物理化学性质均会发生不同程度的变化。

二、制备方法

（一）机械冲击式超微粉碎

机械冲击式超微粉碎主要是利用高速旋转的转子上的冲击元件（锤头、叶片、棒等）对物料进行猛烈冲击，使物料与转子间以及物料之间产生高频的强力撞击、剪切、摩擦及气流震颤等多种作用，从而使物料粉碎成超微粉。在药物领域应用较广。根据粉碎设备的结构及作用力的方式不同可进一步分为锤式粉碎机、销棒粉碎机。

1. 锤式粉碎机

锤式粉碎机一般由高速旋转的锤头及外衬板组成。粉碎时物料由进料口进入锤头粉碎区，受到锤头的高速冲击、剪切、摩擦后而粉碎，并以一定速度反弹到外衬板再次粉碎，继而与后续的高速颗粒相撞，使粉碎过程反复进行。粉碎后达到要求的粉体在气流的携带下，从粉碎机的出口处排出；较粗的颗粒，由衬板碰撞反弹回锤头粉碎区，继续粉碎。锤式粉碎机的锤头是任意设计的，而且处于自由运动状态，使黏性物料不易粘结于锤头。锤式粉碎机具有结构简单、粉碎程度高、适用物料范围广等优点，主要用于干式粉碎，尤其适合于脆性物料的粉碎，粉碎物料粒径可达 2 μm 左右。但用于湿度含量大的物料或脂肪性物料的粉碎时则易堵塞，不易选择出料方式。

粉碎效果主要受物料粒度、进料速度、转子转速的影响。进料粒径小、粒度分布窄，则成品质量高；进料速度过快，粉碎室内颗粒间的碰撞机会增多，导致颗粒与冲击元件之间的有效撞击作用减弱，同时也会使物料在粉碎室内的滞留时间缩短，产品粒径大；在一定的范围内，转子转速提高，物料与冲击元件及物料与衬板之间的冲击力增加，产品粒径减小，物料的粉碎效果好。

2. 销棒粉碎机

销棒粉碎机由转子、定子和腔壁撞击环等组成。粉碎时在电机带动下，转子高速旋转，产生强大离心场，在粉碎腔中心形成一个很强的负压区，物料由负压吸入，在离心力的作用下，由中心向四周扩散。在此过程中，物料首先因受到内圈转齿和定齿的撞击、剪切、摩擦，以及物料与物料之间的相互碰撞和摩擦等作用而被粗粉碎。随着转齿线速度由内圈向外圈逐渐提高，物料在向外圈运动的过程中受到的冲击、剪切、摩擦、碰撞等作用越来越强烈，因而，物料也被粉碎得越来越细。最后物料在外圈转齿与撞击环的冲击与反冲击作用下进一步粉碎而达到超细化。

粉碎效果主要受物料性质和物料湿度的影响。一般而言，被粉碎物料的硬度在莫氏 3 以内，有较经济的粉碎效果；脆性物料较韧性物料易被破碎；热敏性物料则要求粉碎腔内温度控制在该材料熔点之下；含湿量较高的纤维类物料易被粉碎机的粉碎部件粘结，直接粉碎时，粉碎效果不佳。

2. 影响因素

（1）振动强度　一般而言，当振动强度大于 6 *g*（*g* 为重力加速度）时，振动磨才具有超微粉碎作用，其大小可通过提高振幅和选择振动频率进行调整。振动强度提高，可使物料在筒体内以较短的滞留时间获得较好的磨碎效果，并提高生产效率。

（2）振幅　振幅由偏心重块调节，增大振动磨的振幅，可提高粉碎速度。

（3）振动频率　适宜的振动频率可降低振动磨能耗，延长其使用寿命。

（4）研磨介质　根据物料性质和粒径要求，选择适宜研磨介质。粗粉碎时一般采用棒状介质，超微粉碎时多用球形介质。介质直径越小，总表面积越大，介质间有效粉碎区越大，粉碎效率越高，所得成品粒径越细。介质的填充率太高，振动粉碎效果差，粉碎效率大大降低。当振幅固定时，可通过试验筛选确定最适宜的充填率。一般介质填充率宜在 60%~70%，物料填充率（以筒体内物料松容积占研磨介质之间空隙的百分率计算）宜在 100%~130%。

（5）原料与成品粒径　在相同研磨时间下，原料颗粒细，则成品粒径小；在原料的粒径相同时，研磨时间长，则成品粒径小；反之亦然。干法粉碎时，原料的含湿量对粉碎结果影响较大，含湿量越高，产率越低。

（四）搅拌磨超微粉碎

1. 构造与粉碎原理

搅拌磨由研磨筒、搅拌器、研磨介质、卸料装置、分离系统等组成，研磨筒通常带有冷却套，套内可通入不同温度的冷却介质，以控制物料研磨时的温度，图 2–10 是卧式连续搅拌粉碎机结构示意图。粉碎时，搅拌器在电机驱动下做旋转运动，带动研磨介质和物料做剧烈的多维循环运动和自转运动，物料在研磨介质之间的撞击力、挤压力、剪切力和摩擦力等作用下被粉碎。

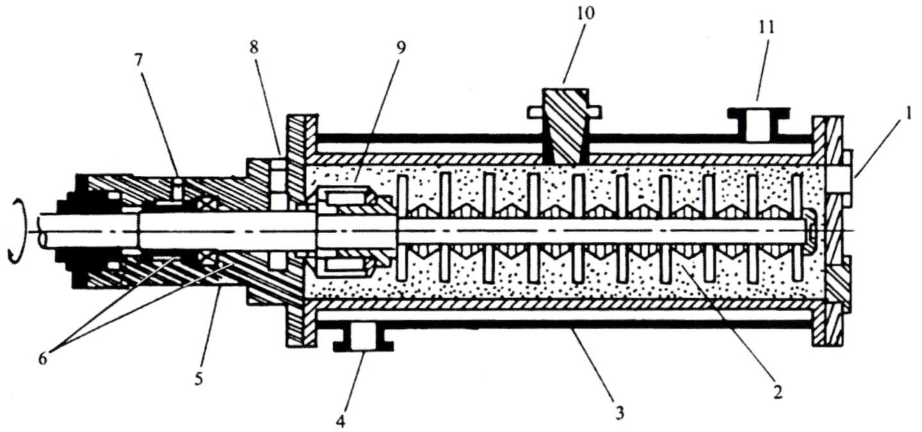

1—进料口；2—搅拌器；3—筒体夹套；4—冷却水入口；5—密封液入口；6—密封件；7—密封液出口；8—产品出口；9—旋转动力介质分离筛；10—介质加入孔；11—冷却水出口。

图 2-10　卧式连续搅拌粉碎机结构示意图

2. 影响因素

（1）搅拌磨腔体结构　直立式磨由于搅拌器对研磨介质动量的传递不均匀，介质易于破损而污染物料；卧式磨虽可克服该缺点，但拆卸维修较困难。

（2）搅拌器　搅拌器的形状、数目、转速对粉碎效果影响较大。一般情况下，圆盘形、月牙形、花环形搅拌器有利于粉碎。搅拌器数目太多、太少都会降低粉碎效率，且片数太高时能耗增大。

（3）研磨介质　研磨介质的大小、分布、硬度、密度和填充率均会影响粉碎效果。一般而言，介质的直径应小于 1 mm，为提高粉碎效率，其粒径还应比被粉碎物料粒径大 10 倍，且粒度分布要均匀；介质直径越小，有效粉碎区域越大，产品粒度越小，但产量也降低；介质硬度、密度越大，研磨强度越高，粉碎效率越高；介质填充率一般为 50%~90%。

（4）物料性质　对于干法粉碎，脆性物料较易粉碎，纤维类物料及黏性大、柔韧性强的物料粉碎比较困难。对于湿法粉碎，粉碎效果与浆液黏度、浓度、填充率等有关。黏度低，物料易粉碎，且能耗低，随着粉碎的进行，浆液黏度逐渐增大，可加一定的稀释剂或助磨剂降低黏度，提高粉碎效率。物料浓度与粉碎效率呈正相关，一般为 25%~70%，具体浓度可通过实验筛选确定；物料填充率为 75%~80%。

（五）辊压式超微粉碎

1. 构造与粉碎原理

辊压式粉碎机由固定滚动轴承、滚动轴承、固定辊筒、移动辊筒及止推螺杆等组成，典型的是双辊粉碎机，结构如图 2–11 所示。粉碎时，通过止推螺杆移动并固定移动辊筒，以控制辊筒间的距离，在两移动辊筒的带动下，物料进入两辊筒间，因受到两辊极高的挤压及强烈的摩擦剪切力和撕拉力作用而被粉碎。

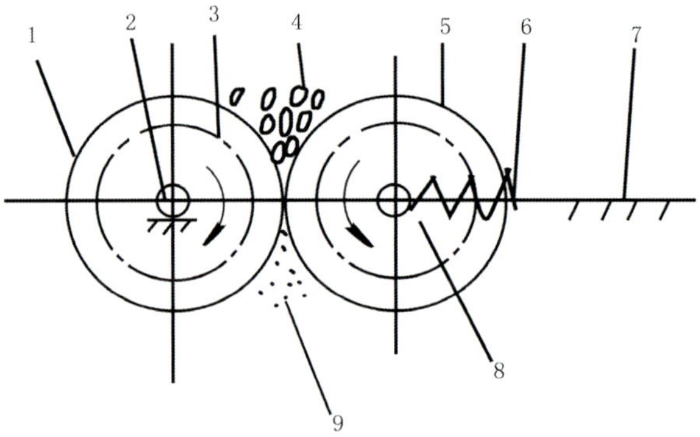

1—固定辊筒；2—固定滚动轴承；3—辊筒夹套；4—粉碎前物料；5—移动辊筒；6—止推螺杆；7—机架；8—滚动轴承；9—粉碎后物料。

图 2–11 辊压式双辊粉碎机结构示意图

2. 影响因素

（1）辊筒　两辊筒的直径、表面光滑程度及两辊表面间隙、辊筒线速度及差速是影响产量、产品粒度及粉碎比、产品形状的机械因素。在其他条件相同的情况下，辊筒直径增大，产量提高，产品粒度变细，粉碎比增大。两辊筒表面越光滑，一方面，止推螺杆可使两辊面间的缝隙越小，通过两辊面挤压摩擦粉碎出的产品越细；另一方面，易使物料在两辊面间打滑，导致喂料困难，生产能力降低。具有锐利刀刃结构的辊筒表面对粉碎纤维结构及韧性强的物料有利；具有钝的凸形结构的辊筒表面对粉碎脆性强的物料有利。辊筒表面线速度越大，产量越高，产品多呈球形；速度越低，产量越低，产品多呈多棱形，可根据具体机型和物料进行考察筛选。为利用较少辊筒数而获得较高产量，有时采用 3 辊或 4 辊联用，相当于将物料在两辊筒间重复粉碎，以实现粉碎过程的连续进行。

（2）物料性质　脆性物料较韧性物料易被粉碎。进料粒度小，粉碎比小，生产效率低；进料粒度大，喂料困难，生产能力下降。

（六）气流粉碎

1. 构造与粉碎原理

气流粉碎机是以空气动力学为理论，集多喷管技术、流化床技术、涡流技术于一体，用于物料超微粉碎的一套气流粉碎分级系统，亦称（高压）气流磨或流能磨。粉碎时，压缩空气或惰性气体经喷管加速后，利用高速弹性流体（300~500 m/s）或过热蒸汽（300~400 ℃）的能量，使气体、物料颗粒、器壁及其他部件之间相互产生强烈的冲击、剪切、碰撞、摩擦等作用，实现物料的粉碎，同时，通过气流旋转离心力的作用或旋风分离器分级筛选，从而获得超微粉体。气流粉碎机因结构不同可分为不同类型，目前应用比较成熟和广泛的类型主要有圆盘式气流粉碎机、循环管式气流粉碎机、流化床对撞式气流粉碎机，其构造简介如下。

（1）圆盘式气流粉碎机　由加料口、粉碎室、主气入口、喷嘴、喷射环、上盖、下盖及出料口等部件组成，结构如图 2-12 所示。其特征是结构简单，装配、维修方便，主机体积小，可连续生产。粉碎时，粗粉在离心力的作用下甩向圆盘式粉碎室外周作循环粉碎，而微粉则被离心气流导入粉碎机中心出口管进入旋风分离器达到分级分离。

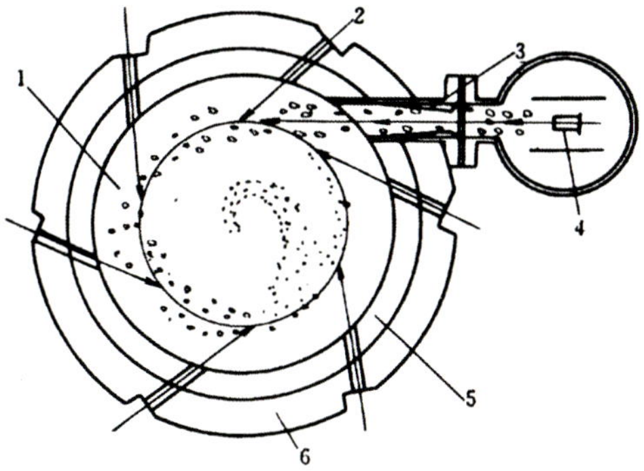

1—粉碎带；2—研磨喷嘴；3—文丘里喷嘴；4—推料喷嘴；5—铝补垫；6—外壳。

图 2-12　圆盘式气流粉碎机结构示意图

3. 适用于改善中药固体制剂的品质

对于以中药饮片粉末为原料的中药散剂、丸剂、颗粒剂等固体制剂，药材经超微粉碎后，其纤维达到超细化，一般可不加辅料直接造粒，制备相应制剂，所得制剂不但外观改善，而且其溶出度、吸收率、生物黏附性、生物利用度等也可随之而改观，临床疗效也得到提高。

（二）低温粉碎适应范围

临床上，由于中药用量大，乙醇提取法（后简称“醇提法”）、水提取法（后简称“水提法”）提取效果差，故采用低温粉碎、空气分级粉碎等超细粉碎技术生产超细粉末。低温粉碎方法按物料和粉碎腔体所处温度状态可分为以下 3 种：

（1）物料冷却到低温，达到脆化状态，迅速投入常温态的粉碎机腔体中进行粉碎。

（2）物料为常温，粉碎机腔体内部为低温状态时进行粉碎。

（3）物料与粉碎机内部均呈低温状态时进行粉碎。

无论哪一种状况，低温超微粉碎均包含了物料的预制冷和低温超微粉碎两个环节。不同的物料有不同的低温脆性范围，需通过实验确定。如羚羊角最佳低温粉碎温度为 −70~−60 ℃、熟地为 −105~−95 ℃。由于液氮在 −196 ℃时潜热为 199.4 kJ · kg^{-1}，性质属惰性，因此深冷时常用液氮作为制冷介质。一般脆性物料的抗冲击能力较弱，故低温粉碎时多采用以冲击为主要作用力的粉碎机，而采用以其他力场如挤压、研磨为主的粉碎机则粉碎效果较差。随着温度的降低，一般非金属材料的抗拉强度、硬度增高，塑性与韧性降低，脆性增强，表现出类似玻璃的性质，且有一个明显的脆性转变温度，即玻璃化温度。

中药材虽没有明显的脆性转变温度，但随着温度的降低，脆性增加的规律是存在的，并可找出脆性最大的低温范围。此外，在快速降温情况下，物料各部位因收缩不均匀而产生内应力，易引起薄弱部位破裂和龟裂，导致物料内部组织结合力降低，在外力作用下，更易破碎成细粉。

低温粉碎适用于以下几种物料的粉碎：

（1）熔点、软化点低的物料及热塑性物料，如浸膏干粉、树脂、树胶等。

（2）含芳香性、挥发性成分的药材（采用低温粉碎可避免有效成分的损失）。

（3）因温度上升而易由于氧化还原作用而变质的热敏物料。

（4）黏性、纤维类物料，以及常温时强韧、低温时呈脆性化的物料。

（5）易燃、易爆物品（低温粉碎可提高其安全性）。

（6）生产成本极高、有较高附加值的医药生物类产品。

（7）需要改善流动性的物料。

四、微粉化技术在中药制剂中的应用

（一）用于改善中药固体制剂品质的研究

对于直接以中药材粉末为原料的制剂，经超微粉碎后，可改善制剂的外观性状和内在品质。某健胃消食方由山楂、麦芽、陈皮、甘松、栀子等组成，在进行咀嚼片研制时，考虑到山楂含较多石细胞，压成的片剂表面粗糙，咀嚼时口感差，影响服用。因此，采用普通粉碎方法和气流粉碎法，比较了山楂、麦芽不同粒度普通粉（80 目、100 目、120 目）及超微粉（200 目）制成片剂的外观、口感及有效成分含量。结果表明，气流粉碎法制得的咀嚼片较普通粉碎法制得的咀嚼片外观、口感均得到显著改善，有效成分含量也有较大幅度提高。水蛭经超微粉碎后，粉体粒度 90% 为普通粉的 1/4，50% 为普通粉的 1/15，且颜色变浅，腥味降低，质地更细腻。

（二）用于提高药材有效成分的提取率和溶出度的研究

中药材经超微粉碎后比表面积增加，细胞壁被破碎，有效成分能更好地溶解、浸出到提取液或胃肠液中，药效成分的提取率或生物利用度得到显著提高。如粗多糖是赤芝发挥免疫调节和抗肿瘤作用的主要药效成分，采用 37 ℃温水浴、沸水浴和水煎煮等 3 种方法，分别对破壁赤芝孢子、未破壁孢子中多糖进行提取，以改良苯酚 – 硫酸法测定含量。结果表明，未破壁孢子提取的多糖含量分别为 0.38%、0.80% 和 0.92%，而破壁孢子的多糖含量分别为 0.83%、1.50% 和 1.56%，与未破壁相比，含量分别提高 118.4%、87.50% 和 69.6%，这表明经超微粉碎后，多糖的提取率显著提高。

当归散为《金匮要略》收载的中医妇科名方，由当归、白芍、黄芩、川芎、白术 5 味中药组成，具有养血健脾、清热安胎的功效。针对传统粉碎方法制得当归散颗粒粗糙，影响有效成分充分释放和吸收的问题，利用超微粉碎技术将原处方药材粉碎制备得中心粒径 5~10 μm 的微粉。分别采用高效液相色谱法、比色法、薄层扫描法等方法，对比了两种粒径粉体中当归、川芎、黄芩、白芍等有效成分的溶出情况。结果表明，当归散经超微粉碎后阿魏酸、藁本内酯的溶出速度和溶出量变化不大，黄芩苷、芍药苷溶出度明显提高，水浸出物量、蛋白质及总还原糖含量也有显著增加。

吴小明等研究三七普通细粉与超微粉中三七皂苷 R_1、人参皂苷 Rb_1 及人参皂苷 Rg_1 的溶出行为，探讨粉体粒径对皂苷类成分溶出的影响，结果表明， 三七超微粉中 3 种皂苷成分的溶出速度比细粉的溶出快，8 min 内能达到总溶出量的 90% 以上，充分体现了超微粉碎在制备药材三七制剂过程中的优势。

（三）用于提高中药疗效的研究

林晓珊等对比水蛭煎剂、水蛭普通散、水蛭超微散对小鼠凝血时间的影响，结果表明，水蛭超微散的抗凝活性优于普通散，1/2 剂量的水蛭散抗凝效果优于煎剂，制水蛭超微散作用又明显优于生水蛭超微散。对比上述样品对小鼠出血时间的影响，结果表明，生水蛭超微粉、制水蛭超微粉作用优于其他组，且与对照组相比，有极显著性差异。对比上述样品对小鼠体内抗栓作用的影响，结果也以超微散为优。这些研究表明，利用超微粉碎技术将更有利于水蛭药效的发挥。

梁生林等比较厚朴超微粉体与普通粉体的粉体学性质及药效。考察厚朴超微粉体与普通粉体的粒径大小、细胞破壁率、形貌结构、红外等粉体学特征以及药效。结果在选定的 4 个粒度中，42 Hz 下超微粉体的破壁率最高，并且其促胃肠动力、抗炎、镇咳等药理活性均显著优于普通粉体。

赵文英等研究经超微粉碎后西洋参在小鼠耐缺氧、抗疲劳、免疫增强作用等药效学指标及体外透皮吸收行为方面的变化。结果表明，西洋参超微粉粒径分布范围在 400~780 nm，属于纳米级超微粉，药效得到了不同程度增强，透皮吸收试验表明其药效增强与透皮吸收率高正相关。

参考文献

[1] Dong C L，Qin Y，Ma J X，et al. The active ingredients identification and antidiarrheal mechanism analysis of plantago asiatica L. superfine powder[J]. Frontiers in Pharmacology，2021，11：612478.

[2] 孙丹丹，闫雪生，李百开．纳米粒与靶向制剂在抗肝癌药物中的应用 [J]. 齐鲁药事，2011，30（6）：355–357.

[3] 张阳德．纳米生物技术 [M]. 北京：科学出版社，2005：98–99.

[4] 段菁华．姜黄素聚氰基丙烯酸正丁酯纳米粒抗癌活性及逆转多药耐药研究 [D]. 长沙：中南大学，2011.

[5] 易承学，余江南，徐希明．纳米药物载体在中药制剂研发中的应用 [J]. 中国中药杂志，2008（16）：1936–1940.

[6] 张爱霞，辛二旦，边甜甜，等．新型中药饮片的发展与趋势 [J]. 中华中医药杂志，2019，34（2）：474–476.

[7] 陈宇红．高频振动磨超细粉碎黄芪试验研究 [J]. 中国粉体技术，2008（1）：33–35.

[8] 吴建明．超微粉碎机组的特点及在中药生产中的应用 [J]. 机电信息，2005（18）：34–37.

[9] Shen M X，Ma N，Li M K，et al. Antiviral properties of R. tanguticum nanoparticles on herpes simplex virus type I in vitro and in vivo[J]. Frontiers in Pharmacology，2019，10：959–959.

[10] 谢秀琼．中药新制剂开发与应用 [M].2 版．北京：人民卫生出版社，2000.252.

[11] 张中华，刘效栓，王红丽．炮制与超微粉碎对水蛭药效影响的实验研究 [J]. 中医研究，2017，30（3）：73–75.

[12] 鲍幸峰，方积年．赤芝孢子粉破壁前后多糖释放能力比较研究 [J]. 中国中药杂志，2001（5）：38–40.

[13] 葛付存，王爱武，段义焕，等．超微粉碎对当归散水溶性组分溶出特性的研究 [J]. 山东中医杂志，2003（1）：42–44.

[14] 吴小明，梁少瑜，程文胜，等．三七普通细粉与超微粉中三七皂苷 R_1、人

参皂苷 Rb_1 及人参皂苷 Rg_1 体外溶出行为的比较研究 [J]. 中草药，2013，44（24）：3489-3492.

[15] 林晓珊，梁丹 . 比较水蛭煎剂、普通散剂的药效以及新法炮制与超微粉碎对其药效的影响 [J]. 世界最新医学信息文摘，2016，16（79）：123.

[16] 梁生林，褚洪标，张燕军，等 . 厚朴超微粉体和普通粉体的粉体学性质及药效比较 [J]. 中成药，2015，37（11）：2459-2464.

[17] 赵文英，郝豪奇，肖薇，等 . 西洋参超微粉制备工艺及药效评价 [J]. 食品工业，2020，41（11）：131-136.

第三章

中药前处理产业化技术

第一节　中药提取技术

一、减压提取技术

（一）概述

减压提取技术是通过减小大气压来降低溶液的沸点，使之能在低于自身正常沸腾温度时达到沸腾状态，从而实现低温提取其有效成分的一种提取技术。

减压提取主要有以下技术特点：

1. 提取过程温度低

采用减压提取技术，通过改变提取系统的压强，使常用溶剂的沸点在一定的真空减压操作条件下降低，水提法可在 55~100 ℃进行调控，醇提法可在 42~78 ℃进行调控，从而使减压提取在更低的温度下完成提取过程。

2. 效应成分提取效率高

减压提取技术虽然提取温度更低，但是药材依旧是在沸腾状态下进行提取。一方面，沸腾可产生强烈的鼓泡搅动和冲撞翻腾效应，使浓度差增大而形成高浓度梯度并加速平衡，促进传质过程的进行，缩短药物的提取时间；另一方面，沸腾产生溶剂蒸汽气泡可加速植物细胞膜的破裂，使细胞内的有效成分得以较快地溶出，增加物质的溶解和扩散速度，有利于效应成分浸出。

3. 热敏性成分破坏少

热敏性成分容易被持续的高温加热破坏，特别是一些药材（如红花、金银花等）含有热敏性有效成分，减压提取可在低温下进行，有利于热敏性成分的稳定。

4. 大分子杂质成分提出少

现在大多数生产厂家采用的常压煎煮提取法，由于加热温度高，可使植物纤维组织软化，细胞内蛋白质凝固酶被破坏，且高温提取时，许多大分子物质如淀粉、糊精、蛋白质、色素、鞣酸、黏液质容易水解而产生杂质，这些杂质被带到提取液中，使无效成分、辅助成分的浸出量增多。

（二）原理

根据溶液沸点温度随外界大气压压力变化而变化的物理学原理，减压提取通过调控真空度实现溶剂沸点降低，保持溶剂低温沸腾状态，确保提取过程中的浓度梯度。

1. 影响提取效果的因素

中药有效成分的提取过程符合菲克第一扩散定律公式：

$$\mathrm{ds} = -DF\frac{\mathrm{dc}}{\mathrm{dx}}\mathrm{dt}$$

扩散系数 D 值随药材而变化，与浸提溶剂的性质亦有关。

$$D = \frac{RT}{N_A} \times \frac{1}{6\pi r\eta}$$

式中：dt 为扩散时间；ds 为在 dt 时间内物质（溶质）扩散量；F 为扩散面积，代表药材的粒度及表面状态；dc/dx 为浓度梯度；D 为扩散系数；负号表示扩散趋向平衡时浓度降低。R 为摩尔气体常数；T 为绝对温度；N_A 为阿伏伽德罗常数；r 为扩散物（溶质）分子半径；η 为黏度。

可见，浓度梯度、温度是决定提取效果的关键因素。

浓度梯度：药材组织细胞内外液的浓度差，是有效成分浸出的动力。在浸出过程中要设法保持较高的浓度梯度，如采取搅拌、更换溶剂、强制循环或保持沸腾状态，才能取得较好的浸出效果。

温度：提取过程中温度控制是关键，因为：①物质的溶解度与温度有关。②温度影响溶解速率，适宜的温度可加快溶解过程。③温度与溶液黏度有关，温度低，黏度大，影响扩散系数。药材成分不同，溶解温度不同，特别是热敏性成分，更应在最适宜的温度条件下提取。但是，

（四）减压提取技术的应用实例

1. 酚酸类成分的提取

应用减压辅助提取丹参中丹参酚酸B，以水为溶剂，调节体系压力，使其低温沸腾温度为80 ℃，提取1次，提取时间89 min，固液比1 ∶ 11（$g\cdot mL^{-1}$），此条件下丹参酚酸B的提取率较传统提取方法提高了28.87%，浸膏收率降低了9.01%，说明采用减压提取技术在显著提高丹参中丹参酚酸B的提取效率的同时，还能提高浸膏粉中有效成分的纯度，其机制可能是减压辅助提取避免了传统回流提取时丹参酚酸B因高温受热而分解，降低大分子无效组分的溶出。

2. 苷类成分的提取

应用减压提取技术提取栀子苷，通过调控真空度，在60 ℃条件下沸腾提取，与常压回流提取相比，栀子苷含量提高10.40%，而干膏收率降低6.97%。应用减压提取技术提取淫羊藿苷，减压提取1 h与常压提取3 h的提取效果相当，减压提取的效率明显高于常压提取。采用相同溶剂，减压法提取木薯叶中芸香苷（芦丁）时含量明显高于常用的超声法，并且减压提取法耗时少于超声法。

3. 生物碱的提取

采用减压提取技术提取苦参中苦参碱和氧化苦参碱，苦参碱与氧化苦参碱的比值降低，有利于降低苦参毒性。采用减压提取技术提取板蓝根中抗病毒类成分，除可提高成分含量，还可延长中间体药液半衰期，且减压提取液抗病毒药效活性优于传统回流提取液。

4. 色素类成分的提取

采用减压提取技术提取红花，与常压煎煮相比，相同提取时间内，减压提取的羟基红花黄色素A提取率提高近20%，而干膏收率降低12%。采用正交设计优化减压法对红枣枣皮色素提取后，结果显示减压法和超声法都能显著提高红枣色素的收率，减压法同时降低了糖类和果胶等杂质的溶出，更能显著提高色素的纯度，使得色素色价显著上升。

（五）减压提取技术存在的问题

1. 减压提取技术应用于中药复方的适宜性

中医学有“中医不传之秘在于用量”的观点，中药配伍对药物的剂量有严格要求，如古方小承气汤、厚朴三物汤和厚朴大黄汤三者均是由大黄、厚朴、枳实组成，因各方中药物用量比例不同，故功效不同。不同药物在同一方法、同一条件下有效成分的提取率不同，容易造成配方比例和效果的变化，减压提取作为一种新的提取方法，可能由于温度变化而导致不同指标成分提取率不同。因此，如果将复方一起煎煮提取，很难确定复方最佳的减压提取方法和条件，故减压提取技术应用于中药复方的适宜性尚需进行大量的研究。此外，将复方先分开提取热敏性成分再共煎，在减少有效成分损失的同时兼顾共性，可能是减压提取在复方中应用的一种有效方法。

2. 减压提取对药效的影响

相对于常压提取，减压提取对热敏性成分的破坏相对较少，提取物特定成分含量相对较高，但是，中药成分十分复杂，其发挥药效作用通常是多组分协同作用的结果。对于复方，整个复方一起减压提取可能会造成有效成分比例的变化；对于单味中药，并不是单纯提取其某一个主要成分，而是含有多种成分的提取液。特定成分的含量提高或减少对药效的影响规律有待进行大量研究。

3. 减压提取应用于含有毒性成分中药材提取的适宜性

目前，关于减压提取对含有毒性成分中药提取的影响的研究较少，特别是含有热敏性有毒成分中药的减压提取，如果减压提取能提高有毒成分的提取率，则需要在服用量上适当减少，以保证用药安全。因此，含毒性成分中药减压提取的适宜性尚需进一步研究。

4. 减压提取装备放大及优化

中药制药要实现产业化，就必须将研究成果转化到实际生产应用中。在现有的装置上直接加上冷凝管，不仅不能解决减压提取溶剂回流的问题，还会造成溶剂浓度的改变而影响提取效果。因此，还需要进一步研究可供工业化应用的减压提取设备，并在此基础上进一步研究工艺的放大规律。

二、微波辅助提取关键技术

微波技术主要是指用微波能作用于物料，引起吸收微波的分子剧烈运动，从而使物质分离的技术，包括微波辅助提取技术和微波干燥技术。微波是指频率为 300 MHz~300 GHz 的电磁波，民用工业常用频率为 915 MHz 和 2450 MHz。微波具有波动性、高频性、热特性、非热特性等特性。微波在传输过程中，根据物料性质的不同会产生反射、穿透或吸收等不同现象。在快速振动的微波场中，极性分子吸收电磁能后，分子偶极以每秒数十亿次的高速振动而产生热能，故具有较大介电常数的化合物（如水、乙醇、乙腈等）吸收微波的能力强，在微波辐射作用下能迅速升温；而极性小的化合物如芳香族化合物和脂肪烃类，无净偶极的化合物如二氧化碳、四氯化碳，以及高度结晶的物质，吸收微波的能力弱，不易被加热。由此可见，微波是利用分子极化或离子导电效应直接对物体不同部位同时加热，称为“体加热”，具有升温迅速、均匀，选择性高的特点。

由于微波加热为辐射方式的体加热，因而具有传热效率高、加热速度快、处理时间短、处理物料内外温度均匀等优点；微波辅助提取技术还具有作用于细胞内的极性物质，引起胞内温度迅速上升，使胞内压力超过细胞壁膨胀承受能力，促使细胞破裂，使胞内物质快速释放并扩散到溶剂中，实现短时间低温高效提取中药（包括挥发油）的优点。同理，中药微波辅助提取的实验研究也证明了微波技术的上述优点；此外，由于物质对微波具有选择性吸收的特点，因而理论上在一定的条件下可使得提取物的纯度更高，因此广大中药制药研究者试图将微波技术导入中药制药工艺，以提高传热效率、缩短温度对物料的累积作用时间。然而，由于较早的关于微波技术在中药制药工艺中应用的研究，主要集中在以活性成分为指标优选提取或干燥工艺，这些研究不全面、不系统，未能解决或回答以下几个问题，致使微波技术难以成功地导入中药制药工艺。

（1）微波技术导入中药制药工艺的适宜性，微波技术导入中药后，产物的化学成分、药物效应、质量、生产效率、能耗与经济成本如何变化。

（2）微波辅助提取的关键影响因素有哪些，应如何设计实验，优选哪些参数。

（3）如何研制出符合微波工艺要求的通用的大型微波辅助提取设备。

针对上述问题，我们从工艺研究和设备研制的角度，系统地研究了微波技术导入中药制药工艺中的关键技术，并通过微波工艺与传统工艺产物化学成分、质量、生物学效应、能耗、工时及经济成本等指标的比较，系统地探索微波技术导入中药制药工艺的适宜性，解决微波技术导入中药制药工艺的可行性问题。

微波提取总体研究思路：首先，选用代表性中药，运用因子设计，结合微波辅助提取原理分析，确定影响微波辅助提取的关键因素；其次，根据确定的关键因素，采用3种常用的提取设计技术，优选微波辅助提取工艺参数；最后，运用优选的提取工艺参数进行提取实验，并将提取结果与传统方法提取结果进行比较。如果提取结果等同或优于传统提取结果，则表明确定的微波辅助提取的关键因素合理，从而确定微波辅助提取的一般研究模式。

（一）确定关键因素

微波辅助提取的影响因素有很多，如粉碎粒径、浸泡时间、料液比、微波功率、提取时间、提取次数等。为了从众多的影响因素中找到影响微波辅助提取的关键因素，本处以元胡止痛方为模型，以方中HPLC法测得的3种活性成分和浸膏收率为指标，应用分式因子设计，确定影响微波辅助提取的关键因素。

1. 实验设计

实验以浸泡时间、搅拌速度为固定因素，其中浸泡时间固定为24 h，搅拌速度固定为50 r/min。以微波功率、提取时间、乙醇浓度 、粉碎粒径、料液比、提取次数为变量因素，变量因素水平见表3–1。

表3–1 分式因子设计因素水平表

序号	变量因素	单位	低水平（–1）	高水平（+1）
A	微波功率	W	500	850
B	提取时间	min	10	40
C	乙醇浓度	%	40	80
D	粉碎粒径	目	10	40
E	料液比		6	10
F	提取次数		1	2

2. 实验结果

如表 3–2 所示。

表 3–2 2^{6-2} 分式因子设计实验安排及响应值的测定结果

标准顺序	实验顺序	因素						响应值			
		A	B	C	D	E	F	延胡索乙素 / %	欧前胡素 / %	异欧前胡素 / %	浸膏收率 / %
1	9	500	10	40	10	6	1	66.77	67.47	62.71	11.71
2	16	850	10	40	10	10	1	39.86	40.19	39.44	5.76
3	8	500	40	40	10	10	2	92.74	92.94	83.63	6.48
4	14	850	40	40	10	6	2	41.76	37.68	31.60	4.71
5	7	500	10	80	10	10	2	61.11	98.35	94.09	14.40
6	15	850	10	80	10	6	2	73.25	96.13	113.47	7.15
7	2	500	40	80	10	6	1	75.36	85.29	85.83	9.79
8	11	850	40	80	10	10	1	79.94	90.67	87.05	16.30
9	1	500	10	40	40	6	2	90.94	97.79	100.64	17.31
10	4	850	10	40	40	10	2	92.21	105.99	111.98	5.50
11	3	500	40	40	40	10	1	62.11	60.68	51.82	17.75
12	12	850	40	40	40	6	1	53.39	51.00	45.94	12.58
13	10	500	10	80	40	10	1	52.09	100.47	104.02	18.33
14	13	850	10	80	40	6	1	35.68	47.25	48.49	18.67
15	6	500	40	80	40	6	2	91.78	104.28	108.29	8.52
16	5	850	40	80	40	10	2	92.56	97.72	99.54	9.82

运用统计学技术分析数据，结果表明：微波功率、提取次数、提取时间、乙醇浓度、料液比对目标成分或全部考察指标有显著影响，而粉碎粒径主要体现在对浸膏收率的影响。根据药材在浸润、粉碎到 10~40 目及微波辅助提取 2 次，目标成分可提取完全的实验结果，结合微波特性理论分析认为：药材浸润更便于微波吸收，药材粉碎到 10~40 目，符合微波的穿透度。考虑到中药传统煎煮及中成药提取通常采用 2 次提取，我们提出微波辅助提取一般实验设计方案假说，即在中药材粉碎到 10~40 目范围内，充分浸润后，微波功率、提取时间、溶剂种类、料液比和提取次数是影响提取效果的关键因素，在固定采用通常的 2 次提取

方案后，通过优化微波功率、提取时间、溶剂种类、料液比参数即可获得满意的提取效果。

（二）微波辅助提取一般实验设计方案

根据微波辅助提取一般实验设计方案假说，以元胡止痛方、舒胸方、葛根、黄芪和延胡索为模型，分别采用 Box–Benhken 设计、均匀设计、正交设计优选微波辅助提取上述 4 个因素的参数值，并与药典法提取和回流提取结果比较，结果见表 3–3 至表 3–7。

表 3–3　Box–Benhken 设计优选元胡止痛方工艺参数（微波功率 500 W）与药典法提取结果比较

提取方式	溶剂用量	提取时间 / min	延胡索乙素 / %	欧前胡素 / %	异欧前胡素 / %	耗电 /（kW·h）	经济成本 / 元
优化微波提取	12 倍 70% 乙醇	54	85.4	104	113.6	1.15	43.4
药典法提取	5 倍 60% 乙醇	300	78.3	81.4	83.1	2.46	46.5
优化微波提取（改溶剂）	5 倍 60% 乙醇	54	83.9	93.5	97.5	1.15	19.6
药典法提取（改溶剂）	12 倍 70% 乙醇	300	80.6	85.5	94.4	2.46	70.2

注：溶剂用量倍数和提取时间为 2 次之和，经济指标按一个处方计量，耗电量为电表实测，工人工资按 50 元 / 天计，电费按 0.65 元 /（kW·h）计，水费按 2 元 / 吨计，乙醇按 7500 元 / 吨计。下同。

表 3–4　均匀设计优选舒胸方工艺参数（微波功率 790 W）与药典法提取结果比较（$\overline{X} \pm SD$，n=3）

提取方式	溶剂用量	提取时间 / min	阿魏酸 / %	羟基红花黄色素 A / %	耗电 /（kW·h）	经济成本 / 元
微波提取	30 倍水	78	83.00 ± 2.96	85.34 ± 1.60*	4.09	10.5
药典法提取	30 倍水	240	79.13 ± 3.15	70.84 ± 2.79	4.48	28.3

注：与药典法提取比较，$^*P < 0.05$。

3. 微波提取提取物药效等效或优于药典法提取提取物

化学成分比较研究的结果表明：微波提取并不改变中药提取物的化学组成，但可使目标成分的提取率更高，因此，可以预见，微波提取提取物的生物效应应等效或优于药典法提取提取物。为此，根据 2 个复方的功能主治，进行了 2 个方的主要药效学实验，结果见表 3–8 至表 3–11。结果显示：元胡止痛方微波提取提取物镇痛效果略优于或显著优于药典法提取提取物；舒胸方微波提取提取物活血效果显著优于药典法提取提取物。由表 3–3 至表 3–7 可见，微波技术导入中药制药工艺，可节能降耗、降低经济成本。

表 3–8 各组元胡止痛方提取物醋酸扭体法镇痛效果的比较（$\bar{X} \pm SD$, n=10）

组别	剂量 /（g · kg^{-1}）	扭体次数	抑痛率 / %
对照组	—	30.7 ± 3.2	
阿司匹林组	0.03	$10.5 \pm 2.7^{**}$	65.8
药典法提取组	6.2	$16.6 \pm 3.4^{**}$	45.9
微波提取组	6.2	$11.3 \pm 2.9^{**\triangle\triangle}$	63.2

注：与对照组比较，$^{**}P < 0.01$；与药典法提取组比较，$^{\triangle\triangle}P < 0.01$。

表 3–9 各组元胡止痛方提取物热板法镇痛效果的比较（$\bar{X} \pm SD$, n=10）

组别	剂量 /（g · kg^{-1}）	痛阈（s） 30 min	抑痛率 / %	60 min	抑痛率 / %	120 min	抑痛率 / %
对照组	—	15.32 ± 3.15		17. 02 ± 3. 78		16.59 ± 4. 15	
阿司匹林组	0.08	$33.32 \pm 4.75^{**}$	54.0	$30.88 \pm 4.02^{**}$	44.8	$34.21 \pm 3.71^{**}$	51.5
药典法提取组	6.2	$29 \pm 3.29^{**}$	47.6	$30.7 \pm 3.37^{**}$	44.4	$31.3 \pm 4.06^{**}$	47.0
微波提取组	6.2	$31 \pm 3.53^{**}$	50.6	$30.1 \pm 3.54^{**}$	43.2	$34.1 \pm 4.02^{**}$	51.3

注：与对照组比较，$^{**}P < 0.01$。

表 3-10　各组舒胸片方提取物对急性血瘀模型大鼠血液黏度的影响（$\overline{X} \pm SD$，$n=8$）

组别	剂量 /（g·kg^{-1}）	全血黏度 /（mPa·s） 200 /s	30 /s	5 /s	1 /s	血浆黏度 /（mPa·s）
对照组	—	5.33 ± 0.31	6.80 ± 0.47	11.94 ± 0.40	37.44 ± 5.99	1.33 ± 0.06
模型组	—	6.21 ± 0.65$^{\triangle\triangle}$	7.34 ± 0.35$^{\triangle}$	13.32 ± 0.81$^{\triangle\triangle}$	45.98 ± 6.36$^{\triangle\triangle}$	1.43 ± 0.17
药典法提取组	2.16	5.96 ± 0.31	7.25 ± 0.43	12.51 ± 0.92**	40.96 ± 8.37**	1.32 ± 0.11
微波提取组	2.16	5.83 ± 0.16	6.98 ± 0.30*	12.03 ± 0.56**	32.52 ± 3.60**	1.39 ± 0.12

注：与对照组比较，$^{\triangle}P<0.05$，$^{\triangle\triangle}P<0.01$；与模型组比较，$^{*}P<0.05$，$^{**}P<0.01$；与药典法提取组比较，$^{☆}P<0.05$，$^{☆☆}P<0.01$。

表 3-11　各组舒胸片方提取物对大鼠急性血瘀模型的血液其他指标的影响（$\overline{X} \pm SD$，$n=8$）

组别	剂量 /（g·kg^{-1}）	红细胞聚集指数	全血高切相对指数	全血低切相对指数	卡松黏度 /（mPa·s）
对照组	—	6.60 ± 1.56	3.91 ± 0.79	25.87 ± 6.05	3.58 ± 0.34
模型组	—	7.78 ± 1.18	4.78 ± 0.57$^{\triangle\triangle}$	35.12 ± 6.27$^{\triangle\triangle}$	4.48 ± 0.80$^{\triangle\triangle}$
药典法提取组	2.16	7.7 ± 0.85$^{☆☆}$	4.54 ± 0.49	30.51 ± 6.01$^{☆☆}$	3.79 ± 0.66
微波提取组	2.16	5.58 ± 0.66**	4.15 ± 0.51**	22.60 ± 4.81**	3.60 ± 0.09**

注：与对照组比较，$^{\triangle\triangle}P<0.01$；与模型组比较，$^{☆☆}P<0.01$；与药典法提取组比较，$^{**}P<0.01$。

第二节　中药分离纯化关键技术

一、膜分离技术

（一）简介

膜分离技术是指在分子水平上不同粒径分子的混合物在通过半透膜时，实现选择性分离的技术。半透膜又称分离膜或滤膜，膜壁布满小孔，常用的膜分离技术根据孔径大小可以分为：微滤（MF）、超滤（UF）、纳滤（NF）、反渗透（RO）等，膜分离采用错流过滤或死端过滤方式。

1. 膜的发展历史

1748 年，Abble Nelkt 发现水能自然地扩散到装有酒精的猪膀胱内，首次揭示了膜分离现象；1827 年，Dutrochet 引入名词渗透（osmosis）；1861 年，Schmidt 提出超滤概念；1864 年，Traube 成功研制出人类历史上第一张人造膜（亚铁氰化铜膜）；1918 年，Zsigmondy 提出了商品微滤膜的制备方法，并将其应用于微生物、微粒等方面的分离和富集；1950 年，W. Juda 成功研制了第一张具有实用价值的离子交换膜；1960 年，Loeb 和 Sourirajan 研制出第一张不对称的醋酸纤维素反渗透膜，标志膜分离技术进入实用化装置的研制阶段；1967 年以后，在美国、丹麦、日本等国出现了多家膜及其组件的生产厂家，逐渐开始了膜分离技术的规模应用。

我国于 1958 年开始研究离子交换膜和电渗析，于 1966 年开始研究 RO、UF、MF、液膜、气体分离等膜分离过程应用与开发研究，20 世纪 80 年代后期又陆续开展了渗透汽化、膜萃取、膜蒸馏和膜反应等新膜过程的研究，并着手进行膜技术的推广应用工作。

2. 微滤、超滤、纳滤、反渗透的概念与区别

（1）微滤、超滤、纳滤、反渗透的概念　微滤（MF）：微滤又称微孔滤膜过滤，是以多孔膜（微孔滤膜）为过滤介质，在 0.1~0.3 MPa 的压力推动下，截留溶液中的沙砾、淤泥、黏土等颗粒和贾第虫、隐孢子虫、藻类和一些细菌等，而大量溶剂、小分子及少量大分子溶质都能透过膜的分离过程。

超滤（UF）：属于21世纪高新技术之一，是一种利用压差的膜分离技术，可滤除水中的铁锈、泥沙、悬浮物、胶体、细菌、大分子有机物等有害物质，并能保留对人体有益的一些矿物质元素。

纳滤（NF）：过滤精度介于超滤和反渗透之间，脱盐率比反渗透低，也是一种需要加电、加压的膜分离技术。

反渗透（RO）：是美国20世纪60年代初研制的一种超高精度的利用压差的膜分离技术。几乎可滤除水中的一切的杂质（包括有害的和有益的），只允许水分子通过。反渗透技术需要加压、加电，流量小，水的利用率低，不适合大量生活饮用水的净化。

（2）微滤、超滤、纳滤、反渗透的区别　①膜孔径：由大到小依次为，微滤（0.1~10 μm），超滤（0.01~0.1 μm），纳滤（0.001~0.01 μm），反渗透（< 0.001 μm）。②分离能力：如图3–5所示，微滤主要截留固体悬浮粒子，超滤、纳滤、反渗透可实现分子级水平的分离。③分离机理：微滤、超滤和纳滤的分离机理是截留、筛分；反渗透的分离机理是渗透现象的逆过程。④压差：微滤、超滤和纳滤压差范围为0.1~0.6 MPa，反渗透的压差通常在2 MPa左右，也有高达10 MPa的。

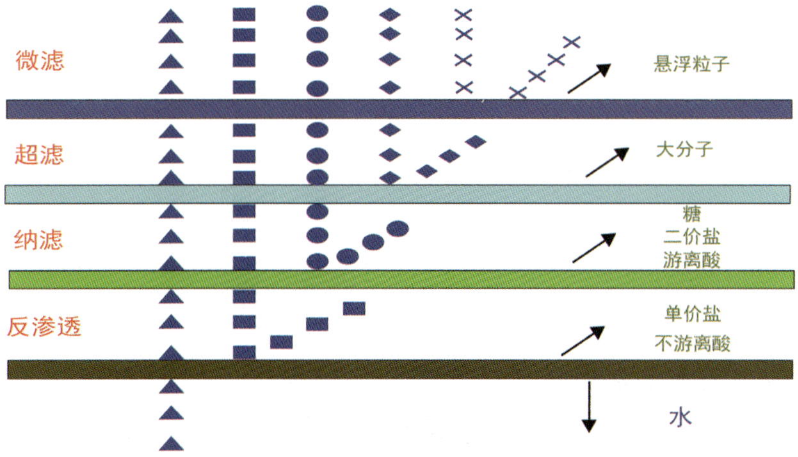

图3–5　常用膜分离技术分离能力的区别

（二）超滤膜分离技术

1. 超滤膜分离技术的基本原理

超滤是通过膜的筛分作用将溶液中大于膜孔的大分子溶质截留，使它们与溶剂及小分子组分分离的过程；或者说是以压力为驱动力，利用机械筛分的原理，选择性地从溶液中分离出大粒子溶质的分离过程。由于超滤过程分离的对象是大分子溶质，故以截留分子量作为指标，所谓截留分子量是指截留率达90%以上的最小被截留物质的分子量。膜孔的大小和形状对分离效果起主要作用。

在压力作用下，中药提取液中直径远小于超滤膜孔径的物质分子由高压料液侧透过超滤膜到达低压侧，得到超滤液或（称为透过液）；而直径大于超滤膜孔径的物质分子将被膜表面截留或返回至料液主体成为浓缩液；中药分离纯化可以根据工艺选择保留透过液或截留液，如果物质分子直径与超滤膜孔径相差不大，则可能被机械截留或吸附于膜表面，也有可能进入膜层内部阻塞膜孔；一旦由于浓差极化在膜表面形成被截留物质分子的滤饼层且滤饼层的孔隙率很小时，一些直径小于超滤膜孔径的物质分子也将被截留，此时实际起分离作用的是物质分子形成的滤饼层。

2. 超滤与传统分离方法对比

超滤与传统分离方法相比，超滤技术具有以下特点：

（1）超滤过程是在常温下进行，条件温和，无成分破坏，因而特别适宜对热敏感中药的分离纯化。

（2）超滤过程不发生相变化，无须加热，能耗低，无须添加化学试剂，无污染，是一种节能环保的分离技术。

（3）超滤技术分离效率高，对稀溶液中的微量成分的回收、低浓度溶液的浓缩均非常有效。

（4）超滤过程仅采用压力作为膜分离的动力，因此分离装置简单、流程短、操作简便、易于控制和维护。

（5）超滤法也有一定的局限性，只适用于浓度不是很高的中药提取液的分离纯化，一般只能得到浓度 10% ~50%的溶液。

3. 超滤设备的类型

超滤开始时，由于溶质分子均匀地分布在溶液中，超滤的速度比较快。但是，随着小分子的不断排出，大分子被截留堆积在膜表面，浓度越来越高，自下而上形成浓度梯度，这时超滤速度就会逐渐减慢，这种现象称为浓差极化现象。为了克服浓差极化现象，增加流速，针对性开发设计了以下几种超滤设备：

（1）无搅拌式超滤　这种装置比较简单，只是在密闭的容器中施加一定压力，使小分子和溶剂分子挤压出膜外，无搅拌装置浓差极化较为严重，只适合于浓度较小的小量超滤。

（2）搅拌式超滤　搅拌式超滤是将超滤装置置于电磁搅拌器之上，超滤容器内放入一支磁棒。在超滤时向容器内施加压力的同时开动电磁搅拌器，小分子溶质和溶剂分子被排出膜外，大分子向滤膜表面堆积时，被电磁搅拌器分散到溶液中。这种方法不容易产生浓差极化现象，提高了超滤的速度。

（3）中空纤维超滤　由于膜板式超滤装置截留面积有限，中空纤维超滤是在一支空心柱内装上许多的中空纤维毛细管，两端相通，管的内径一般在 0.2 mm 左右，有效面积可以达到 1 cm^2。每一根纤维毛细管像一个微型透析袋，极大地增大了渗透的表面积，提高了超滤的速度。

4. 超滤膜分离工艺主要参数

主要参数有膜通量、膜清洗和膜寿命，在操作压力为 0.11~0.6 MPa、温度小于 60 ℃时，超滤膜的膜通量以 1~500 L/（m^2·h）为宜，影响膜通量的因素有：进水流速、操作压力、温度、进水浓度和原水预处理等。膜必须定期清洗，以延长膜的寿命。正常使用的膜的寿命为 12~18 个月。

5. 超滤膜分离过程的影响因素

1）操作条件

（1）料液流速　为控制浓差极化、维持有效操作，常采用错流方式使料液沿与膜平行的方向流动，借此产生较高的剪切力，使沉积在膜表面的颗粒返回料液主体以保持滤饼层处于较薄的水平。提高料液流速可有效降低滤饼层厚度，保证膜通量和分离效果。当料液处于湍流状态时，其传质系数较层流状态高得多，但稳态的湍流状态仍有不足，不稳定的湍流状态强化过滤则效果更好。

（2）操作压力　压力是超滤过程的原始驱动力和重要影响因素。实验研究表明，当料液为小分子溶液时，操作压力与膜通量呈线性关系；若待处理料液为大分子溶液，超滤初始阶段膜通量随压力的增高而增大，达到一定程度时膜通量增大趋势减缓，呈平缓的平台曲线，当膜通量不再随压力的增高而增大时的操作压力称为临界压力。较压力临界值很低的压力可减少膜面污染，但膜通量较小，延长工时；而压力大于临界值时，易在膜面形成凝胶化的滤饼层，降低其通透性，甚至改变膜的截留性能，可能会造成膜被压实、瘪塌、断裂，同时过高的压力会显著增加动力消耗。可见压力的选择不仅关系膜性能，也涉及膜的污染和能耗等问题，因此综合考虑，对于一个确定的体系常采用临界压力作为操作压力，既可减轻膜面污染又能维持较高的膜通量。

（3）温度　所有操作参数中对超滤影响最大的是温度，这已被很多实验所证实。随料液温度的升高，料液中分子运动加剧，各成分的吸附、包合、氢键等多种作用力随之减弱，其黏度降低，同时溶液扩散系数、传质系数增大，膜通量增加。但过高的温度会使蛋白质、鞣质、淀粉等物质极易吸附、沉积在膜表面，加重膜污染。因此在实际操作中，应综合考虑膜通量、料液中成分的稳定性和膜的适宜工作温度。

2）药液性质

（1）药液浓度　随药液浓缩倍数的增加，膜通量降低很快。超滤过程中膜通量对药液浓度的对数值呈线性下降的趋势。药液浓度主要从膜面吸附量和溶质沉降速率两方面影响超滤过程，当浓度较低时膜面吸附量随浓度增加而增大，造成膜通量下降、截留率上升；当浓度高于某一定值时，膜面吸附量不再随浓度增加而变化，膜通量、截留率亦趋于稳定，溶质沉降速率会随浓度增加而加大。因此，药液浓度不可过大，过大则加重膜污染；也不可过低，过低会增加超滤时间。应结合节约操作时间和延长膜寿命考虑选取适宜的浓度。

（2）药液 pH　膜和溶质可基于范德华力及双电层产生相互作用，而药液 pH 影响膜表面的电性及溶质所带的电荷。对于中药提取液中的蛋白质类物质，当 pH 接近其等电点时，蛋白质的溶解度降低，溶质和溶剂的相互作用力相对较小而在膜表面的吸附增加，因此膜通量较小且在 pH 处于等电点出现最小值。同时，在一定的 pH 条件下，不同的膜表面会带有特定的电荷，而只有与膜所带电性相同的蛋白质才能不被膜吸附。对于一些具有酸碱性的物质，采用调控料液 pH 的方法可有效改善超滤效果。比如在超滤法提取黄芩苷的最佳工艺中，在其他条件不变的情况下，严格控制料液酸化时 pH 为 1.5，碱溶时 pH 为 7.0，较传统工艺可将产率提高 1 倍。因此，在实际操作中应依据料液中目标物质的性质及膜的电荷特性，以具体实验确定适宜的料液 pH。

（3）药液预处理　中药水提液浊度高、黏滞性大，在超滤前对料液进行适当的预处理可预先除去料液中的微生物、悬浮胶体等大颗粒微粒和亚微粒，大大减少膜表面污垢附着量，延长有效操作时间，从而保证分离效率和质量。目前可用于料液预处理的物理或化学方法主要有絮凝沉淀、机械过滤、离心分离、热处理、活性炭吸附、化学净化和微滤等，其中离心分离、絮凝沉淀、微滤等较为常用，且与超滤配合使用可收到较好的分离纯化效果。不同的预处理方法效果有明显差异，比如选用高速离心法和微滤法对黄连解毒汤进行预处理，并分别测定超滤过程的膜通量衰减曲线、有效成分回收率和杂质去除率，两种预处理方法对超滤过程具有不同影响，且以高速离心法效果较好。

3）超滤膜规格

（1）截留相对分子质量　截留相对分子质量（MWCO）可用于表示超滤膜孔径和膜的分离特性，是指在常温和规定的压力差下膜对某一标准物截留率不小于 90%时所对应的相对分子质量。虽然目前膜的生产厂家间尚无统一的测试方法和标准物质，但截留相对分子质量仍是选择膜的最好参考指标。实际操作中膜材截留相对分子质量的选择与所采用的操作方式有关：如果是膜浓缩方式，就不能选择和料液中目标物质分子质量相同级别的超滤膜，合理的选择是该物质 1/3~1/2 的分子质量规格；如果是膜透滤方式，则要求膜的截留相对分子质量为目标物质的 10 倍或以上。

（2）膜材质　具有同样截留相对分子质量的不同材质超滤膜对溶质的截留率可能不一样。宏观上看可能是由于不同膜的污染状况不同；而微观上是由于膜的孔径分布和影响膜与溶质相互作用的因素，如膜的亲水性、膜的荷电性、膜表面的粗糙度及膜的孔径结构等原因所致。例如，醋酸纤维素膜或再生纤维素膜较聚砜膜的孔径分布更广、截留率更高。亲水性膜材料与水形成氢键，使得疏水性溶质难以接近膜表面，不易被污染；疏水性膜材料则相反，不能与水形成氢键且其疏水性越强，蛋白质等疏水性物质吸附污染就越严重，从而改变膜的截留性能。有些带有极性基团或可解离基团的膜材料在不同的料液 pH 条件时荷电性不同，当其与溶质带相反电荷时会显著增加膜面吸附量，加重膜污染并劣化膜性能；当其所带电荷与溶质相同时，则会因相互排斥而有效减少膜的污染和劣化。

此外，膜材料分子结构中的特殊性还可能会对某些特定类别的成分具有较高的选择性。例如醋酸纤维素膜材料中乙酰基既有碱性，又可与含酚羟基的黄酮、鞣质类成分形成氢键，具有亲和性，因而对这两种成分有较高的透过选择性，醋酸纤维素膜及聚砜膜对有机酸类、环烯醚萜苷类、氮苷类、单萜苷类的影响均较小，而对挥发油类影响明显。生物碱类成分对膜材料具有较强的选择性，聚砜膜对其影响明显而醋酸纤维素膜则影响很小。

6. 超滤在中药生产中产业化应用

（1）超滤应用于中药体系的理论依据　中药材成分复杂，可分为有效成分、辅助成分、无效成分和组织物，通常含有无机盐、生物碱、氨基酸和有机酸、酚类、黄酮类、苷类、甾族和萜类化合物以及鞣质、蛋白质、淀粉、纤维素等，其相对分子质量从几十道尔顿到几百万道尔顿。研究表明，其中有效成分如黄酮类、苷类、生物碱等相对分子质量绝大多数在 1000 以下，而无效成分相对分子质量多在 50000 以上，如淀粉为 500000、多糖为 200000~500000、树胶果胶为 150000~300000 等。高相对分子质量物质的存在降低了中药有效成分的浓度、加大了服用剂量，同时使中药制剂易吸潮变质，难以保存。因此，如何在中医药传统理论指导下合理选择先进的分离纯化技术，既保留中药传统制剂的合理本质，又符合现代中药制剂的质量要求，就显得尤为重要。由于中药成分的多元化决定了适宜的分离纯化技术应使产物具有某一分子质量区段的多种成分（包括有效成分或有效部位），而微滤、超滤膜分离技术正是基于物质相对分子质量的差异利用机械筛分原理进行分级纯化，因此特别适用于中药体系。

相对于传统分离纯化方法，超滤膜分离技术应用于中药体系具有其独特的优势：

①分离过程无相变、能耗低，特别适用于中药中热敏性成分的分离、浓缩。

②不使用有机溶剂，可以缩短生产周期、减少有效成分损失，利于环境保护和安全生产。

③选择适宜的膜材料可获得较高的分离选择性，保持原方的配伍特色从而保证成品的疗效。

④除杂效果好，能显著提高口服液、注射剂等液体制剂的澄明度，延长储存时间，同时可去除细菌和热原。

⑤可实现连续化、自动化操作，工艺参数稳定可控，易与其他过程耦合，符合中药生产现代化的要求。

（2）制备中药口服液　一般认为，中药提取液中的鞣质、树脂、淀粉、果胶、黏液质等大分子杂质形成胶体溶液是口服液产品产生沉淀的主要原因。现有的水提醇沉和渗漉法对杂质的去除率不高，造成成品放置过程中出现浑浊、沉淀以致澄明度和菌检不合格，且工艺生产周期长、有效成分损失严重。而超滤法是溶液中大小分子分离理想的单元操作，可有效去除中药口服液中大分子杂质、提高制剂质量，近年来在口服液制备中应用日益增多。

（3）制备中药注射液　超滤技术应用于中药注射液的制备，不仅可较好地去除药液中的大分子蛋白质、色素、树脂、鞣质等杂质，还能除菌，特别适用于中药粉针剂的制备。而截留分子质量6000~10000的膜材料还可去除热原，有利于提高注射液的质量、稳定性与安全性。比如：采用截留分子质量500000、5000的聚砜膜两步超滤法制备注射用红参多糖与水醇法比较，总提取物由10%降至3%左右，而多糖纯度由60%提高到85%以上，以其配制的注射液稳定性、澄明度更好，长时间放置无沉淀。

（4）分离纯化中药有效成分　采用超滤结合树脂吸附法对红花提取

物中红花黄色素进行纯化，所得产物的纯度和收率均比现有工艺有所提高。采用不同截留分子质量的膜组件纯化制备夏天无总碱，以与总碱中原阿片碱相关的各种指标考察压力、温度、料液浓度和体积流量等操作参数对膜分离效果的影响，结果表明，选择截留分子质量6000~10000的聚砜膜具有较好的纯化效果，其超滤制品有效成分保留率较高、杂质去除更多，且制剂药效更好，极大改善了产品的依从性和安全性。

7. 超滤膜分离存在的问题及对策

（1）浓差极化　浓差极化是指在超滤分离过程中，药液中的溶质由于受到膜的截留而在膜表面上按照一定的浓度梯度积累、富集，使得膜表面溶质浓度逐渐高于药液主体中的溶质浓度。当膜表面溶质浓度进一步提高，将会导致其向药液主体的溶质扩散而降低有效膜通量。由于此时膜面上溶质沉积形成的滤饼层起实际分离作用，因此浓差极化会显著降低膜渗透通量，改变膜的截留性能和截留率，一些原本小于膜孔径的溶质分子也会被截留，并进一步加剧浓差极化和膜的污染。严重时会使膜发生溶胀或劣化膜性能，导致结晶析出，阻塞流路。但这是一种可逆性污染，可通过降低药液浓度或改善膜面附近药液侧的流体力学条件，如采用湍流促进器、提高料液流速、设计合理的流路结构等方法来阻滞浓差极化的产生，降低其对膜分离过程的负面影响。

（2）膜污染　膜污染是指药液中的大分子、胶体粒子、小微粒或其他溶质分子因与膜之间存在物理、化学或机械的相互作用而导致在膜表面或膜孔内吸附、沉积，造成膜孔径变小或堵塞，使膜的渗透通量降低及分离特性发生不可逆变化的现象。浓差极化和膜污染都能引起膜性能改变致使膜劣化，二者有着密切的内在联系但又有区别。在低流速、高溶质浓度下，当浓差极化所致溶质在膜表面的沉积量达到或超过溶质的饱和溶解度时将会形成凝胶层，进而致使膜渗透通量不依赖于跨膜压力，呈急剧降低趋势。严重恶化的浓差极化现象还将导致凝胶层固化和膜孔堵塞，从而使整个过程由可逆的浓差极化转变为不可逆的膜污染和劣化。膜污染会导致膜渗透通量极大降低，导致膜材劣化甚至报废等严重后果，从而要求增加膜面积及膜清洗系统，增加设备成本；膜的频繁清洗会导致膜的寿命降低，提高生产成本（清洗成本为操作成本的5%~20%）；

膜污染还可能影响膜的分离性能，从而影响产品的质量。而由于浓差极化和膜污染是不可避免的，因此有必要针对其形成机制和影响因素开展相应的控制措施。通过改进膜组件结构、性能或优化膜系统设计来减轻浓差极化和膜污染程度，维持有效的过膜操作。具体措施有：选择适当的料液预处理方法；对实际过膜操作参数进行整体优化；采用错流过滤模式并增加膜面流速；适当提高系统温度；采取适当的清洗程序去除膜面和膜孔内污染物；等等。

（3）选择合适的分离膜材料　膜的选择包括截留相对分子质量的选择和膜材质的选择两方面。膜的孔径或截留相对分子质量的选择虽然主要依据被分离物质的相对分子质量，但因药液黏度较大，高分子胶体物质较多，所以通常选择截留相对分子质量稍大些的膜；同时，还应当注意膜材质的表面性质对膜分离效率的影响。其中乙酸纤维素等亲水性膜材料对溶质吸附少，截留相对分子质量较小，但热稳定性差，机械强度、抗化学药品性、抗细菌侵蚀能力通常不高；聚砜等疏水性膜材料机械强度较高，耐高温、耐溶剂、耐生物降解能力较强，但因分子链中含有大量疏水性基团或链节，所以膜透水速度低，抗污染能力较低。

（4）选择并优化膜分离的预处理方法　因为中药药液所含杂质较多，直接进行膜分离操作易堵塞膜孔，引起膜污染，所以将药液进行预处理是必不可少的工序，通常的预处理方法包括预热、过滤、絮凝沉淀、离心分离、吸附、微滤等。在超滤过程中通量的衰减曲线、有效成分的回收率及杂质的去除量是考察预处理效果的关键指标。

（三）微滤膜分离技术

1. 微滤分离原理

微滤分离原理是根据分子或微粒的物理化学性能、所使用膜的物理化学性能及其相互作用（如大小、形状和电性能）不同而实现分离。微滤膜是指微细孔直径为 0.01~10 μm 的多孔质分离膜，它可以把细菌、胶体及气溶胶等微小粒子从流体中比较彻底地除去。膜的这种分离能力称为膜对微粒的截留性能。微滤膜的截留作用大体可分为以下 4 种：筛分作用、吸附作用、架桥作用、网络型的网络内部截留作用。微滤膜的截留作用因其结构上的差异而不相同，对于表面层截留（表面型）而言，膜易清洗，但杂质捕捉量相对于膜内部截留较少；而对于膜内部截留（深层型）而言，杂质捕捉量较多，但不易清洗。目前的微滤膜已发展成两种结构形态：一种为非对称深层过滤型微滤膜，膜的孔径沿膜厚度方向呈明显的梯度；另一类为筛网式表面过滤型微滤膜，其膜孔径与孔结构确定，孔径分布较狭窄。

2. 微滤的操作方式

微滤的操作方式分死端过滤和错流过滤两种：

（1）死端过滤　又称全量过滤、直流过滤。是指在压力推动下，药液流动方向与膜表面垂直的过滤方式。其特点是溶剂和小于膜孔的溶质粒子在压力的推动下透过膜，大于膜孔的溶质粒子被截留，通常堆积在膜表面。随着时间的增加，膜面积堆积的颗粒越来越多，膜的渗透性将下降，这时必须停下来清洗膜表面或更换膜。

（2）错流过滤　是指在压力推动下，药液流动方向与膜表面平行的过滤方式。其特点是药液沿膜表面流动，对膜表面截留物产生剪切力，使其部分返回主体流中，从而减轻了膜污染。膜透过速度也能在相对长的一段时间保持在一个较高的水平。

3. 微滤过滤器的类型

微滤过滤精度一般在 0.1~10 μm，常见的各种 PP 滤芯、活性炭滤芯、陶瓷滤芯等都属于微滤范畴，用于简单的粗过滤，过滤水中的泥沙、铁锈等大颗粒杂质，但不能去除水中的细菌等有害物质。

（1）PP 滤芯　一般只用于要求不高的粗滤，去除水中泥沙、铁锈等大颗粒物质。

（2）活性炭滤芯　可以消除水中的异色和异味，但是不能去除水中的细菌，对泥沙、铁锈的去除效果也很差。

（3）陶瓷滤芯　最小过滤精度也只 0.1 μm，通常流量小，不易清洗。

4. 微滤在中药提取中的产业化应用

微滤膜通常截留粒径大于 0.1 μm 的微粒，多采用对称微孔膜，膜的孔径范围为 0.1~50 μm，操作压差范围通常为 0.05~0.2 MPa。微滤能有效去除比膜孔大的微粒和微生物，具有能耗低、无二次污染、分离效率高等特点，在中药工业大生产中既可用于中药液体制剂的澄清，又可用于中药提取液的精制。

微滤膜材料包括有机材料和无机材料两类，前者如纤维素酯类、聚砜、聚丙烯等，后者包括金属、陶瓷、金属氧化物、玻璃、沸石、无机高分子等。无机膜与有机膜相比，具有化学性质稳定、耐高温、抗污染性强、易清洗、机械强度高等优点。

5. 微滤在中药分离纯化中的应用案例

采用孔径0.2 μm和0.8 μm的三氧化铝微滤膜错流过滤银杏叶提取液，结果表明（见表3–12），微滤既可减少用常规方法不易去除的脂类物质；又不会造成透过液中可溶性固形物过度损失，有利于保持提取液的有效成分；通过考察膜孔径和操作条件对膜通量的影响，确定合适的过滤操作工艺参数为：膜孔径 0.2 μm、错流速度 2.4 cm/s，操作压力 0.05 MPa，温度 60 ℃。同时，对膜污染机制进行研究，发现与浓差极化引起的可逆阻力相比，膜阻力在总阻力中所占比例较小，膜容易清洗，将微滤膜用于银杏水解液工艺可行。

表 3–12　微滤膜处理后银杏水解液的成分变化

项目	膜孔径 / μm	可溶性固形物质量分数 / %	脂类质量浓度 / (g·L^{-1})	蛋白质质量分数 / %	分酚质量浓度 / (g·L^{-1})
水解原液	0.2	18	0.16	2.05	0.89
	0.8	17.5	1.14	1.95	0.88
透过液	0.2	17.2	0.04	1.78	0.80
	0.8	16.8	0.01	1.75	0.76
浓缩液	0.2	19.3	0.32	2.51	0.96
	0.8	19.7	0.38	2.59	1.05

其中，微滤工艺简单，生产周期短，成本低，可不经降温直接对煎煮后经滤布粗滤的中药提取液进行分离纯化，对比乙醇沉淀法、高速离心等分离纯化工艺，具有明显的优势。微滤与高速离心、乙醇沉淀法的对比见表 3–13：

表 3–13　微滤与高速离心、乙醇沉淀法的对比

中药	提取方法	澄明度	固形物含量 / (g · 100 mL^{-1})	指标成分 / (g · L^{-1})
白芍	原液	浑浊	1.123	0.275
	微滤（0.2 μm）	澄明	0.785	0.236
	高速离心（10000 r/min）	微浑浊	1.005	0.275
	70% 乙醇沉淀法	澄明	0.718	0.182
大黄	原液	浑浊	2.467	0.198
	微滤（0.2 μm）	澄明	1.838	0.150
	高速离心（10000 r/min）	澄明	2.225	0.191
	70% 乙醇沉淀法	澄明	1.943	0.182

注：微滤、高速离心和乙醇沉淀法所用药液为同一提取液。

二、离心分离技术

（一）基本原理

离心技术（centrifugal technique）是根据颗粒在做匀速圆周运动时受到一个向外的离心力而发展起来的一种分离技术。离心分离技术是借助离心机旋转所产生的离心力，根据物质颗粒的沉降系数、质量、密度及浮力等因子的不同，而使物质分离的技术。这项技术应用很广，除了可以分离出化学反应后的沉淀物、天然的生物大分子、无机物、有机物外，也可以有效分离中药提取液。

离心技术是一种分离纯化的方法，可应用于中药提取液的纯化， 能基本解决醇沉法易造成的有效成分丢失、水提浸膏分离纯化难度大等难题；能够明显改善分离液的澄明度、有利于提高药效， 减少服用量， 增加制剂的稳定性及产品的质量。

离心分离是通过离心机的高速运转，使离心加速度超过重力加速度的成百上千倍，而使沉降速度增加，以加速药液中杂质沉淀并除去的一种方法。其原理是利用混合液密度差来分离料液，比较适于分离含难以

沉降过滤的细微粒或絮状物的悬浮液。

1. 离心力（centrifugal force，F_c）

离心作用是根据在一定角速度下做圆周运动的任何物体都受到一个向外的离心力进行的。离心力（F_c）的大小等于离心加速度 ω^2X 与颗粒质量 m 的乘积，即 $F_c=m\omega^2X$，其中 ω 是旋转角速度，以 rad/s 为单位；X 是颗粒离开旋转中心的距离，以 cm 为单位；m 是质量，以 g 为单位。

2. 相对离心力（relative centrifugal force，RCF）

由于各种离心机转子的半径或者离心管至旋转轴中心的距离不同，所受离心力也不同，在实际应用中常用“相对离心力”或“数字 ×G”表示离心力，只要 RCF 值不变，一个样品可以在不同的离心机上获得相同的结果。

3. 沉降系数（sedimentation coefficient）

根据 1924 年 Svedberg 对沉降系数下的定义：颗粒在单位离心力场中的沉降速度。

4. 沉降速度（sedimentation velocity）

沉降速度是指在强大离心力作用下，单位时间内物质运动的距离。

5. 沉降时间（sedimentation time）

在实际工作中，常常遇到要求在已有的离心机上把某一种溶质从溶液中全部沉降分离出来的问题，这就必须首先知道用多大转速与多长时间可达到目的。如果转速已知，则需明确沉降时间来确定分离某粒子所需的时间。

6. K 系数（K factor）

K 系数是用来描述在一个转子中，将粒子沉降下来的效率，也就是溶液恢复成澄清程度的一个指数，所以也称为 cleaning factor。原则上，K 系数越小的，越容易，也越快将粒子沉降。

（二）离心机的种类与用途

离心机有多种多样，按用途有分析用、制备用及分析 – 制备两用之分；按结构特点则有管式、吊篮式、转鼓式和碟式等多种；按离心机转速的不同，可分为常速（低速）、高速和超速三种。中药生产中常用的离心机有沉降式离心机、碟片式离心机、管式离心机。沉降式离心机由数个对称的离心管盛装待分离物料。碟片式离心机以轴带动复叠的碟盘，产生的离心力使经过碟孔的药液得以分离。管式高速离心机的转速可达到 8000~50000 r/min，由于转速很快，悬浮液在管状转鼓中行程长，因此能够分离一般离心机难以分离的物料，特别适用于分离乳浊液、细粒子的悬浮液或分离两种不同密度的液体。

离心分离的效果好坏与诸多因素有关。除了上述的离心机种类、离心方法、离心介质及密度梯度等以外，还有离心机的转速和离心时间，要确定这两点，须注意离心介质溶液的 pH 和温度等条件。

（三）离心技术在中药制剂中的应用

1. 离心技术在口服液制备中的应用

中药提取液一般体积较大，有效成分含量低，杂质多，常需要进一步分离和精制。传统的生产方式是以水提醇沉法处理提取液，从而除去杂质，提高澄明度。但由于“包埋”等原因，有不少有效成分被沉淀弃去，而且大量乙醇的使用增加了药品成本。离心分离法与水提醇沉法相比具有较多的优点，如缩短了工艺流程，节约了大量乙醇，生产更趋安全，且可减少有效成分丢失。

例 1：采用高速离心法制备清热解毒口服液，与水提醇沉法进行比较，检测其黄酮含量。结果表明，高速离心法工艺流程短，成本低，有效成分损失少，成品色泽深且澄明，黄酮的含量显著高于水提醇沉法。

例 2：用不同工艺路线制备生脉口服液，结果表明，低温离心法产品的人参总皂苷含量和总多糖含量均高于超滤法产品和水提醇沉法产品。

除了以上案例外，还有研究显示：用高速离心法制备的归脾汤、小柴胡汤、一贯煎等中药口服液在保留多糖、黄芪甲苷、黄芩苷等有效成分的含量及保证成品的澄明度上明显优于水提醇沉法。

2. 离心技术在中药固体制剂中的应用

在制备中药固体制剂所需的流浸膏的工艺方面，传统方法多以水提醇沉法进行纯化处理以除去杂质，但不少有效成分也被沉淀除去，而且大量乙醇的使用增加了成本。用超速离心技术制成的颗粒剂与未经离心和常规离心制得的颗粒剂样品作比较，以君药黄芪中黄芪甲苷含量为指标，结果表明，经离心后制得的颗粒剂与未经离心制得的颗粒剂相比，每克颗粒的含固量下降了38.82%，每克颗粒的黄芪甲苷含量则上升了61.54%。在大规模生产中采用管式离心机（20000 r/min）来代替水提醇沉法制备流浸膏，取得了预期的效果，用此方法制备的缩宫止痛冲剂在溶化性、澄明度上都达到了有关规定，成品的质量也得到较大提高。

3. 离心技术在超滤工艺中的应用

在超滤前采用高速离心法进行药液的预处理，能有效地减少膜的污染程度，提高系统的生产能力，减少清洗次数，提高超滤效率，延长膜的使用寿命。

中药制剂的质量在很大程度上依赖于中药提取分离的效果，采用先进的提取分离技术和设备，对促进中药产品质量的提高，将起到非常重要的作用。高速离心作为一种物理分离技术，在其分离过程中能有效地防止中药中有效成分的损失，最大限度地保存药物的活性成分，且还可缩短工艺流程、降低成本。不过由于离心分离过程中没有化学相变的过程，导致对一些杂质成分的去除不够完全。

三、重金属脱除技术

（一）概述

中药在栽培、加工炮制、储存和生产等过程中可能受到不同程度的有害物质的污染而导致产品质量不合格，其中就包括重金属含量超标。中药重金属含量超标已成为中药走向现代化和国际化的瓶颈。随着绿色中药理念日益深入人心，人们对中药中重金属问题越来越重视，中药重金属含量超标已成为当前中药材生产中亟待解决的重要问题。

重金属一般包括有铅、砷、镉、汞和铜等，它们均为有毒元素，一旦进入体内，由于其半衰期长，会在人体内蓄积，达到一定浓度后，将影响人体正常代谢，诱发多种疾病。铅中毒可直接损伤人和动物的甲状腺功能；镉中毒的典型症状是肾功能受破坏；汞中毒会严重影响人的中枢神经系统，致使听力减弱、语言失控、四肢麻痹，甚至出现智力障碍；砷与人体细胞中酶系统的巯基相结合，致使人体内含巯基的酶功能发生障碍，影响细胞正常代谢；铜过量可使血红蛋白变性，抑制一些酶的活性，还会导致心血管系统疾病。

因此，重金属在中药材中的积累不仅会大大影响中药材的药性与质量，甚至食用后在人体内的积累还会引发疾病。如何在不影响中药药效前提下，重点对去除重金属的关键技术进行研究，脱除中药材及中药制剂中有害重金属，是亟待解决的一大技术难题。

为了有效地控制中药重金属含量，应从中药生产的源头抓起，通过改良、治理中药材种植土壤及环境、科学合理使用农药和化肥，以及改善加工和炮制方法等途径，以确保药材中重金属含量达标。鉴于中药生产涉及多环节，难以从源头完全控制重金属，因此需要找到一种快捷、适合大规模去除中药材中重金属的方法，以期达到去除超标重金属的目的。

传统的重金属去除方法包括化学沉淀法、氧化还原法、铁氧体法、电解法、蒸发浓缩法等，一般用于工业废水中重金属的分离，不适用于成分复杂的中药提取液中重金属的分离，并且这些方法通常存在投资大、运行成本高、操作管理麻烦、易产生二次污染等问题。

常见的中药重金属脱除技术主要包括：超临界 CO_2 配合萃取法、络合吸附法、离子交换树脂法、分子印迹技术等。在研究有效去除中药材及中药制剂中重金属方法的同时，还应考虑如何实现高选择性问题，即有益的微量金属元素没有连同重金属一并去除，同时中药的有效成分不受到影响。

针对中药提取液中重金属残留量低、有效成分复杂，特别是难以特异性分离痕量重金属污染物的实际难题，研究新型选择性重金属离子捕捉剂，同时保留中药有效成分的重金属脱除技术，解决中药及中药制剂中重金属残留问题，成为近年来研究的新方向。

（二）重金属脱除技术与特点

1. 超临界流体 CO_2 配合萃取技术

超临界流体 CO_2 配合萃取法是选择带负电的配合剂，与带正电的金属离子通过配位键生成中性的、稳定的、极性也大大降低的且易溶解于超临界流体的金属配合物，同时在超临界CO_2相中加入极性改性剂如甲醇、乙醇等，以增强超临界CO_2本身的极性，金属配合物经介质进入超临界CO_2流体相而与原基质分开，萃取物经减压后，金属配合物与超临界流体分离。

（1）配合剂　配合剂应具有极性小、无毒无害、价廉易得、对不同重金属都有较好的选择性以及和相应的金属配合物在超临界CO_2中溶解度大、定性好等特点。应用于超临界CO_2配合萃取中的配合剂主要分为以下几类：二硫代氨基甲酸盐、乙二胺四乙酸二钠盐、有机磷、β-二酮、胺类、冠醚等；其中二硫代氨基甲酸类能与40多种金属离子或非金属形成配合物，且其配合物在超临界CO_2中具有较大的溶解度，是当前最常用的配合剂之一。

（2）特点　超临界流体CO_2配合萃取法作为一种新型的萃取技术，具有萃取速度快、后处理简单、无毒无害、不会对药材引起二次污染等优点；但是该方法对中药中重金属的萃取率不高，一般为50%~70%，并且在萃取过程中，中药脂溶性成分如挥发油、萜类、香豆素、苷元、生物碱等，也会不可避免地被萃取出来，从而导致中药有效成分的损失。

2. 络合吸附技术

络合吸附法是将含有巯基、氨基、羧基等基团的络合剂连接到大分子材料骨架上，得到的吸附材料，对重金属离子具有选择性吸附作用。

基本原理是连接在吸附材料表面的络合分子含有O、N、S、P等杂原子，能以一对孤对电子与金属离子形成配位键，构成与小分子络合物相似的稳定结构。不同的络合基团对重金属离子选择性不同，结合力的强弱也不同。

络合吸附材料由载体和络合片段两部分组成。对于吸附材料的选择，应根据其是否影响中药的安全性和有效性进行确定，即所选用的载体和络合片段必须无毒、化学性质稳定、不与中药成分发生化学反应。另外，载体结构表面应可被修饰，并形成稳定的化学结构。因此，根据不同性质的载体可制备不同吸附性能的络合吸附材料，常见的载体有壳聚糖、树脂、纤维素、硅胶和硅藻土等。

（1）壳聚糖　壳聚糖大分子链上分布着许多羟基、氨基，还有一些乙酰氨基，它们会形成各种分子内和分子间氢键，从而形成壳聚糖大分子的二级结构。同时，由于这些基团的存在，使壳聚糖可借氢键，也可借盐键形成具有类似网状结构的笼形分子，从而对过渡金属离子有稳定的配位作用。

①修饰方法：壳聚糖对重金属离子的吸附主要是依靠化学的配位作用，受分子链中活性基团的数量和种类的限制，对某些重金属离子的吸附能力较低。因此为了改善壳聚糖的性能，研究者主要通过物理改性、化学改性或同其他吸附材料复配的方法，一方面改变壳聚糖的存在状态，提高稳定性和可重复利用性；另一方面通过化学改性的方法引入其他活性基团，提高壳聚糖对重金属离子的吸附量和选择吸附性。由于壳聚糖材料在形态上具有较强的可塑性，通过不同的物理改性方法可以将壳聚糖制备成多种形态，如纳米粒、微球、薄膜、凝胶珠、海绵和中空纤维等，具有稳定的结构和较好的可再生能力。不仅如此，壳聚糖结构中的—NH_2和—OH 可以被进一步化学修饰，通过酰化、羧基化、醚化、烷基化、酯化等多种化学反应，生成一系列壳聚糖衍生物，以提高其溶解度和改善其对重金属的吸附性能。

②特点：利用壳聚糖作为载体具有原材料简单易得、可以被生物降解、对环境无污染等优点。但是壳聚糖中对重金属离子具有吸附作用的是菌丝体，菌丝体中往往会有抗生素的残留，会给中药提取液带来新的污染；并且壳聚糖本身具有一定的药理功效，对中药中某些药效成分有一定影响，具有局限性。

（2）螯合树脂　螯合树脂是由聚苯乙烯母体结构与螯合剂片段以共价键结合的高分子化合物，化学性质很稳定，不溶于酸、碱及有机溶剂。

①修饰方法：螯合树脂可以由含螯合基团的低分子化合物聚合而成，也可以通过高分子反应将螯合剂引入交联聚合物中，得到各种类型的螯合树脂。螯合树脂吸附金属离子的机制是树脂上的功能原子与金属离子发生配位反应，形成类似小分子螯合物的稳定结构。因此，与传统的离子交换树脂相比，螯合树脂与金属离子的结合力更强，选择性也更高。

根据配原子类型，螯合树脂可分为含氮和氧原子的螯合树脂（氨基酸型、聚酰胺型、8- 羟基喹啉、席夫碱等）；含硫原子的螯合树脂（硫脲类、巯基胺类）；含冠醚、杯环型大环化合物螯合树脂；含磷的螯合树脂等。

②特点：螯合树脂作为载体具有吸附快、脱除效率高等优点，且树脂型号较多，可以根据药材的性质和重金属的种类加以选择。然而，由于氢键、范德华力作用，螯合树脂疏水性的苯乙烯母体结构容易吸附中药提取液中有效成分如生物碱、黄酮苷、皂苷等，会导致中药有效成分的损失。

（3）纤维素　纤维素是由葡萄糖以 β–1，4– 糖苷键连接组成得到的直链葡聚糖，不溶于水和有机溶剂。纤维素具有多孔和比表面积大的特性，且分子内含有许多亲水性的羟基基团，具有一定的吸附性。但天然纤维吸附金属离子的能力并不强，需要对纤维素进行表面结构的化学修饰。如与含杂原子螯合片段连接，可以提高吸附重金属离子的能力。

①修饰方法：纤维素含大量的羟基，可对纤维素进行表面结构的修饰。一种方法是在其分子中引入对阳离子具有吸附能力的羧基、磺酸基、磷酸基等阴离子基团，提高离子交换吸附性能；另一种则是在纤维素等天然高分子化合物中连接上螯合基团，通过离子键和配位键与溶液中金属离子作用，形成多元环状络合物，进而吸附重金属离子。

②特点：纤维素作为载体具有可再生、无污染、选择性强、易生物降解等优点，将纤维素作为载体，在其表面进行修饰后，应用于处理中药药液中过量重金属还少有报道，是一种新型的重金属分离材料。

（4）键合硅胶　硅胶是具有无定形链状和网状结构的硅酸聚合物，是一种亲水性的极性材料，硅胶表面有大量的硅烷醇基团，具有一定的活性，可以制备改性硅胶材料，从而赋予其重金属吸附性能。

①修饰方法：改性硅胶的制备方法有两种，一是硅胶浸渍螯合剂后，经过干燥而得到负载硅胶；二是将络合基团以 Si—O—Si—C 键连接到无机材料硅胶（SiO_2）的表面，得到化学键合硅胶，其具有与螯合树脂相似的吸附重金属离子能力。

②特点：与其他载体相比，采用硅胶作为载体具有多种优点：a. 硅胶在水、醇等极性溶剂中几乎不具有吸附有机化学成分的能力（当硅胶含湿量超过 17% 时，仅仅能作为载体，故不易引起中药化学成分的变化

和损失）；b. 无溶胀现象，耐受各种有机溶剂；c. 刚性结构，耐压，机械性能稳定；d. 硅胶孔径、粒度均易控。因此，与其他吸附材料比较，采用键合硅胶作为吸附材料，实现选择性去除中药提取液中的重金属离子，更具有研究和应用的价值。

（5）硅藻土　硅藻土是海洋或湖泊中生长的硅藻类残骸在水底经自然作用逐渐形成的一种非金属矿物，其化学成分主要为非晶质二氧化硅。硅藻土比表面积大，且表面被大量硅羟基所覆盖，通常颗粒表面带有很强的负电荷，适合用于重金属离子的吸附。

但是其作为吸附剂仍然存在比较多的缺陷，其吸附能力与活性炭相比还存在一定的差距，而且硅藻土对重金属离子的吸附受溶液的 pH 影响明显。对于重金属离子，目前的研究主要集中于硅藻土表面性能的改性，即通过对硅藻土颗粒表面进行物理或化学处理，常见有硫酸化改性、锰氧化物改性等方法，改变硅藻土的表面结构特征，提高硅藻土的比表面积和表面负电荷，从而达到提高硅藻土对重金属的吸附能力的目的。

3. 离子交换树脂技术

离子交换树脂含有可交换离子的活性基团，本身为网状结构的不溶性高分子化合物。按照合成原料分类，主要分为苯乙烯和丙烯酸酯两大类，其他还包括酚醛系、环氧系、乙烯吡啶系、脲醛系等。按照交换原理，可分为阴、阳离子交换树脂两大类，分别可以交换溶液中阴离子和阳离子。对于重金属离子，可以选择磺酸型（$R—SO_3H$）阳离子交换树脂进行交换。另外，胺型（伯胺、仲胺、叔胺）阴离子交换树脂，由于氮原子上的孤对电子可以结合重金属离子，也能用来吸附重金属离子。

离子交换树脂吸附重金属的结合力较弱，很难竞争性吸附结合态的重金属离子，且离子交换树脂容易交换中药提取液中的离子型化合物，引起中药有效成分的损失。

4. 分子印迹技术

分子印迹技术是 20 世纪后期发展起来的一种新型亲和分离技术，它先用模板分子和功能单体进行预聚合，然后去除模板分子，在聚合物上形成了与模板分子在空间位置和结合点完全匹配的印迹位点，分子具有选择吸附的分离介质。可以应用这一技术制备金属离子印迹聚合物，将能与金属离子相配合的功能单体形成线性聚合物，然后与金属离子形成络合物，与骨架单体交联聚合形成金属离子印迹聚合物，通过酸洗等处理后去除印迹离子，即得到金属离子印迹聚合物，对于 Cu^{2+}、Zn^{2+}、Ni^{2+}、Ca^{2+} 等金属离子的选择性提高。该方法选择性强、吸附速率快，但目前分子印迹材料的制备技术还不成熟，且材料在水溶液中的稳定性问题未解决。

5. 其他

其他用于中药重金属分离的技术还包括电吸附、麦饭石吸附、膜分离技术等。

（三）技术适用性

通过比较上述中药重金属脱除技术，不难发现，多数技术基本上都是采用配位化学原理选择性吸附或萃取中药重金属，即络合萃取和络合吸附两类。目前中药重金属离子的吸附技术都不可避免影响中药有效成分的含量，仍具有一定的局限性，为了在不影响中药有效成分的前提下，研究脱除中药中有害重金属的技术，应选择合适的载体与络合剂作为吸附材料，用于吸附中药提取液中痕量铅、汞、镉等重金属，并具有吸附能力强、选择性高、可再生等优势。

1. 络合剂的选择

乙二醇二乙醚二胺四乙酸（EGTA）是定量分析及光度分析中测定微量金属的络合剂，能在较宽 pH 范围内选择性吸附二价重金属离子，能与载体共价连接，在一定程度上改变了其对金属的配位方式。这使得将 EGTA 固载在载体表面，而成为选择性吸附重金属离子的吸附剂成为了可能。

2. 载体的选择

载体是决定高效能吸附过程的关键因素，故载体必须具有以下特征：颗粒尺寸均匀，比表面积及吸附容量大，选择性、热稳定性、化学稳定性以及强度性能好，可再生。此外，吸附材料还应来源广泛且价格低廉。于是，综合考虑选择纤维素和硅胶作为载体。

纤维素在吸附分离等方面具有较高的研究价值和应用前景，选择纤维素作为载体，具有吸附量大、吸附速度快、成本低、操作简单、不产生二次污染等优点，并且制备工艺简单，具有生产可能性。

以硅胶为载体，通过化学修饰的含络合片段的键合硅胶，具有许多优点。

（1）硅胶是最早商业化、研究最透彻、应用最广泛的基质材料，表面结构清楚、易于分析和解释结果。

（2）各种硅烷化试剂的开发与应用，使得硅胶表面的化学修饰可以多样化。

（3）硅胶表面的吸附比其他有机多聚体载体更容易和更迅速，而有机载体如各种树脂含有大量的交联结构，往往需要数小时甚至更长时间才能达到吸附平衡。

（4）硅胶具有很好的交换特性，无溶胀现象。

（5）硅胶载体能耐受各种有机溶剂。

（6）硅胶具有热稳定性和机械稳定性。另外，当硅胶含湿量超过一定量后，几乎不吸附中药化学成分，更适合于在中药提取液中应用，这一点也是树脂类和活性炭等载体很难实现的。

3. 技术适用性

由纤维素、硅胶与 EGTA 络合生成的吸附剂已通过实验证实能有效去除多种中药提取液中 Pb^{2+}、Cd^{2+}、Hg^{2+}、As^{2+} 等重金属离子，且不影响中药药效成分，作为一种新型、实用的中药重金属分离技术，可广泛应用于中药生产领域。

（四）应用案例

例 1：纤维素吸附剂在中药提取液中痕量重金属离子的应用。

用纤维素吸附剂去除甘草提取液、肿节风提取液中的 Pb^{2+}、Cd^{2+}、Hg^{2+} 等痕量重金属离子。结果表明，药液中 Pb^{2+}、Cd^{2+} 和 Hg^{2+} 的去除率达 70% 以上；并且肿节风提取液中异嗪皮啶、反丁烯二酸类成分损失 $\leqslant 5\%$。

例 2：硅胶吸附剂在中药提取液中痕量重金属离子的应用。

用硅胶吸附剂去除甘草提取液、肿节风提取液中的 Pb^{2+}、Cd^{2+}、Hg^{2+} 等痕量重金属离子，结果表明，药液中 Pb^{2+}、Cd^{2+} 和 Hg^{2+} 的去除率达 80% 以上；并且肿节风提取液中异嗪皮啶、反丁烯二酸类成分损失 ≤ 10%。

参考文献

[1] 程鹏，武超，华剑，等 . 超滤膜分离的技术原理及其在中药领域中的应用 [J]. 中国医药指南，2010，8（11）：47–50.

[2] 吕宏凌，王保国 . 微滤、超滤分离技术在中药提取及纯化中的应用进展 [J]. 化工进展，2005（1）：5–9.

[3] 谢秀娟，张定佳，王思功，等 . 高速离心法与水醇法制备清热解毒口服液的比较研究 [J]. 中成药，1997（8）：3–4.

[4] 奉建芳，罗杰英 . 高速离心法制备归脾口服液工作条件选择 [J]. 中成药，1997（1）：1–2.

[5] 王冬，关宏峰，刘晓秋 . 中药中重金属和残留农药去除方法研究进展 [J]. 沈阳药科大学学报，2009，26（2）：152–156.

[6] 许韫，李积胜 . 汞对人体健康的影响及其防治 [J]. 国外医学：卫生学分册，2005，32（5）：278–281.

[7] 付晓萍 . 重金属污染物对人体健康的影响 [J]. 辽宁城乡环境科技，2004（6）：8–9.

[8] 陈仕江，金仕勇，张明 . 浅谈中药材的农药重金属污染与防治 [J]. 世界科学技术：中医药现代化，2002（4）：72–74+84.

[9] 金雪莲 . 中药重金属污染源头及控制措施研究 [J]. 西部中医药，2011，24（7）：24–26.

[10] 黄君涛，熊帆，谢伟立，等 . 吸附法处理重金属废水研究进展 [J]. 水处理技术，2006（2）：9–12.

[11] 梁成满，黄少烈，李琼 . 超临界 CO_2 配合萃取中药中重金属的研究进展 [J]. 化工进展，2005（6）：607–611.

[12] 崔洪友，王涛，关艳芬，等 . 用超临界 CO_2 络合萃取法脱除中成药中的重金属 [J]. 清华大学学报（自然科学版），2001（12）：25–27.

[13] 孔春燕 . 超临界法及夹带剂超临界法去除黄芪中的重金属离子的效果研究 [J]. 时珍国医国药，2009，20（8）：2017–2018.

[14] 王龙虎，吴国良，程翼宇．壳聚糖及其衍生物在中药制药工业中的应用[J]. 中国中药杂志，2004（4）：5-8.

[15] Varma A J，Deshpande S V，Kennedy J F. Metal complexation by chitosan and its derivatives：a review[J]. Carbohydrate Polymers，2004，55（1）：77-93.

[16] 程猷，薛健，王建明，等．重金属去除方法在中药中的应用[J]. 安徽农业科学，2011，39（9）：5340-5342.

[17] Lezzi A，Cobianco S，Roggero A. Synthesis of thiol chelating resins and their properties toward heavy metal ions[J]. Journal of Polymer Science Part A：Polymer Chemistry，1994，32（10）：1877-1883.

[18] 向万宏，刘峥．螯合树脂的合成及应用研究新进展[J]. 化工技术与开发，2003（2）：16-22.

[19] 王先良，王小利，徐顺清．大孔螯合树脂可用于处理中药重金属污染[J]. 中成药，2005（12）：16-19.

[20] 赵萍，张铁，王雅，等．纤维素的改性及其在中药甘草中除铅特性的研究[J].2008.

[21] Ma N F，Yang Y，Chen S X，et al. Preparation of amine group-containing chelating fiber for thorough removal of mercury ions.[J] Journal of Hazardous Materials，2009，171：288-293.

[22] 赵良．键合硅胶的合成及选择性脱除中药提取液中重金属的技术适应性研究[D]. 北京：中国中医科学院，2011.

[23] 王智民，高慧敏．键合硅胶类复合材料在脱除中药提取液中重金属的应用：CN200710178048.1[P].CN101444541[2022-10-28].

[24] Jal P K，Patel S，Mishra B K. Chemical modification of silica surface by immobilization of functional groups for extractive concentration of metal ions[J]. Talanta，2004，62（5）：1005-1028.

[25] 杜玉成，叶力佳，刘燕琴．硅藻土吸附重金属离子 Cd^{2+} 动力学研究[J]. 中国非金属矿工业导刊，2004，000(001)：38-40.

[26] 沈岩柏，朱一民，王忠安，等．硅藻土对水相中 Pb^{2+} 的吸附[J]. 东北大学学报，2003（10）：982-985.

[27] Dąbrowski A，Hubicki Z，Podkoscielny P，et al. Selective removal of the heavy metal ions from waters and industrial wastewaters by ion-exchange method[J]. Chemosphere，2004，56（2）：91-106.

[28] 江伟，苏海佳，谭天伟．分子印迹吸附剂对红景天水煎液中重金属的吸附[J].

化工学报，2008（5）：1179–1183.

[29] 林喆，罗艳，原忠．分子印迹技术在中药活性成分分离纯化中的应用[J]. 中草药，2007（3）：457–460.

[30] Sun Z C，Liu Y G，Huang Y Q，et al. Fast adsorption of Cd^{2+} and Pb^{2+} by EGTA dianhydride（EGTAD）modified ramie fiber[J]. Journal of Colloid and Interface Science，2014，434：152–158.

[31] O’Connell D W，Birkinshaw C，O’Dwyer T F. Heavy metal adsorbents prepared from the modification of cellulose：A review[J]. Bioresource Technology，2008，99（15）：6709–6724.

[32] Beatty S T，Fischer R J，Hagers D L，et al. A comparative study of the removal of heavy metal ions from water using a silica–Polyamine composite and a polystyrene chelator resin[J]. Industrial& Engineering Chemistry Research，1999，38（11）：4402–4408.

[33] 郭立玮，朱华旭．基于膜过程的中药制药分离技术：基础与应用[M]. 北京：科学出版社，2019.

第三节　中药浓缩关键技术

一、机械蒸汽再压缩（MVR）浓缩技术

（一）技术含义及特点

机械蒸汽再压缩（Mechanical Vapor Recompression，MVR）浓缩技术是一种充分利用浓缩过程中产生的二次蒸汽的余热，通过机械压缩机对蒸发过程中产生的二次蒸汽进行加压、升温，并导入换热器中加热低温原液的技术。其主要作用机制是：利用蒸发系统自身产生的二次蒸汽通过压缩机压缩到较高压力，使其内能得以提高，从而实现这股能量的持续循环。这样用极少量的电能，就能使低压蒸汽内能得以重新利用。

MVR 技术具有以下技术优势：

（1）MVR 技术能耗低，节能效果明显，全部回收了二次蒸汽的潜热，使原来需要废弃的低品位蒸汽得到了充分的利用，同时还省去了二次蒸汽处理环节，避免了大量冷却水的使用，节约了大量的冷却水，降低动力消耗。

（2）系统蒸发温度低，能保护中药中热敏性有效活性成分不被破坏，适合热敏性物料的加热浓缩。

（3）系统设备紧凑，占地面积小；公用工程配套少，设备投资小。

（4）MVR 蒸发器的加热器工作时，其加热蒸汽为常压或低于常压的蒸汽，非常安全，同时省去了使用压力容器的申报、检验程序。

（5）设备启动和运行操作简单、容易，操作人员少，并且该系统中的设备参数都可通过操作平台进行电脑调控，自动化程度高，运行稳定。

（6）其运行成本主要为压缩机的电耗，运行费用大幅下降。

（二）技术适用性

MVR 技术的蒸发温度低，特别适合于含热敏性物质的蒸发浓缩。但

要想达到理想效果，还要把 MVR 蒸发器与中药提取液的物理特性有机地结合起来。中药复方是一个非常复杂的化学成分系统，利用好中药提取液的物理特性，关系到提取液中有效成分的损失量及浓缩达到的相对比重。其对中药提取液要求包括中药提取液的比重、黏度、批量、相对比重、固含量和温度等。黏度大小直接影响 MVR 蒸发器应用，黏度大易造成降液管堵塞、结垢，布膜不均。当黏度超过 400 mPa · s，MVR 蒸发器应用就会受到限制。同时中药提取液的黏度会随着相对比重增加而增加，随着温度升高而变化。对于中药提取液的批量要求，只有 MVR 蒸发器每小时处理量是提取液总量的 6 倍以上，才能选择 MVR 蒸发器。

（三）装备开发与工艺研究

图 3-6 为一种 MVR 浓缩设备的工艺流程图。该设备主要由加热器、汽水分离器、蒸汽压缩机、冷凝水罐、热水泵、预热器、真空泵等组成。作用是将从蒸发器出来的低温位二次蒸汽经压缩机压缩，使其温度、压力提高，热焓增加，然后进入蒸发器的加热室冷凝，充分利用蒸汽的潜热。

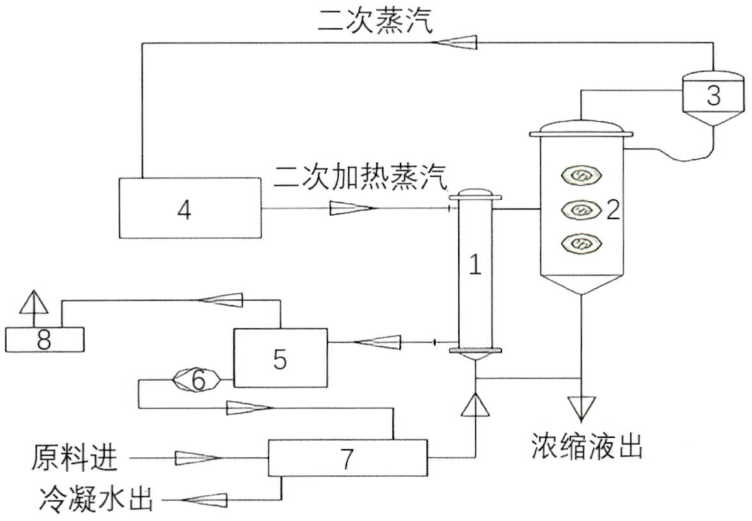

1—加热器；2、3—汽水分离器；4—蒸汽压缩机；5—冷凝水罐；

6—热水泵；7—预热器；8—真空泵。

图 3-6　MVR 浓缩设备工艺流程图

如图 3-6 所示，MVR 浓缩设备的工艺流程为：从汽水分离器出来的二次蒸汽经蒸汽压缩机压缩后，温度和压力提高，热焓增加，变成可用蒸汽。可用蒸汽进入蒸发加热器的夹套上进口，对加热器内的物料进行加热；该蒸汽释放潜热后，变成蒸汽冷凝水从加热器的夹套下出口排出进入冷凝水罐，用热水泵加压进入预热器预热物料。为了降低药液蒸发浓缩温度，配置一台真空泵，抽出系统内的不凝性气体，汽水分离器中真空度可稳定控制在一定范围内的一定值，蒸发温度可控制在 50 ℃与 95 ℃之间的一定值。

本次设计中为了缩短启动时间，装置配备了电蒸汽发生器。启动时，先启动电蒸汽发生器，将产生的蒸汽引入蒸汽预热器，开启进料阀开始进料，调节进料量，保证通过预热器进入汽水分离器的料温达到要求的工作温度。当汽水分离器中料液达到一定量时，启动蒸汽压缩机和真空泵。当料液达到蒸发温度时沸腾、蒸发，所蒸发出的二次蒸汽由汽水分离器上部排出后进入压缩机，经由蒸汽压缩机压缩。同时从冷凝水罐引小部分水向压缩机内喷水，以降低过热蒸汽的过热度，使之成为排气温度下对应的饱和蒸汽。接着从蒸汽压缩机的排气口排出饱和蒸汽进入加热器壳侧，释放潜热，并对料液加热，使之沸腾、蒸发。同时饱和蒸汽冷凝为冷凝水，进入冷凝水罐。冷凝水罐内的水通过排液泵少部分用作压缩机喷水，大部分用于预热器预热常温的物料。当物料预热到进料要求的温度时，关闭蒸汽预热器的蒸汽。储液罐上的不凝性气体通过真空泵排走。蒸发浓缩结束后，关闭进料阀和电蒸汽发生器，关停蒸汽压缩机和真空泵，浓缩液通过汽水分离器下部的排液口由泵打入浓缩液罐完成循环。

（四）应用案例

在相同条件下，对采用多效蒸发和采用 MVR 蒸发进行能耗比较。

根据多效蒸发加热蒸汽消耗量计算公式：

$$d = w / (0.85n)$$

式中，w 为各效蒸发器蒸水量总和，单位为 kg；n 为蒸发器效数；0.85 为考虑加热损失在内的一个综合计算系数。

按公式计算的结果及经验数据见表 3-14。

表 3-14　蒸发 1 kg 水所需加热蒸汽量

蒸发器效数	1	2	3
消耗蒸汽量 /kg	1.176	0.588	0.392
经验数据 /kg	1.100	0.750	0.400

另外，由表 3-15 可知，运用 MVR 蒸发技术每蒸发 1 kg 水耗电在 0.07~0.08 kW·h。结合表格所给出数据，对用 MVR 蒸发技术和传统多效蒸发技术运行费用进行比较（如表 3-16 所示）。可以看出，采用 MVR 蒸发比单效蒸发节约 70% 以上的费用；比双效蒸发节约 60%~70% 的费用；比三效蒸发节约 40% 左右的费用。因此，相比传统多效蒸发，MVR 蒸发节能效果显著。

表 3-15　MVR 蒸发单位质量水耗电量

	感冒清热颗粒	清热解毒口服液	六味地黄丸	天麻片
蒸发 1 kg 水耗电量 /kW·h	0.0748	0.07	0.07	0.075

表 3-16　MVR 对于多效蒸发运行费用节约百分比

	感冒清热颗粒	清热解毒口服液	六味地黄丸	天麻片
单效蒸发 /%	77.7	78.8	78.8	77.3
双效蒸发 /%	67.2	68.9	68.9	67.2
三效蒸发 /%	38.5	41.7	41.7	38.5

二、热力蒸汽再压缩（TVR）浓缩技术

（一）技术含义及特点

热力蒸汽再压缩（Thermal Vapor Recompression，TVR）浓缩技术是利用蒸汽喷射泵，以少量高压工作蒸汽为动力，将部分二次蒸汽压缩并

混合后一起进入加热室作加热蒸汽用。剩余的二次蒸汽则会进入冷凝器进行冷凝，从而达到节能的目的。TVR 技术是一种热泵蒸发技术，其主要作用机制包括如下几方面。

（1）高压工作蒸汽通过喷嘴后达到极高的速度，大部分压力势能转化为动能，使蒸汽压力降低到引射蒸汽压力以下，形成局部相对负压，将引射蒸汽抽吸到混合段进行充分混合；混合蒸汽进入扩压管后，随着流通截面积的逐步增大，蒸汽流速逐步降低，蒸汽动能逐步转化为势能，压力得以恢复。通过 TVR 技术，低压蒸汽的压力和温度可以得到提升。

（2）品位较低的二次蒸汽通过热泵装置，与工作蒸汽进行质量和能量的交换，最终形成一股压力居中的混合蒸汽进入蒸发器，实现了低品位蒸汽的重复利用。

TVR 技术具有以下技术优势：

（1）系统结构简单，制造容易，造价便宜，维修方便，运行费用低。

（2）装置运行靠工作蒸汽驱动，消耗蒸汽而不耗电，工作蒸汽可通过燃料燃烧与太阳能等方式生产，可以在投资较少的前提下取得较大的节能效果和经济效益。

（3）装置中无运动部件和易损部件，运行稳定可靠。

（4）适合热敏性物料的蒸发浓缩。

（二）技术适用性

TVR 低温蒸发浓缩技术实现了低温加热和低温蒸发，低温蒸发适用于热敏性物料。

（三）装备开发与工艺流程研究

图 3-7 为一种 TVR 浓缩设备的工艺流程，该设备由 2 个处理单元组成：料液处理单元和蒸汽处理单元。料液处理单元由进料阀、蒸发器、放料阀及管路组成；蒸汽处理单元由喷射器、加热器及管路组成。

其工艺流程为：在蒸汽处理单元中，进入压缩器前压力高的蒸汽称为工作蒸汽，料液蒸发产生的二次蒸汽被工作蒸汽在喷射器内产生的低压吸入，工作蒸汽与二次蒸汽混合后产生的中压加热蒸汽进入蒸发器内的加热器中，混合蒸汽在加热器中冷凝放热，最后变为冷凝水排出装置。

在料液处理单元中，料液在蒸发器中被加热器中的中压蒸汽加热升温至沸腾，产生二次蒸汽，由蒸发器的上端排出进入喷射器，浓缩液通过蒸发器下方的放料阀排出装置。

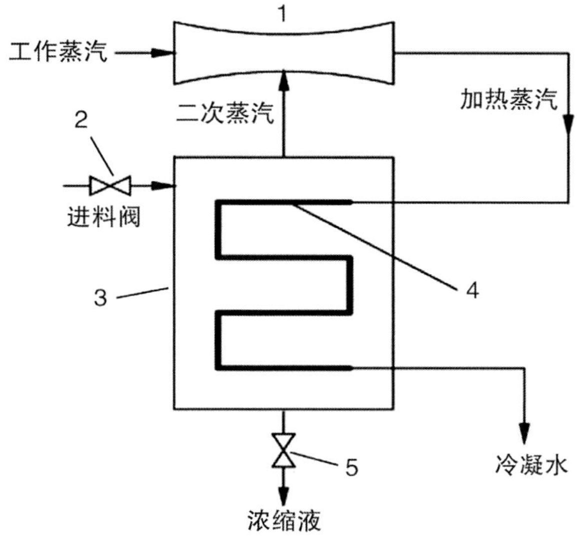

1—喷射器；2—进料阀；3—蒸发器；4—加热器；5—放料阀。

图 3-7　TVR 浓缩设备工艺流程图

（四）应用案例

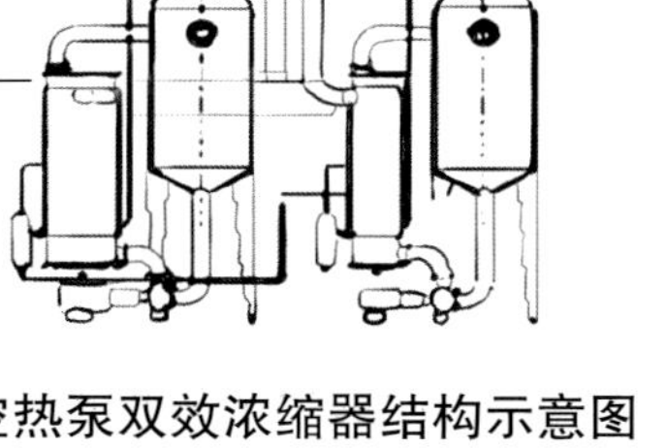

图 3-8　高真空热泵双效浓缩器结构示意图

图 3–8 为某公司开发研制的高真空热泵双效浓缩器，其改变了传统浓缩的冷凝方式，采用改进后的热泵双效浓缩技术，真空度更高，稳定性更强，节能效果显著，特别适合中药皂苷含量高、糖含量高、热敏性强等特点的工艺生产。

设备特点：

（1）高真空　采用喷雾传质式冷凝器，不需要冷却塔，耗水少，耗电少（每小时只需 1.5 kW·h 以下），水泵真空度在 –0.085 MPa 以下。

（2）可消泡　中药材普遍存在皂苷含量高、糖含量高的特点，浓缩时易产生泡沫，常出现暴沸、跑料现象，增加了操作难度并降低了生产效率。浓缩器采用喷雾技术，成功解决了浓缩中的消泡问题。

（3）可防垢　采用强制外循环三管程设计，大大提高了药液在管中的流速，使之可超过 2 m/s。采用蒸汽喷射泵，使加热混合蒸汽温度不超过 90 ℃，大大延长了清洗周期，且药垢极薄，易清洗。

（4）高效节能　采用喷雾传质式冷凝器和强制循环泵，节能、节气。例如，2000 L 高真空热泵双效浓缩器的冷凝系统每小时总耗电量为 9.1 kW·h，蒸发 1 t 水只需耗用 0.37 t 蒸汽。

（5）自动控制　采用自动控制技术，在实现上述特点的同时，大大减轻了操作人员的劳动强度。

三、膜浓缩技术

（一）技术含义及特点

膜浓缩技术是利用膜孔的筛分原理，有效截留大分子物质，而仅让小分子物质和溶剂（水）通过膜，从而达到浓缩大分子物质的目的，实现高效纯化浓缩。膜浓缩技术可分为反渗透技术，纳滤、超滤和微滤技术，膜蒸馏技术，渗透蒸馏技术，膜联用技术等。其中，膜蒸馏技术、反渗透技术、超滤技术及膜联用技术对中药提取液浓缩有借鉴意义。

膜浓缩技术具有以下技术优势：

（1）能耗低、成本低。与蒸发浓缩比较而言，膜浓缩是一个纯粹的物理过滤过程，没有液相到气相的相转变过程，是最经济、最节能的浓缩方法。

（2）可选择范围广，适用性强，为各种中药生产提供了广阔的选择空间。

（3）富集产物或滤除杂质效率高。根据药效物质或杂质相对分子质量的分布情况，有目的地选择一定孔径范围的滤膜，过程简单，操作方便，效率高。

（4）可于常温进行，无须加热浓缩，药效成分不被破坏，对于受热易变质、易分解的物质尤其适用。

（5）设备规模小，方便维护。

（二）技术适用性

膜浓缩技术可有效地避免热敏性成分在热浓缩过程中的损失，适宜于含热敏性物质中药提取液的分离和浓缩。但由于需要克服截留物质所产生的渗透压，所以一般适用于浓度不是很高、渗透压不大（<6 MPa）的浓缩场合。

（三）装备开发与工艺研究

1. 膜蒸馏技术

图 3-9 为一种膜蒸馏浓缩装置，其主要由中药提取液贮槽、纯水贮槽、制冷机、电子天平、风机、转子流量计等组成。

该膜蒸馏浓缩装置的工艺流程为：打开冷凝器冷媒进、出口阀门，用纯水泵将纯水从纯水贮槽打入直接接触膜蒸馏装置并形成循环；将中药提取液置于恒温水浴槽内保持恒温，控制槽内物料温度为 55 ~ 60 ℃，用药液泵将提取液抽出，送往中空纤维膜组件，经膜蒸馏后，中药浓缩液回流至进中药提取液贮槽进行循环浓缩，最后得到浓度高的中草药液。水蒸气透过内衬纤维的疏水性聚偏氟乙烯中空纤维膜进入透析侧，并冷凝成冷凝水后输到冷水高位槽。药液泵开启一段时间后，采用低压压缩空气鼓泡清洗中空纤维膜蒸馏组件，压缩空气压力为 0.015 ~ 0.05 MPa，间隔一定时间通入压缩空气。设计不同的浓缩比，观察膜蒸馏提取液高位槽内物料变化情况，及时停止中药提取液计量泵和冷水计量泵运行。

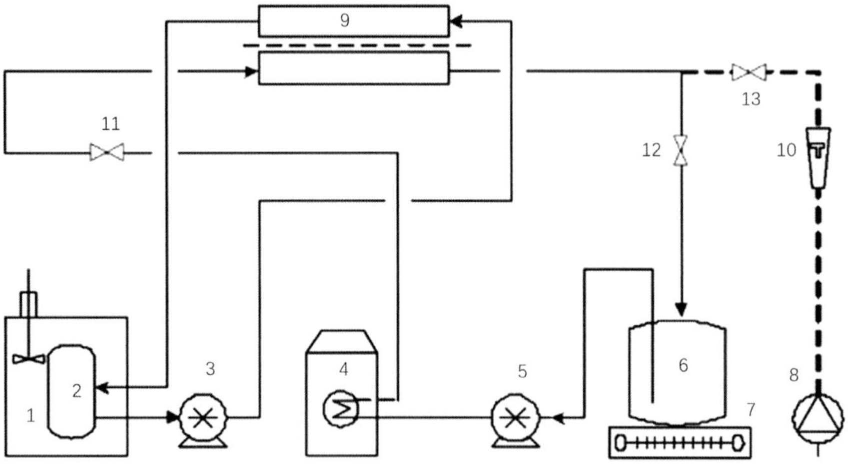

1—恒温水浴槽；2—中药提取液贮槽；3—药液泵；4—制冷机；
5—纯水泵；6—纯水贮槽；7—电子天平；8—风机；9—中空纤维膜组件；
10—转子流量计；11、12、13—阀门。

图 3-9 膜蒸馏浓缩装置工艺流程图

2. 反渗透技术

图 3-10 为一种反渗透装置，其主要由料液桶、恒温水浴槽、柱塞高压泵、阀门、压力表、流量计、膜组件组成。

该反渗透装置的工艺流程为：将超滤液原液加入反渗透装置的料液桶中，经离心泵循环打入膜组件中错流过滤，渗透液由组件侧面出口流出，截留液流回料液桶。

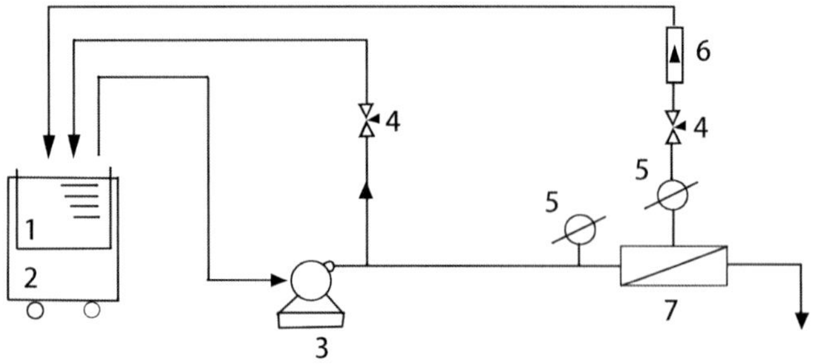

1—料液桶；2—恒温水浴槽；3—柱塞高压泵；4—阀门；
5—压力表；6—流量计；7—膜组件。

图 3-10 反渗透装置工艺流程图

3. 超滤技术

图 3-11 为一种超滤装置。其主要由恒流泵、压力表、超滤膜、量筒、限流阀、烧杯、恒温水浴槽组成。

该超滤装置的工艺流程为：选用德国 Sartorius 公司生产的 VIVAFLOW 50 型超滤膜组件作为超滤材料，用 HL-5 型恒流泵提供动力，在超滤环路中接入压力表，在截留液出口位置加装流量控制阀，将盛放料液的大烧杯放入恒温水浴槽保温，滤过液采用刻度容器接收。

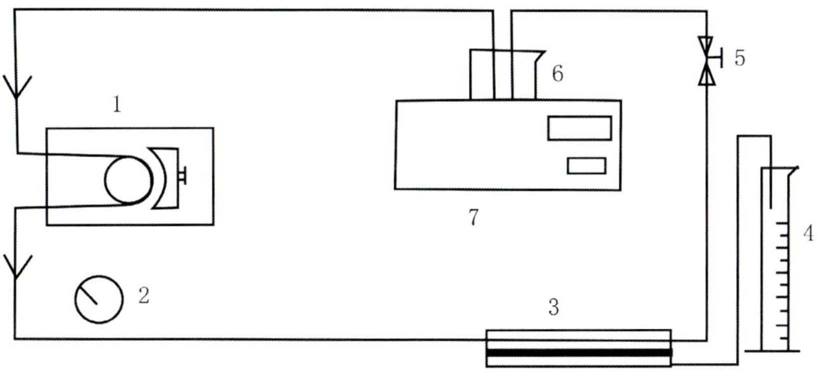

1—恒流泵；2—压力表；3—超滤膜；4—量筒；

5—限流阀；6—烧杯；7—恒温水浴槽。

图 3-11 超滤装置工艺流程图

（四）应用案例

1. 膜蒸馏技术

采用真空膜蒸馏技术对益母草与赤芍提取液进行浓缩，浓缩前，分别测得提取液中水苏碱与芍药苷的浓度；然后将益母草与赤芍提取液分别于不同温度下浓缩 1.5 h，再测得浓缩溶液中水苏碱与芍药苷的浓度。经计算比较，得到的有效成分保留率见表 3-17。

表 3–17　有效成分保留率

水苏碱		芍药苷	
温度 / ℃	保留率 / %	温度 / ℃	保留率 / %
36.2	83	33.2	95
37.8	87	40.3	96
48.0	88	48.6	94
57.3	91	58.0	92

从表 3–17 中可以看出，用膜蒸馏技术对益母草与赤芍提取液进行浓缩，其指标成分的保留率较高。膜蒸馏过程温度较低（＜60℃），有效成分不会因温度过高而分解，这说明真空膜蒸馏技术用于益母草与赤芍提取液的浓缩是可行的。

2. 反渗透技术

采用离心分离处理鼻炎康、复方珍珠暗疮片和维 C 银翘片的初始提取液，主要除去提取液中的悬浮物和大分子胶体物质，取其离心上清液进行膜分离处理实验，温度 60~70 ℃，固形物含量 1%~5%，pH=5.0，反渗透装置采用管式膜组件。每种药品分 3 个批次进行处理，见表 3–18 至 3–20。

表 3–18　鼻炎康提取液各批次操作参数及脱水率实验结果

批次	运行时间 / min	操作压力 / MPa		平均温度 / ℃	脱水率 / %
		进膜	出膜		
1	350	3.3	3.0	57	64
2	600	3.0	2.5	62	64
3	600	3.0	2.6	62	61
4	270	2.9	2.7	57	62
5	400	3.0	2.6	57	62
6	360	2.9	2.5	59	64
7	370	3.2	2.7	53	63
8	360	3.0	2.5	57	61
9	360	3.0	2.5	60	63

表 3–19　复方珍珠暗疮片提取液各批次操作参数及脱水率实验结果

批次	运行时间 / min	操作压力 / MPa		平均温度 / ℃	脱水率 / %
		进膜	出膜		
1	430	2.9	2.5	56	63
2	420	2.8	2.8	61	64
3	300	3.4	2.7	59	65
4	400	2.9	2.7	61	64
5	360	3.3	2.8	59	64
6	300	2.8	2.6	60	63
7	320	3.0	2.5	56	64
8	270	2.8	2.5	59	65
9	510	2.9	2.6	63	64

表 3–20　维 C 银翘片提取液各批次操作参数及脱水率实验结果

批次	运行时间 / min	操作压力 / MPa		平均温度 / ℃	脱水率 / %
		进膜	出膜		
1	350	2.9	2.6	62	63
2	600	3.0	2.8	58	63
3	600	3.0	2.7	63	64
4	270	3.2	2.7	58	64
5	400	3.4	2.7	61	62
6	360	3.0	2.7	57	65
7	370	3.3	2.8	62	62
8	360	3.0	2.6	58	65
9	360	2.9	2.7	59	64

由从表 3–18 至表 3–20 可知，每种中药提取液的各批次实验在平均温度 60 ℃，入膜压力 3.0 MPa、出膜压力 2.6 MPa 的条件下，各批次的脱水率保持在 60 % 以上。反渗透浓缩效果基本符合实际生产要求，能够达到药液浓缩的目的。

表 3-21　各批次浓缩液有效成分保留率

中药提取液	批次	保留率 / %	
		正算	反算
鼻康炎	1	52.43	99.2
	2	103.3	99.9
	3	103.5	99.8
复方珍珠暗疮	1	94.15	99
	2	98.56	100
	3	96.17	99
维 C 银翘片	1	97.17	99
	2	95.86	99.9
	3	96.72	98.7

由表 3-21 可知，管式反渗透膜对这 3 种料液中的有效成分有很好的截留作用，有效成分的保留率平均值为 99%，有效成分被高效截留。

另外，根据相关实验结果可知，这 3 种中药提取液在反渗透浓缩工艺中，膜通量在实验初始阶段下降较快，体现了浓差极化作用和膜芯表面凝胶层等污染过程，而随后体系通量处于相对稳定状态，膜通量平均值保持在 20 L/（m^2・h）左右，能够满足工业化分离提取要求。同时，鼻炎康和维 C 银翘片提取液浓缩后经 LC-90# 清洗膜通量能够较为完好地恢复，恢复率在 80% 以上；复方珍珠暗疮片提取液中用到的中药材比较复杂，模芯污染严重，膜通量恢复率仅在 30% 左右，单独用 LC-90# 清洗效果并不明显，但实际工程操作中，经一定浓度乙醇循环浸泡，再清洗后膜通量也可以得到恢复。

3. 超滤技术

选择 30 kDa 规格的超滤膜，在 0.1 MPa，25 ℃条件下将 400 mL（多糖含量 4.86 mg/mL）南瓜浸提液浓缩为 50 mL，比较超滤前浸提液和超滤后截留液（多糖含量均调整为 0.2 mg/mL）的溶液吸光度、溶液中灰分含量。

表 3-22　超滤工艺对南瓜多糖色素和灰分含量测定

样品	吸光度 / 450nm	还原糖 / %
超滤前浸提液	0.462	1.05
超滤后截留液	0.145	0.18

如表 3–22 所示，超滤技术能够脱除南瓜浸提液中的大部分还原糖和色素。脱色率达到 68.6%，还原糖脱除率达到 82.9%，因此采用超滤技术浓缩提纯南瓜多糖是可行的，能简化多糖的浓缩提纯工艺。

4. 膜浓缩联用技术

采用离心分离处理鼻炎康原始提取液，主要除去提取液中的悬浮物和大分子胶体物质，取其离心清液采用 PAN–PS 共混超滤膜（截留相对分子质量 1000）进行提取液有效成分的分离，超滤的操作压力为 2 MPa，物料温度恒定在 25 ℃，获得超滤透过液和超滤浓缩液。再采用芳香族酰胺纳滤膜对超滤透过液进行浓缩，得到纳滤透过液和纳滤浓缩液，合并超滤浓缩液和纳滤浓缩液得到鼻炎康的浓缩液，纳滤透过液为除去的水分。

表 3–23　各浓缩技术运行成本

浓缩技术	能耗类型	成本 /（元 · t^{-1}）
传统真空	蒸汽	140
多级膜	动力	7.5
多级膜	药剂	0.3
多级膜	膜材料	10

如表 3–23 所示，传统真空浓缩技术蒸发 1 t 水约需 1 t 蒸汽，能耗成本为 140 元 /t。而采用超滤—纳滤多级膜浓缩新技术浓缩中药提取液的直接成本为 17.8 元 /t，若提取液按照 50% 的水分浓缩率计算，则除去 1 t 水成本为 35.6 元，成本为现有生产中真空浓缩加热法的 1/4。

另外，根据相关实验结果可知，提取液经离心处理后，蒙花苷和盐酸麻黄碱的保留率变化不大，基本上在 90%~100%。这充分说明，离心处理在除去提取液中悬浮物和大分子胶体物质的同时，不会对提取液的有效成分造成太大损失，达到预处理溶液的目的。经多级膜处理后，提取液中有效成分蒙花苷保留率在 80%~90%，盐酸麻黄碱的保留率在 90%~95%，保持了较高的保留率，能满足生产要求。同时，多级膜分离对提取液的脱水率可以达到 35%~50%，可使提取液大大浓缩，便于进一步浓缩雾化干燥。

参考文献

[1] 竺东杰．基于材料提取的 MVR 浓缩工艺及其装备的研究 [D]. 武汉：武汉工程大学，2014.

[2] 王军义 .MVR 的技术原理及应用 [J]. 河南化工，2018，35（1）：37-39.

[3] 王国振，赵海栋，张丽琴，等 .MVR 蒸发器应用与中药提取液相关物理特性研究：一种节能型中药浓缩技术 [J]. 中国医学装备，2014，11（S2）：200-201.

[4] 禤耀明，罗中良．基于 MVR 技术的中药浓缩工艺设计及应用 [J]. 内蒙古科技与经济，2020（13）：85-86+93.

[5] 陈彪．基于 MVR 技术的板蓝根浸提液浓缩的工艺设计 [D]. 南宁：广西大学，2017.

[6] 陈敏恒，丛德滋，方图南，等．化工原理：上册［M］．北京：化学工业出版社，2006：254-259.

[7] Tashtoush B M，Al—Nimr M A，Khasawneh M A. A comprehensive review of ejector design，performance，and applications[J]. Applied Energy，2019，240：138-172.

[8] 德众制药机械有限公司，高真空热泵双效浓缩器 [J]. 机电信息，2018（5）：62.

[9] 李舒艺，伍振峰，岳鹏飞，等．中药提取液浓缩工艺和设备现状及问题分析 [J]. 世界科学技术－中医药现代化，2016，18（10）：1782-1787.

[10] 周友华，王谷洪，冷胡峰．多种浓缩设备的技术特点及选型浅析 [J]. 机电信息，2016（2）：35-37.

[11] 李建梅，王树源，徐志康，等．真空膜蒸馏法浓缩益母草及赤芍提取液的实验研究 [J]. 中成药，2004（5）：81-82.

[12] 严滨，林丽华，叶茜，等．反渗透技术在鼻炎康等中药提取液浓缩中的应用 [J]. 膜科学与技术，2012，32（4）：70-74+97.

[13] 吴建中，郭开平，傅亮，等．采用超滤技术浓缩提纯南瓜多糖 [J]. 食品研究与开发，2006（2）：41-43.

[14] 罗吉，钟美好，肖凯军，等．多级膜浓缩鼻炎康提取液的研究 [J]. 中国中药杂志，2008（17）：2108-2112.

[15] 侯超，张振涛，杨鲁伟，等．中药提取液蒸发浓缩过程采用机械蒸汽再压缩技术特性研究 [J]. 现代化工，2016，36（11）：172-174.

第四节　中药干燥关键技术

一、真空脉动干燥技术

真空脉动干燥是指在干燥过程中连续进行“真空－常压”压力循环，直到达到物料的目标含水率。研究表明，循环变化的压力不仅能够不断打破物料表面蒸汽压平衡，还能使物料内部形成（或扩大）孔隙结构，显著提高水分迁移速率，与连续真空干燥相比，具有干燥效率高、能耗低的优势。另外，物料在大部分干燥时间处于低氧的真空环境，能够有效抑制干燥过程中色泽的劣变和营养损失，特别适合于热敏性和易氧化劣变的物料。近年来，真空脉动干燥技术已被用于新鲜药食果蔬等物料的干燥加工，课题组将该技术用于中药浸膏粉也收获了较好的干燥效果。

实例：两段式真空干燥－脉动真空干燥用于干燥枸杞水提浓缩液。

（一）工艺设计思路

浸膏粉真空干燥过程主要包括恒速干燥段与降速干燥段，以降速干燥段为主。干燥初期的恒速干燥段干燥速率较快，而进入降速干燥段后干燥速率迅速降低，易引起干燥效率低下、干膏长时间受热导致质量劣变。降速干燥段干燥效率低的原因有如下几种。

（1）浸膏粉内部水蒸气分压与干燥室内的水蒸气分压接近平衡。

（2）浸膏粉表面形成较致密的壳层。

因此，降速干燥段可利用真空脉动干燥打破物料表面蒸汽压平衡，扩大表面壳层孔隙结构，提高干燥效率。恒速干燥段采用连续真空干燥能减少物料与氧气接触，保证干膏质量。

（二）实验设计

1. 干燥实验

首先在 70 ℃下对浸膏粉进行真空干燥，当进入降速干燥段后，采用真空脉动干燥，考察脉动比（真空持续时间：常压持续时间 =15 ：2、

15 ： 4、15 ： 6、15 ： 8）对干燥时间与干膏质量（总多糖、总酚含量）的影响，并与连续真空干燥作对比。

干燥过程中，连续真空干燥每隔 30 min 取样，真空脉动干燥每两个脉动循环取样，称重，根据物料初始含水率计算各取样点下的物料干基含水率，计算干燥速率，当干基含水率达 5% 左右时停止干燥。

2. 评价指标

（1）干燥时间　根据干燥速率曲线，达到目标含湿量所需时间即为干燥时间。

（2）总多糖、总酚含量　采用紫外分光光度法测定。

（三）实验结果

1. 干燥曲线

测定结果如图 3-12，图 3-13 所示。

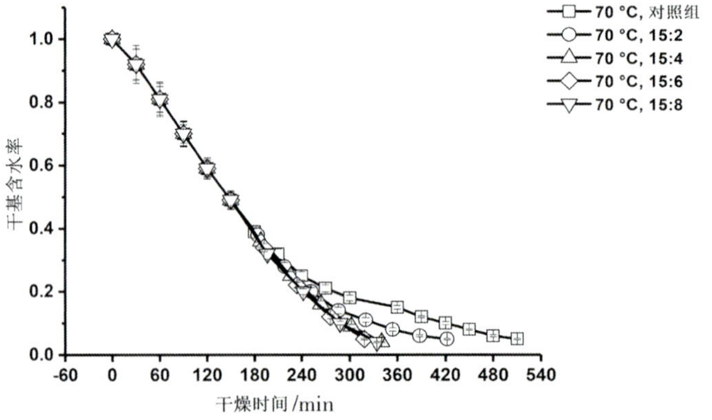

图 3-12　浸膏粉干基含水率随干燥时间的变化

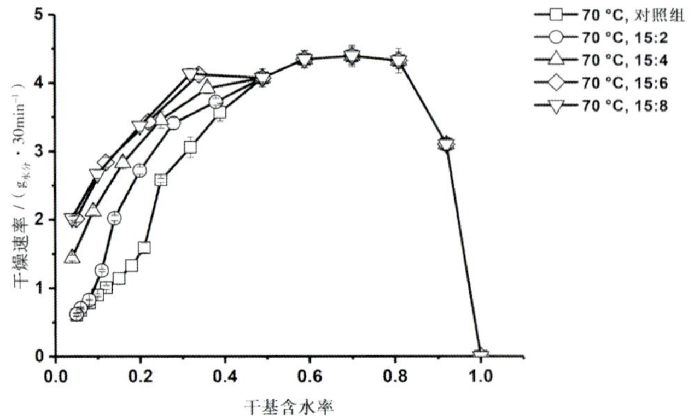

图 3-13　浸膏粉干燥速率随干基含水率的变化

结果显示：连续真空干燥所需干燥时间为 510 min，降速干燥段改用 15 ∶ 2、15 ∶ 4、15 ∶ 6、15 ∶ 8 真空脉动干燥，干燥时间分别降至 414 min、336 min、323 min、323 min，干燥时间缩短 18.8%、34.1%、36.7%、36.7%。可见降速干燥段采用真空脉动干燥可显著缩短干燥时间。与药食果蔬干燥相反的是，枸杞浸膏粉干燥随常压时间的增加，干燥时间呈减少趋势，这可能是因为较长时间的常压维持时间，浸膏粉内部形成较大的蒸汽压，抽真空时有利于打破浸膏粉表面壳层，促进水分扩散至表面进行蒸发。

2. 总多糖、总酚含量

测定结果如图 3-14、图 3-15 所示。

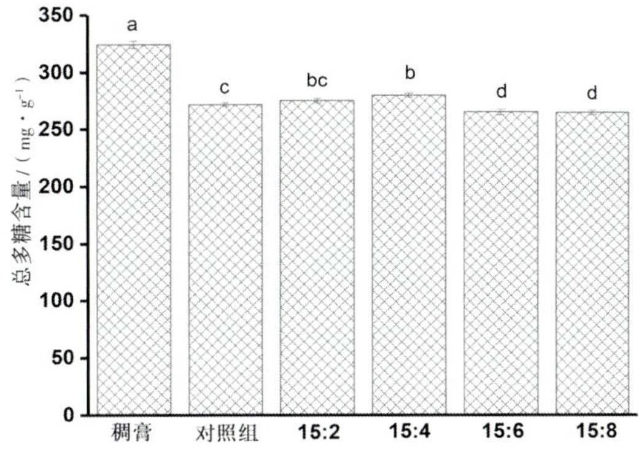

稠膏，即干燥前稠浸膏粉，对照组为连续真空干燥所得浸膏粉。下同。

图 3-14　不同干燥工艺下的总多糖含量

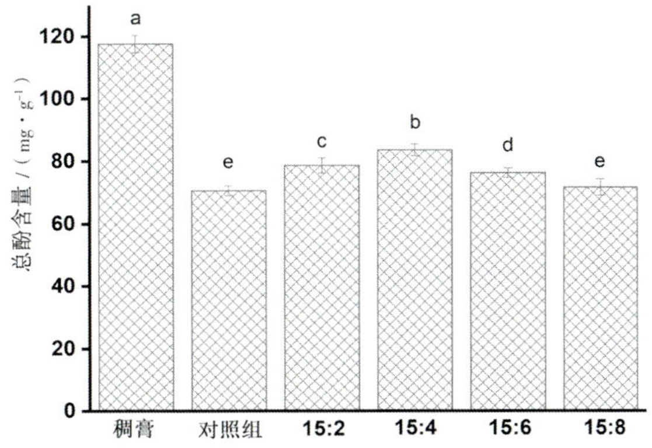

图 3-15　不同干燥工艺下的总酚含量

结果显示：经过干燥处理，总多糖与总酚含量显著降低。降速干燥段采用真空脉动干燥有助于提高两种成分的保有率。随着常压时间的增加，两种成分含量呈现出先增加后减少的趋势，与干燥时间的缩短、氧气接触时间增加有关。当脉动比为 15 ∶ 4 时，两种成分总含量最高。

二、组合干燥技术

各种干燥方式有其优点，也存在一些不足。在充分把握物料性质与具体干燥技术的干燥特点的基础上，将两种及两种以上干燥方式进行合理组合，可发挥各自优势，弥补各自不足，起到提高干燥效率或产品质量的作用，这已成为干燥领域的发展趋势。现以低强度间歇超声辅助真空干燥用于枸杞水提浓缩浸膏粉为实例进行说明。

（一）工艺设计思路

超声波具有空化作用、机械效应与热效应，可促进中药浸膏粉干燥过程中的热质传递，加速干燥过程，减轻表面结壳现象，缩短物料受热时间。但同时，长时间、高强度的超声处理可生成大量自由基，破坏浸膏粉中的有效成分。因此，可尝试用低强度间歇超声处理强化浸膏粉干燥过程。真空干燥具有干燥箱内含氧量低的优点，有利于保护枸杞水提浓缩浸膏粉中的多糖、酚类成分。因此，可采用低强度间歇超声辅助真空干燥技术干燥枸杞水提浓缩浸膏粉。

（二）实验设计

1. 干燥装置

如图 3–16、图 3–17 所示，本干燥装置由真空干燥装置改装而来。将真空干燥托盘中央位置按一定尺寸凿空，将定制的盛料盒置于凿空处。在此之前，将超声发生器用特定胶水粘贴于盛料盒底部。超声发生器电源线沿排气口排布于干燥箱外，以便保证干燥箱密闭性。另有温度探头从顶部下探至盛料盒，以测定物料实际温度。

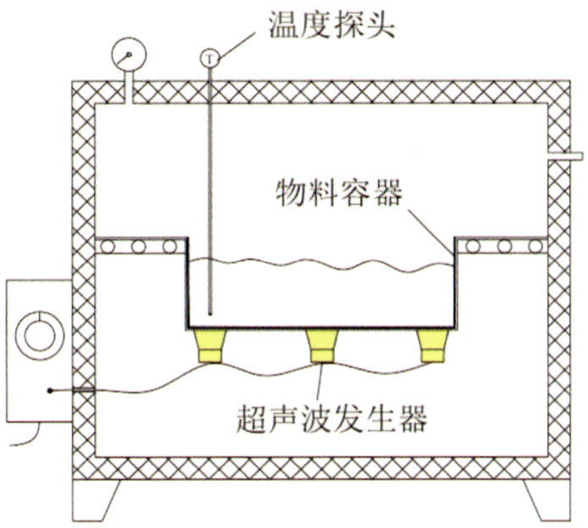

图 3-16　超声辅助干燥装置示意图

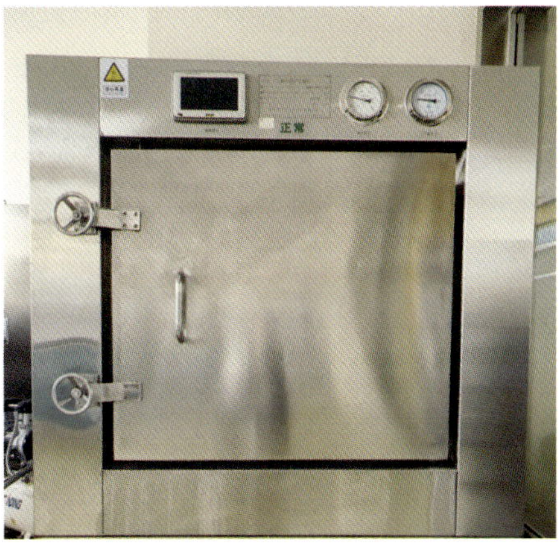

图 3-17　超声辅助干燥装置实物图

2. 干燥实验

干燥压力为 100 Pa，干燥温度为 40 ℃、50 ℃、60 ℃，超声强度为 0.7 W/cm^2（< 1 W/cm^2 为低强度超声），超声时间歇比为 10 s：10 s（50% 净超声处理时间）、10 s：90 s（90% 净超声处理时间）。以持续超声处理（100% 净超声处理时间）为对照组。当干燥温度在 60 ℃以下时，真空干燥后期干燥速率已趋于 0，而干基含湿量仍在 10% 以上，无法粉碎，可判断为无法干燥至目标含湿量，故未展示相关实验结果。

干燥过程中每隔 30 min 取样，称重，根据物料初始含水率计算各取样点下的物料干基含水率，计算干燥速率，当干基含水率达 5% 左右时停止干燥。

3. 评价指标

（1）干燥时间　根据干燥速率曲线，达到目标含湿量所需时间即为干燥时间。

（2）色度值　以冷冻干燥所得干膏为对照组，干膏粉碎后采用色差计测定色度值（L^*，a^* 和 b^*），色差值采用以下公式进行计算：

$$\Delta E=\sqrt{(L_0-L^*)^2+(a_0-a^*)^2+(b_0-b^*)^2}$$

L_0、a_0、b_0 分别代表真空冷冻干燥所得样品的色度值，L^*、a^*、b^* 分别代表低强度脉冲超声强化干燥和持续超声强化干燥所得样品的色度值。

（3）总多糖、总酚含量　采用紫外分光光度法测定。

（4）抗氧化活性　以 DPPH 自由基清除率代表抗氧化活性。

（三）实验结果

1. 干燥曲线

测定结果如图 3-18、图 3-19 所示。

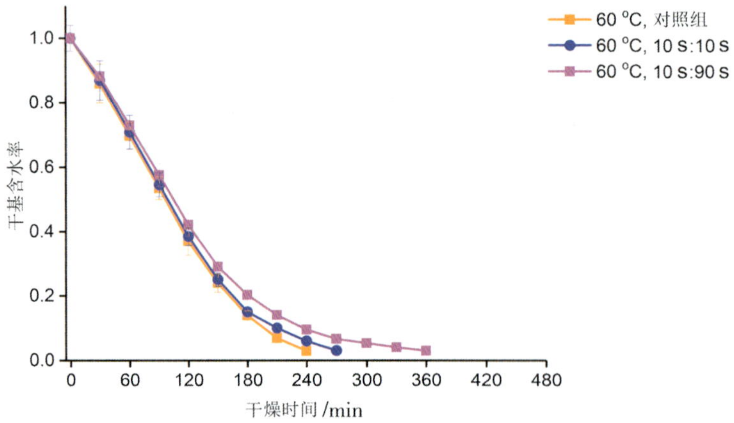

（a）60 ℃下干基含水率随干燥时间的变化

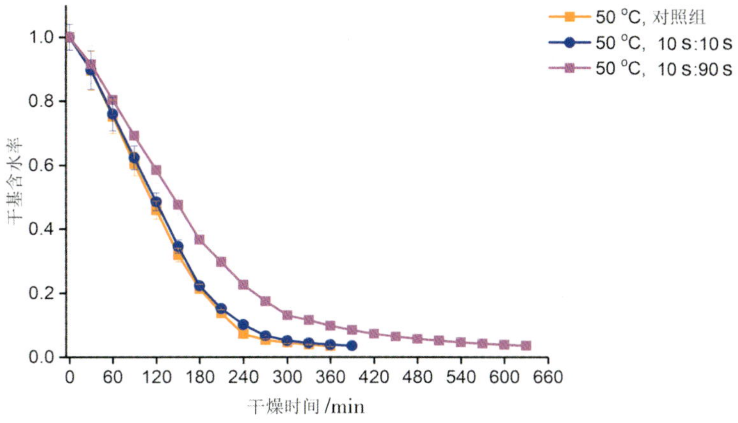

（b）50 ℃下干基含水率随干燥时间的变化

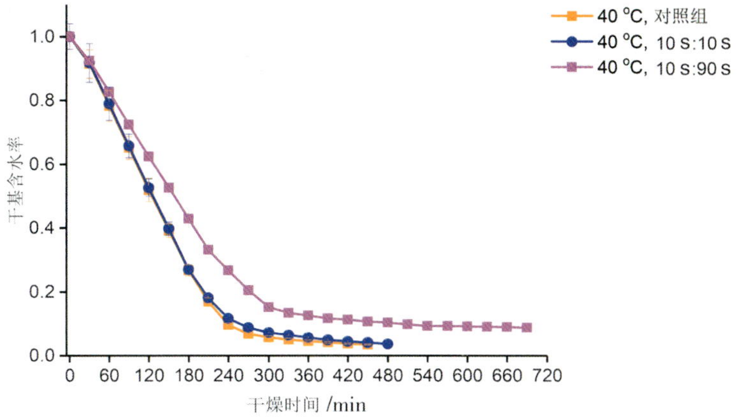

（c）40 ℃下干基含水率随干燥时间的变化

图 3-18　60 ℃、50 ℃、40 ℃下干基含水率随干燥时间的变化

结果显示：当真空干燥温度在 60 ℃以下时，几乎无法将物料干燥至目标含湿量，而采用超声辅助干燥后，可干燥至目标含湿量。这与超声波具有的热效应有关。低强度间歇超声辅助真空干燥在 40 ℃、10 s ∶ 90 s 时也无法干燥至目标含湿量，这是因干燥温度低、超声净处理时间短，产生的热效应不足所致。随着超声净处理时间的增加，所需干燥时间明显减少。

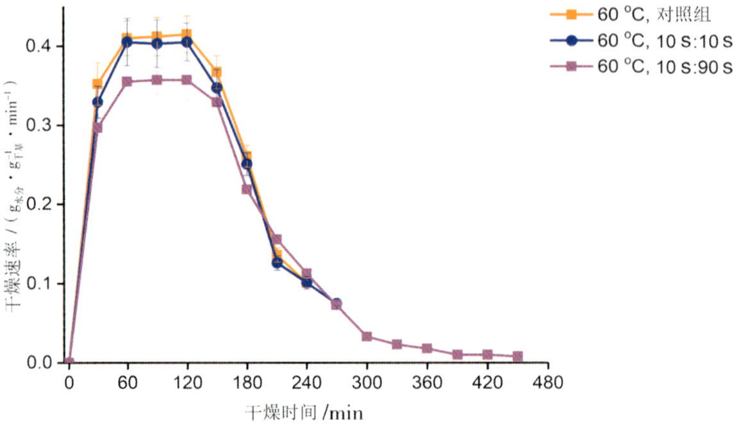

（a）60 ℃下干燥速率随干基含水率变化

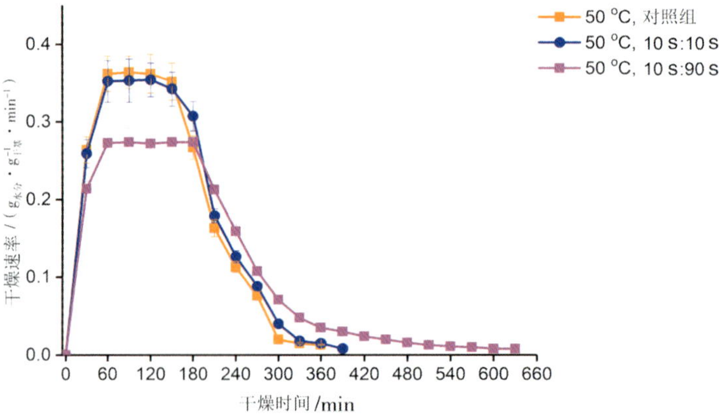

（b）50 ℃下干燥速率随干基含水率变化

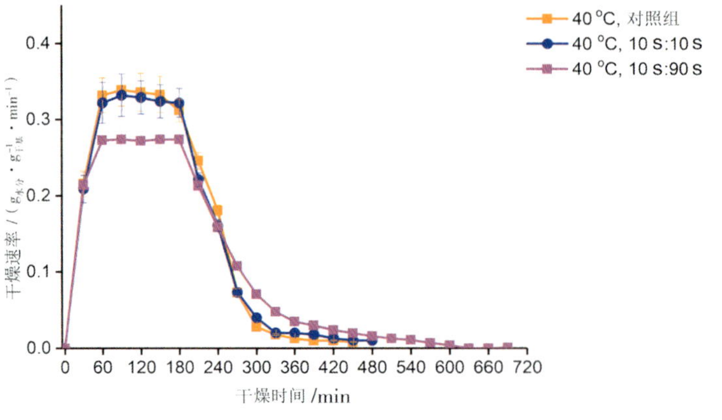

（c）40 ℃下干燥速率随干基含水率变化

图 3-19　60 ℃、50 ℃、40 ℃下干燥速率随干基含水率变化

结果显示：低强度间歇超声辅助真空干燥枸杞浸膏粉过程主要包括加速干燥段（预热段）、恒速干燥段与降速干燥段。随着超声净处理时间的增加，恒速与降速干燥段呈逐渐缩短，恒速干燥段有干燥速率增大的趋势。原因为：超声净处理时间增加，超声波的机械效应与热效应强度增加，有助于提高干燥速率、减轻表面结壳，从而利于干燥。

2. 干膏色度值

测定结果如图 3-20 所示。

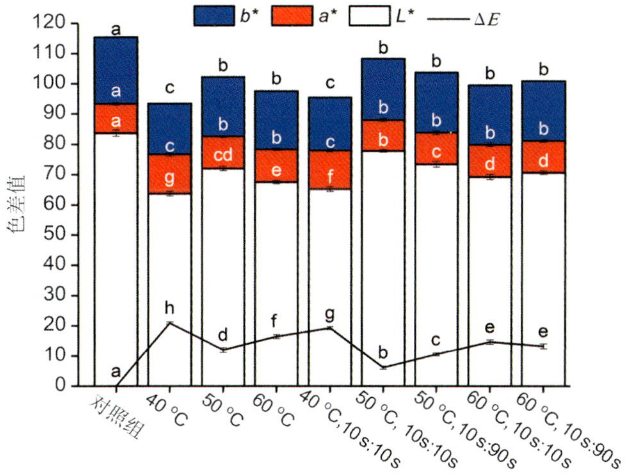

图 3-20　冷冻干燥（对照组）、低强度持续超声辅助真空干燥、低强度间歇超声辅助真空干燥在不同温度下的色度值与色差值

结果显示：低强度间歇超声辅助真空干燥较低强度持续超声辅助真空干燥更有利于保护干膏色泽。与冷冻干燥相比，低强度持续 / 间歇超声辅助真空干燥导致 L^* 与 b^* 值显著降低，a^* 值显著增加（$P < 0.05$），意味着低强度持续 / 间歇辅助真空干燥后干膏色泽变暗，色泽偏蓝、红。这可能是因为其含有的单糖与氨基酸成分在加热干燥过程中发生非酶褐变反应（美拉德反应）。干燥温度与超声净处理时间对干膏色泽具有较大影响。随着干燥温度升高，色差值先降低后升高。40 ℃时干燥色差值最大，可能与其干燥时间最长有关；50 ℃时干燥色差值最小，可能与其较低的干燥温度（与 60 ℃相比）与较短的干燥时间（与 40 ℃相比）有关。超声净处理时间越短，越有利于减少自由基生成，亦减轻自由基氧化导

致的非酶褐变反应。因此，当干燥温度在 60 ℃时，10% 超声净处理时间获得的干膏色差值最小。但是，当干燥温度为 50 ℃时，50% 超声净处理时间获得的干膏色差值较 10% 超声净处理时间获得的小，这可能与其本身干燥温度较低及 50% 净处理时缩短了干燥时间有关。

3. 总多糖、总酚含量与抗氧化活性

测定结果如图 3-21 所示。

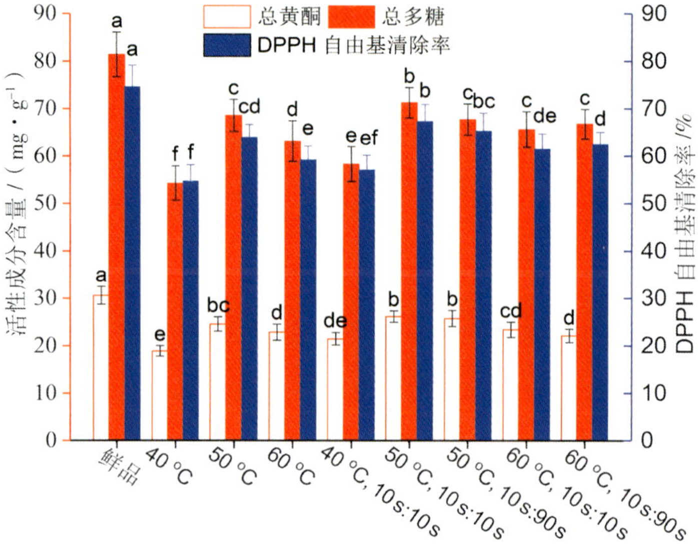

图 3-21　干燥前稠浸膏（鲜品）、低强度持续超声辅助真空干燥、低强度间歇超声辅助真空干燥在不同温度下的色度值与色差值

结果显示：低强度间歇超声辅助真空干燥较低强度持续超声辅助真空干燥更有利于保护干膏中的多糖、酚类成分以及抗氧化活性。原因为缩短净超声处理时间有助于减少自由基的产生，从而降低了对干膏成分与抗氧化活性的破坏。

三、微波干燥的关键技术

总体研究思路：运用正交实验和单因素实验研究微波干燥效果，根据微波干燥过程中出现的各种结果，提出干燥工艺优选的一般方案和通用规程，再按照该一般方案和通用规程进行干燥实验，并与传统干燥实验对比，如果微波干燥产物优于传统干燥产物，说明该一般方案和通用规程合理，从而确定微波干燥工艺优选的一般方案和通用规程。

（一）微波干燥关键因素的确定

以延胡索和元胡止痛方为模型药物，考察两者提取物在不同相对密度（微波功率 500 W，真空度 -0.09 MPa）、不同微波功率（相对密度 1.25，真空度 -0.09 MPa）下的干燥曲线，结果如图 3-22 至图 3-27 所示。

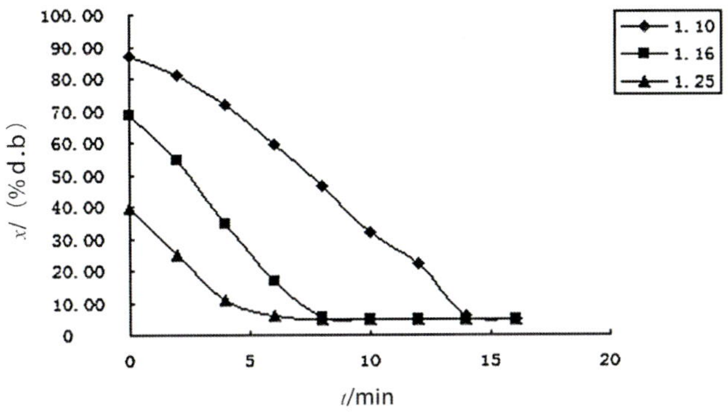

图 3-22　延胡索提取物在不同相对密度下的干燥曲线图

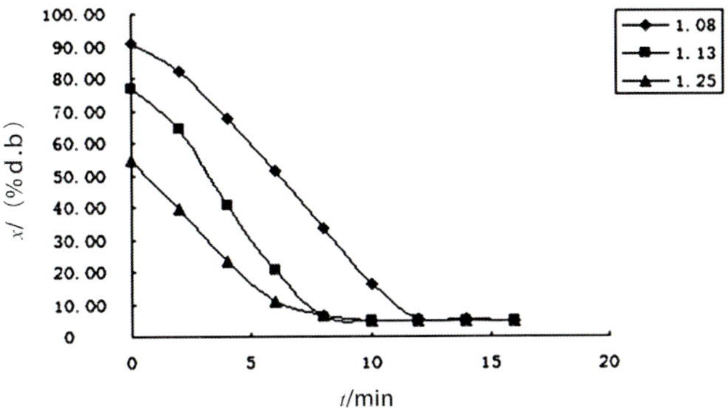

图 3-23　元胡止痛方提取物在不同相对密度下的干燥曲线

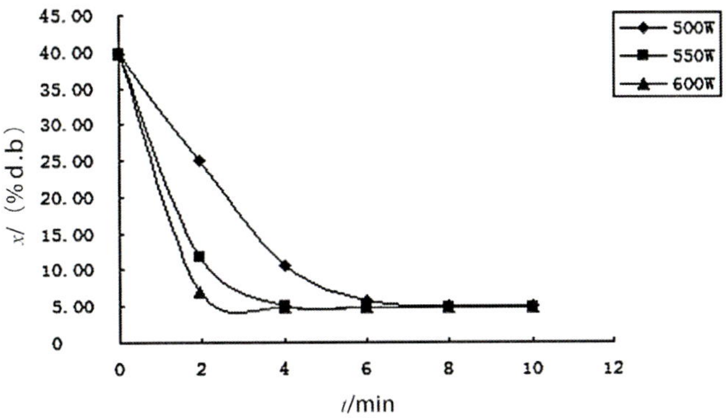

图 3-24　延胡索提取物在不同微波功率下的干燥曲线

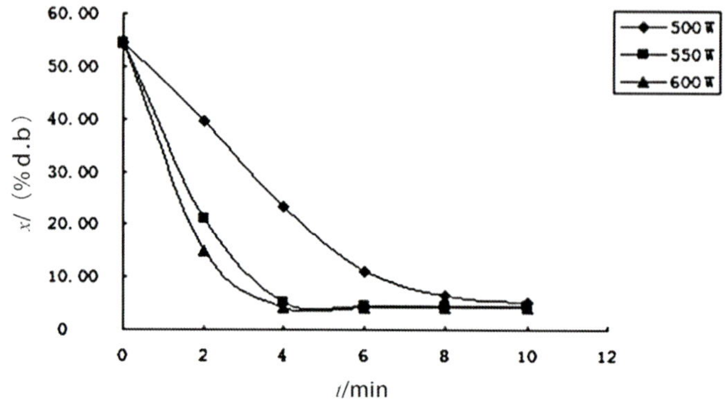

图 3-25　元胡止痛方提取物在不同微波功率下的干燥曲线

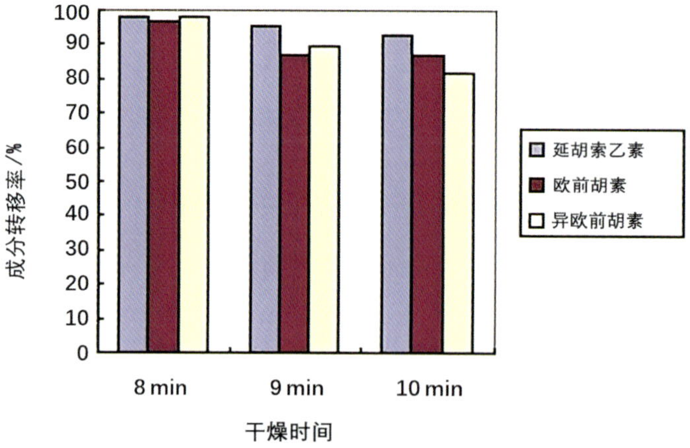

图 3-26　低功率、恒真空度干燥在不同时间段对元胡止痛方成分转移率的影响

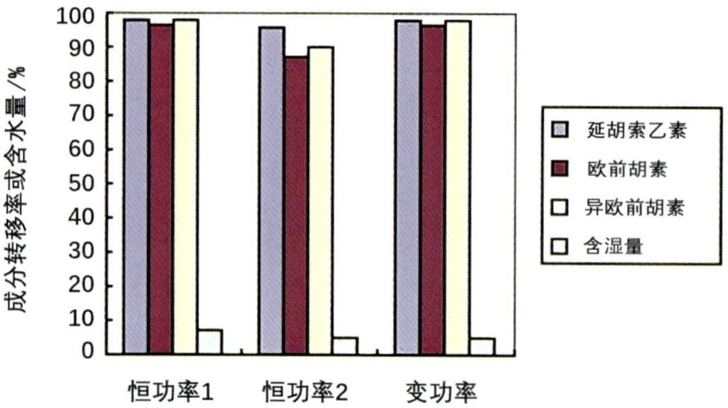

图 3-27　功率恒定与变化对元胡止痛方含湿量和成分转移率的影响

结果表明：提取物相对密度小时，微波功率过大，干燥时容易沸腾

而溢出箱体；提取物相对密度大时，微波功率过大，干燥时间过短，易导致糊化（8 min 时，干燥水分尚未达到平衡点，9 min 时出现小量焦化，致使成分损失大）。由于非单因素实验设计易出现高真空度、高微波功率以及长干燥时间等水平的实验组合而导致焦化。结合实验结果，提出微波真空干燥工艺的一般工艺和通用规程的假说如下：微波干燥参数优选宜用单因素实验，非单因素实验时，首先应使设计的大功率与最长时间组合不使物料焦化；微波干燥实验宜从低相对密度、低功率、低真空度等水平开始，逐渐加大，或先建立含湿量 - 微波功率 - 时间曲线，在接近干燥终点时采用低功率、低真空度干燥。

（二）微波干燥工艺优选

根据微波真空干燥的一般工艺和通用规程假说，采用传统提取工艺制备提取液，按部颁标准制备六味地黄浓缩丸，先用更高的微波功率干燥延胡索提取液和元胡止痛方提取物及六味地黄浓缩丸，到接近干燥终点时，再用低功率干燥到含湿量平衡，并与传统干燥工艺进行比较，结果见表 3–24 至表 3–26。

表 3–24　延胡索提取液浓缩及干燥过程经济成本和产物质量特性比较

干燥方式	药材量 /kg	浓缩时间 /h	浓缩耗电 /(kW·h)	干燥时间 /h	干燥耗电 /(kW·h)	总时间 /h	总耗电 /(kW·h)	经济成本 /元	干燥产物质量特性
真空干燥	1.0	5.40	9.0	12	2.9	17.40	11.9	116.5	浸膏粉质地较致密，色泽深，气味淡
微波真空干燥	1.0	5.40	9.0	0.80	0.6	6.20	9.6	45.0	浸膏粉质地疏松，呈蜂窝状，易粉碎，色泽棕黑，气味浓
喷雾干燥	1.0	2.83	4.7	5.75	9.1	8.58	13.9	62.7	浸膏粉呈粉末状，色泽棕黑，气味浓

注：工人工资按 50 元 / 天计，电费按 0.65 元 /（kW·h）计（下同）。

表 3-25 元胡止痛方提取液浓缩及干燥过程经济成本和产物质量特性比较

干燥方式	药材量 /kg	浓缩时间 /h	浓缩耗电 /(kW·h)	干燥时间 /h	干燥耗电 /(kW·h)	总时间 /h	总耗电 /(kW·h)	经济成本 /元	干燥产物质量特性
真空干燥	1.0	3.40	5.6	9.00	3.3	12.40	8.9	83.3	浸膏粉质地较致密，色泽深，气味淡
微波真空干燥	1.0	3.40	5.6	0.95	0.7	4.35	6.2	31.2	浸膏粉质地疏松，呈蜂窝状，易粉碎，色泽棕黑，气味浓
喷雾干燥	1.0	1.77	3.5	5.75	9.1	7.52	12.6	55.2	浸膏粉呈粉末状，色泽棕黑，气味浓

表 3-26 六味地黄浓缩丸干燥过程经济成本和产物质量特性比较

干燥灭菌方法	干燥时间	耗电 /(kW·h)	颜色	色泽	气味	溶散时间 /min
微波干燥	30 min	0.25	棕黑色（本色）	均一	焦香味	35
鼓风干燥	22 h	3.6	黑色	不均一	焦糊味	65

上述结果表明：与真空干燥与喷雾干燥相比，微波真空干燥具有显著的缩短工时、节能降耗和降低经济成本的作用，产物质量更能保持原药风味特性和疗效。

（三）工业化中药微波设备研制

在生产线连续化要求下，微波设备通常也根据需求将不同环节连接起来。结合微波辅助提取和干燥关键技术的要求，采用微波阵列天线技术布局磁控管，避免微波叠加放电或者削弱，实现微波在干燥腔体内均匀辐射；采用现场总线控制技术（FCS）和集成化的模块技术，实现大功率微波的可控调节；将微波发生器、激励腔、波导管和功率馈口依次连接，轴线重合，使微波发生器所发出的功率通过波导装置，以使微波远距离、大面积均匀地得到有效利用，使其满足大功率微波导入和大设备的需要；采用反馈控制技术，对传送带进行自动纠偏，防止传送带撕裂；采用风冷、油冷双冷却方式对磁控管高压变压器进行冷却，延长变压器和磁控管的使用寿命；在进、出料口安装微波泄漏抑制器，在各视窗采用防泄漏网，以使微波泄漏指标控制在 IEC 标准的范围之内；采用管道与泵将提取、浓缩和干燥罐体连接，形成耦合装置。

微波辅助提取和干燥工艺需要微波功率可调，同时，微波技术工业化应用需要导入大功率微波，需要解决大功率微波导入的均匀性问题。故采用以下技术方案。

1. 微波的输入与控制

将大功率微波导入分解为由多个磁控管导入，如图 3–28 所示，每个磁控管与模块式单变压器连接，构成微波发生装置，变压器装于油箱中，磁控管按图 3–29 与波导装置连接，以实现微波远距离、大面积的有效利用；各磁控管布局结构如图 3–30 所示，采用阵列天线技术均匀布局在提取罐或干燥罐罐体上，以使微波能均匀辐射在罐体内；控制器布局设计如图 3–31 所示，每 1 个或 3 个磁控管与 1 个控制模块连接，每个控制模块一端分别连接传感器、变送器、驱动器、执行元件、开关器件等，另一端通过现场总线与通信适配器连接后，再与主控制器连接。采用现场总线技术和模块控制，可以根据工作需要，开启不同的磁控管，实现微波可控，为微波设备向大型化、通用化和标准化方向的发展提供了有力的技术支持。

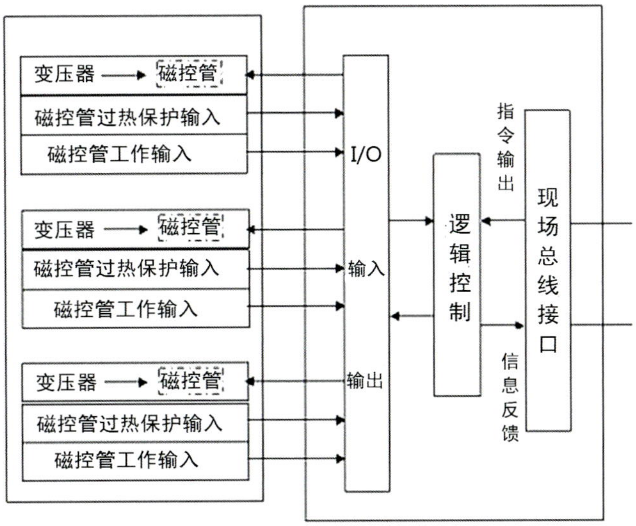

图 3–28　微波发生装置结构示意图

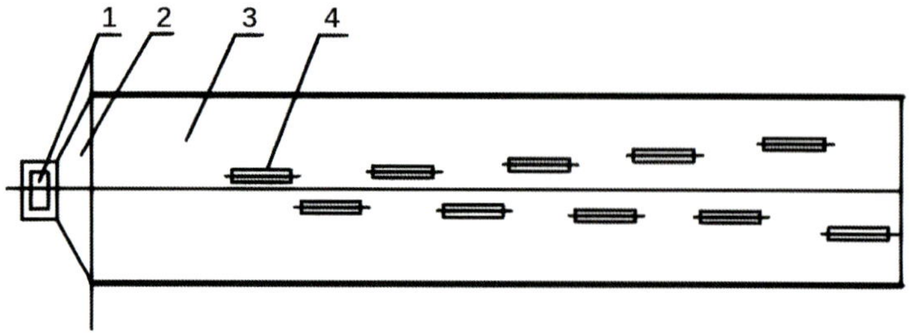

1—磁控管；2—激励腔；3—方形波导管；4—功率馈口。

图 3-29　波导装置 -1 型结构示意图

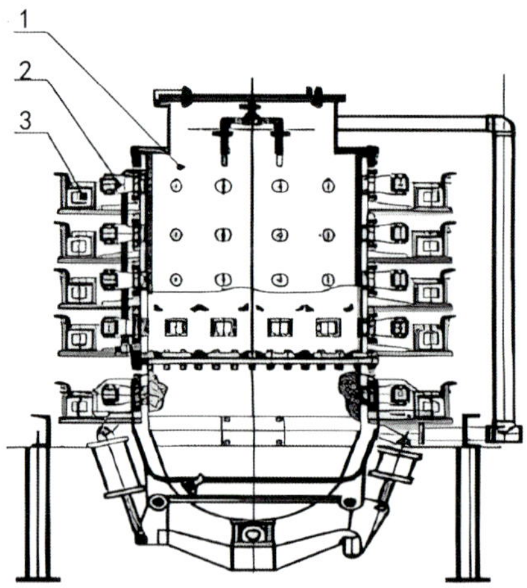

1—提取罐；2—磁控管；3—单变压器油箱。

图 3-30　磁控管布局结构示意图

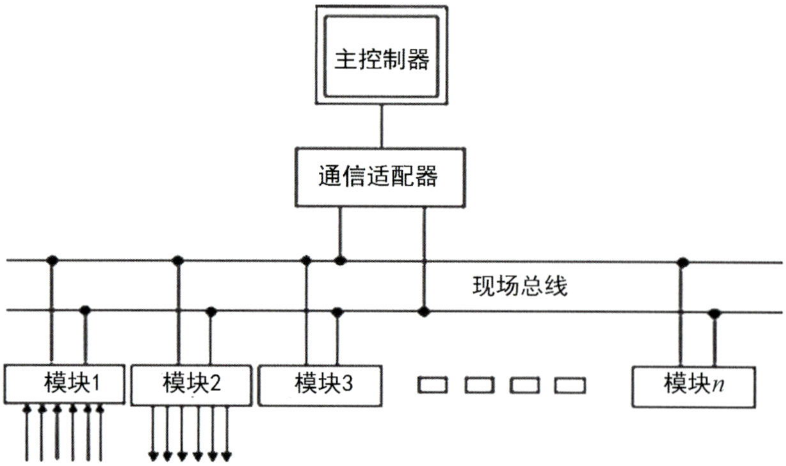

图 3-31　控制器布局设计示意图

2. 微波干燥设备的监视装置

如图 3-32 所示，在微波干燥设备的壳体上安装监测器，监测器的输出端通过传输线依次与信号处理器、信号分隔器以及显示器串联，以实现对干燥设备内运作情况的实时监控。

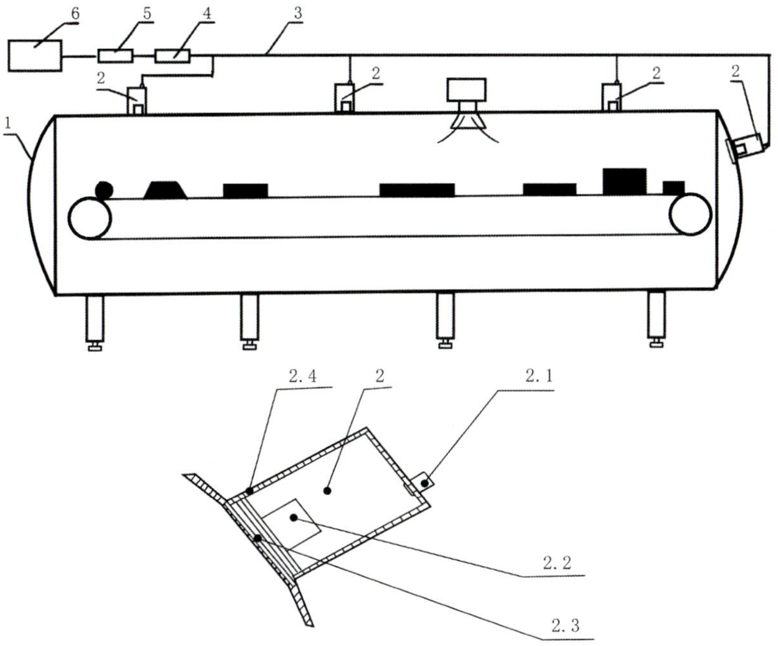

整机结构

1—壳体；2—监视器；

2.1—信号接口；2.2—摄像头；2.3—连接组；2.4—防护罩；

3—传输线；4—信号处理器；5—信号分隔器；6—显示器。

图 3-32　监视器结构示意图

3. 带式（隧道式）微波干燥设备

如图 3-33 所示，隧道式微波干燥设备内由机架、传输带、滚筒、微波加热箱等组成传输机构，每一个阶梯面处设置有物料搅拌料斗，传送带周围设置反馈控制装置，以实现传送带的偏移纠偏。该装置能实现物料的连续干燥，并可根据需要，采用隔断板将其设置成双干燥室或多层结构，以满足不同物料特性要求或产能需要。

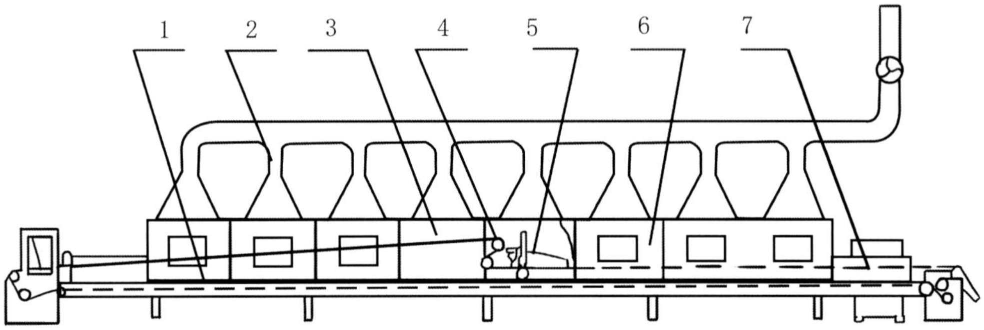

1—机架；2—抽风罩；3—传输带；4—滚筒；5—物料搅拌料斗；

6—微波加热箱；7—微波抑制器。

图 3-33　隧道式微波干燥设备结构示意图

参考文献

[1] Yu F，Li Y，Wu Z，et al.Dehydration of wolfberry fruit using pulsed vacuum drying combined with carboxymethyl cellulose coating pretreatment[J]. LWT，2020，134.

[2] Qi Y R，Yu F，Wang X C，et al. Drying of wolfberry fruit juice using low—intensity pulsed ultrasound[J]. LWT，2021，141.

第五节　中药灭菌关键技术

灭菌工艺是中药制剂过程重要环节，直接决定了制剂的安全、有效及质量稳定。中药制剂按药品中是否含微生物可分为无菌制剂和非无菌制剂。无菌制剂主要包含注射用制剂、眼用制剂、植入性制剂、创面用制剂、手术用制剂等，非无菌制剂主要包含口服制剂、口鼻腔黏膜给药制剂、耳用制剂、皮肤给药制剂、呼吸道吸入给药制剂、阴道尿道直肠给药制剂等。无菌制剂的制备可通过 2 种方式，一是通过一定的灭菌手段来杀灭制剂中的活体微生物和芽孢，二是通过无菌操作控制制剂过程各环节，使药物不含活体微生物及芽孢。2020 年版《中国药典》第四部中规定了无菌制剂和非无菌制剂的微生物检查方法以及非无菌制剂中微生物含量的最大允许限度。因此，使用适当的灭菌工艺对中药制剂生产过程中微生物的含量进行控制，是制剂生产过程中的重要工艺环节之一。

中药制剂常用的灭菌方法有湿热灭菌法、干热灭菌法、辐射灭菌法、气体灭菌法、过滤除菌法、汽相灭菌法、液相灭菌法。随着常用的灭菌方法及装备技术的日渐成熟及广泛应用，已基本能够满足中药制剂生产，然而，在实际生产应用过程中仍存在一些问题。

湿热灭菌法是应用最广泛的方法之一，但用于中药原生粉的灭菌同样存在如下问题：①改变药性，即中药的生熟性会发生变化。如何首乌，生熟者药性截然不同。②改变成分，产生毒性，即所谓“生毒熟增”的现象，如雄黄，有“雄黄见火毒如砒”之说。另有朱砂，高温也会使其中游离汞增加，从而增大毒性。③改变性状。随着温度的升高，中药材中鞣质、黄酮类、酚类等易氧化，使药材颜色加深，有的药材泛油变味，挥发油挥散，芳香味散失，甚至影响临床疗效。

除湿热灭菌法外，热灭菌方法还包括干热灭菌法，而干热灭菌法所需的时间较长，由于热灭菌方法均需高温的介质与中药材直接接触，难以避免高温对中药材有效成分的破坏，尤其是对于含挥发油的中药原生粉。辐射灭菌法最大的优势是其能在常温条件灭菌，适用于含挥发性成分、热敏性成分或含糖分高、易霉变的中药材及蜜丸等制剂的灭菌。但辐射灭菌法的安全性仍有争议，尤其是辐照残留检测技术不成熟，业内还没有形成统一的质量检验与评价标准。因此，适用于中药制剂生产的新型灭菌技术及装备亟待开发并推广应用。

一、压差灭菌技术

（一）技术含义及特点

压差灭菌技术是指将密闭容器内待灭菌物料预热至 90~98 ℃后，在较短时间内进行正（0.01~0.08 MPa）、负（–0.01~–0.095 MPa）压强交替，以杀灭微生物的方法。压差灭菌技术灭菌机制主要包括：①微生物细胞在压强交替变化闪蒸过程中破裂死亡。②在高真空条件下微生物细胞壁或细胞膜耐受力下降，在 90~98 ℃温度环境下变性失活。

压差灭菌技术具有以下技术优势。

（1）物理灭菌工艺，灭菌率高。

（2）灭菌温度低于 100 ℃，最大程度保留中药挥发性及热敏性成分。

（3）能实现连续生产，便于自动化控制，提升工业生产技术水平。

（二）技术适用性

压差灭菌技术主要用于中药制剂原料的灭菌，特别是以原粉入药的丸剂、散剂等中药口服固体制剂的原料粉灭菌。压差灭菌技术关键工艺参数包括温度、正压、真空度及时间等。同时，灭菌效果与物料的粒径、含水率等密切相关。

（三）装备开发与工艺研究

图 3–34 为一种连续式中药固体压差灭菌设备。如图所示，连续式中药固体压差灭菌设备主要由进料仓、一级腔体、二级腔体、三级腔体及出料仓组成。一、二、三级腔体内有中空螺带并由电机驱动，实现物料的传送，腔体外周分别设有腔体夹套及相应的保温结构。蒸汽通入腔体夹套及中空螺带中与腔体内的物料进行充分热交换，冷凝水从冷凝水出口排出。设备设置有多个清洗口，在灭菌结束时可开启清洗口对设备内部进行清洗。

连续式中药固体压差灭菌设备的工艺流程为：

（1）将物料从进料口加入进料仓。

（2）向中空螺带和腔体夹套中通入蒸汽，通过蒸汽将腔体内温度加热到 90~98 ℃，并通过真空装置将一、二、三级腔体抽真空，使腔体内达到预置的温度和真空度。

（3）启动电机，打开进料仓与一级腔体间的进料阀，使进料仓中的物料落入一级腔体内，并在中空螺带作用下向前推送。根据测定的物料初始微生物含量和含水率，控制灭菌腔内正压强（0.01~0.08 MPa）、真空度（–0.01~–0.095 MPa）及压力维持时间等参数。通过变频器控制电机转速，从而调节空心螺带转速，使物料从进入一级腔体到三级腔体出料口的时间满足灭菌所需时间（60~150 min）。

（4）灭菌结束后，通过各级腔体设置的清洗口对设备进行清场和清洗。

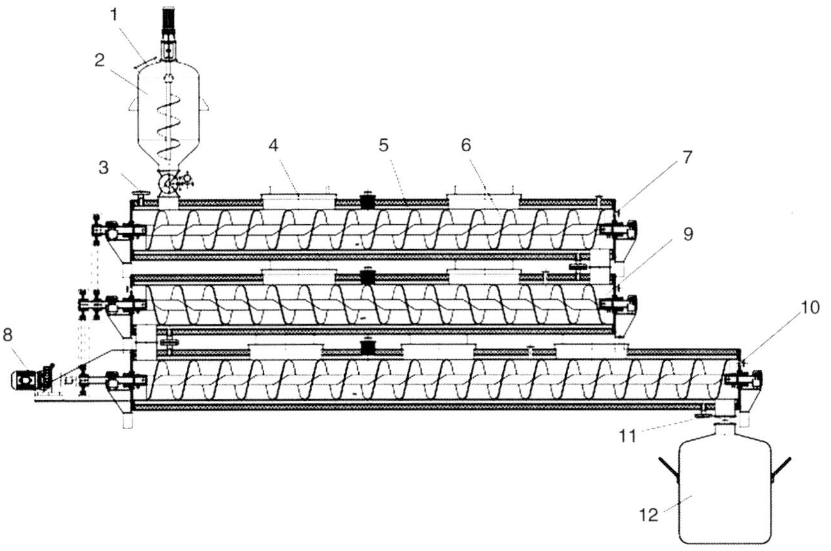

1 —进料口；2 —进料仓；3 —蒸汽进口；4 —清洗口；5 —腔体夹套；
6 —中空螺带；7 —级腔体；8 —电机；9 —二级腔体；
10 —三级腔体；11 —冷凝水出口；12 —出料仓。

图 3–34　连续式中药固体压差灭菌设备结构示意图

（四）应用案例

以江西某中药制药厂山药粉灭菌实验为例，测定原料粉初始含水率为 8.32%，将山药粉加入进料仓，腔体夹套和中空螺带中通入蒸汽预热温度至 95℃，开启真空系统使真空度达 -0.095 MPa，设置正压强 0.08 MPa，维持时间 10 min，调节变频电机频率，确保物料在腔体内时间大于等于 2 h。灭菌结果如表 3-27 所示，山药粉灭菌前细菌总数为 6000 cfu/g、霉菌和酵母菌总数为 50 cfu/g，经灭菌后细菌总数小于 10 cfu/g，霉菌和酵母菌总数小于 1 cfu/g，同时满足了 2020 版《中国药典》第四部中对含药材原粉的中药口服固体制剂的微生物限度标准以及企业内控标准。

表 3-27　山药粉压差灭菌结果

物料	灭菌前		灭菌后		是否符合《中国药典》标准	是否符合企业标准
	细菌总数 /（cfu·g^{-1}）	霉菌和酵母菌总数 /（cfu·g^{-1}）	细菌总数 /（cfu·g^{-1}）	霉菌和酵母菌总数 /（cfu·g^{-1}）		
山药粉	6000	50	< 10	< 1	是	是

糊化是淀粉转化成其可用形式（糊、凝胶）的一个重要过程，其糊化行为与产品的加工工艺和品质密切相关，能够显著影响最终产品的质构、营养、口感、风味等性能。淀粉糊化特性通常通过测定不同温度下的黏度曲线进行表征，灭菌前后山药粉的黏度特性曲线如图 3-35 所示。从图 3-35 可以看出灭菌处理前后山药粉的黏度特性曲线没有发生显著变化，因此，经压差灭菌工艺处理的山药粉糊化特性与灭菌前样品基本一致。

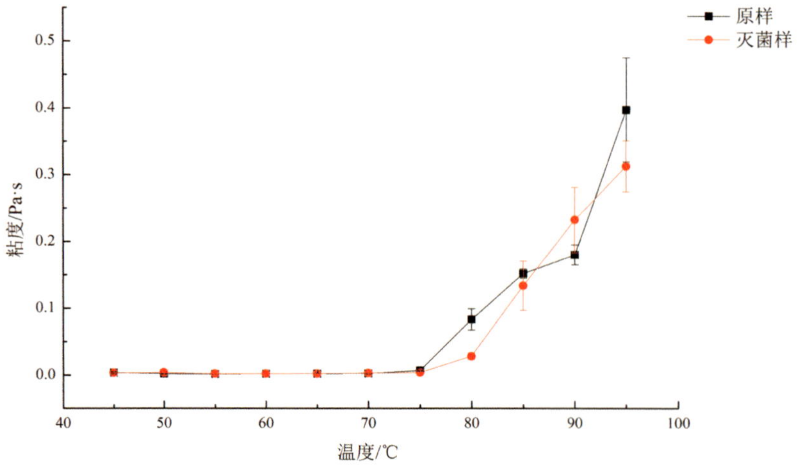

图 3-35　山药粉灭菌前后黏度特性曲线

二、乙醇辅助灭菌技术

（一）技术含义及特点

乙醇辅助灭菌技术是指将待灭菌物料预热至 60~80 ℃后，均匀喷洒一定量的 75%~80%（体积分数）乙醇，使其与物料进行充分混合，并保持一定时间而杀灭微生物的方法。乙醇辅助灭菌本质上是一种化学灭菌法，其主要作用机制包括：①乙醇可作用于微生物蛋白质，使其变性死亡。②乙醇可与微生物的酶系统结合，使其代谢功能受影响。③乙醇可提高菌体膜壁的通透性，促使细胞破裂或溶解。

（二）技术适用性

乙醇辅助灭菌技术主要用于以原粉入药的丸剂、散剂等中药口服固体制剂的原料粉的灭菌或者中药饮片的灭菌，尤其是对含挥发性、热敏性成分的物料的灭菌。乙醇辅助灭菌技术关键工艺参数包括温度、乙醇浓度、乙醇用量及灭菌时间等，对于粉末物料而言，其理化性质对于灭菌效果影响较大，如含糖类、淀粉等较多的物料在灭菌结束回收乙醇时，易造成粉体结块。而对于含亲水黏胶质等成分的物料，如车前子壳粉，会造成物料吸湿变性。

（三）装备开发与工艺研究

图 3-36 为一种乙醇辅助灭菌设备结构示意图，它包括排污口、热介质入口、空心桨叶、抽真空口、乙醇入口、清洗口、热质出口、腔体、出料口、电机、进料口、安全阀、压力计、温度计等组成。空心桨叶内部空心，可以使导热介质流通，且内外桨叶螺旋方向保持反向，是保证物料均匀加热、混合及顺利出料的关键结构。主体设备依次设置夹套及保温层，夹套内部设有导流板，实现加热介质的有序流动。灭菌过程中可自动调节加热温度，热量流失小，配合螺带桨叶进行搅拌混合，具有灭菌效率高、能源利用率高、自动化程度高的特点，可实现较低温度下中药原生粉物料灭菌。

该乙醇辅助灭菌设备的工艺流程为：开启真空系统使主体罐内产生负压将粉体物料从物料入口吸入干燥器中体内腔，物料的装量为干燥器内腔容量的 70%，开启热水循环系统，将热水通入灭菌器主体夹套中，使物料的温度预热至 70~80 ℃，开启搅拌电机，并通过真空泵使主体罐内产生负压，将 70%~80% 质量分数的灭菌剂从灭菌剂入口吸入主体罐内并与物料充分混合，通入灭菌剂的量为物料总质量的 5%~20%。保持温度，搅拌 1~1.5 h 后，通过真空系统对物料进行减压干燥并将灭菌剂回收至缓冲罐中，灭菌后的物料从出料口排出。

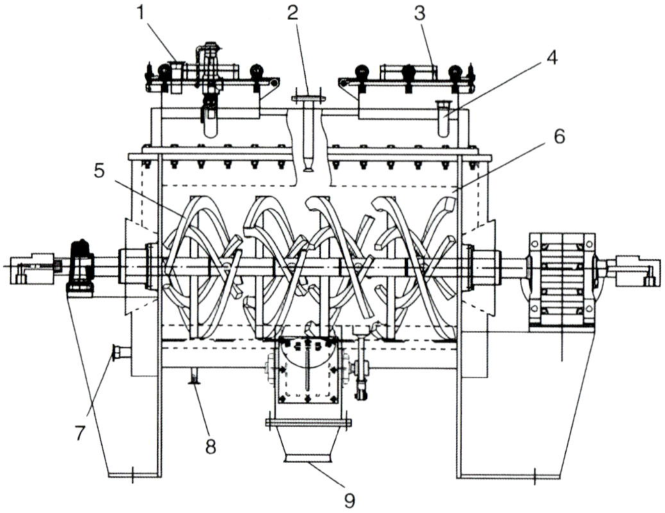

1—抽真空口；2—乙醇入口；3—清洗口；4—热质出口；
5—空心桨叶；6—腔体；7—热质入口；8—排污口；9—出料口。

（a）

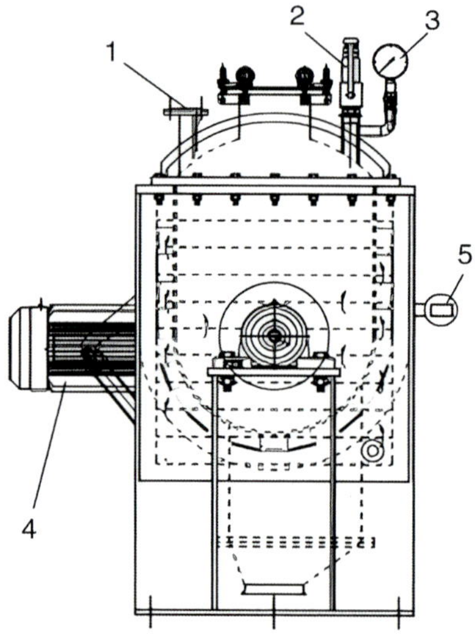

1—进料口；2—安全阀；3—压力计；4—电机；5—温度计。

（b）

图 3-36　中药原生粉乙醇辅助灭菌设备结构示意图

（四）应用案例

称取 20 kg 三七原生粉，等量分成三份，分别按三种不同方法灭菌。乙醇灭菌，量取 75% 乙醇溶液 4 L。选用乙醇灭菌条件：80℃ ×120 min。最后开启真空泵保持真空度 0.09 MPa，温度 60 ℃，干燥时间 1.5 h。湿热灭菌，按 2015 版《中国药典》第四部 1421 通则项下的湿热灭菌法，选用湿热灭菌条件：121 ℃ ×15 min。干热灭菌，按 2015 版《中国药典》第四部 1421 通则项下的干热灭菌法，选用干热灭菌条件：160 ℃ ×120 min。灭菌结果见表 3–28。

表 3–28　不同灭菌方式处理后三七原生粉的菌含量及灭菌率

灭菌方式	灭菌前		灭菌后		灭菌率
	细菌总数 / (cfu · g^{-1})	霉菌和酵母菌总数 / (cfu · g^{-1})	细菌总数 / (cfu · g^{-1})	霉菌和酵母菌总数 / (cfu · g^{-1})	
乙醇灭菌			50	< 1	99.21
湿热灭菌	6150	800	100	< 1	98.42
干热灭菌			150	< 1	97.63

三种灭菌方法均可达到《中国药典》规定的原生粉的微生物限度要求，微生物残余量由少到多依次为乙醇灭菌、湿热灭菌、干热灭菌。乙醇灭菌虽然未能完全杀灭所有微生物，但灭菌率达到 99.21%，且残余菌含量为 50 cfu/g。

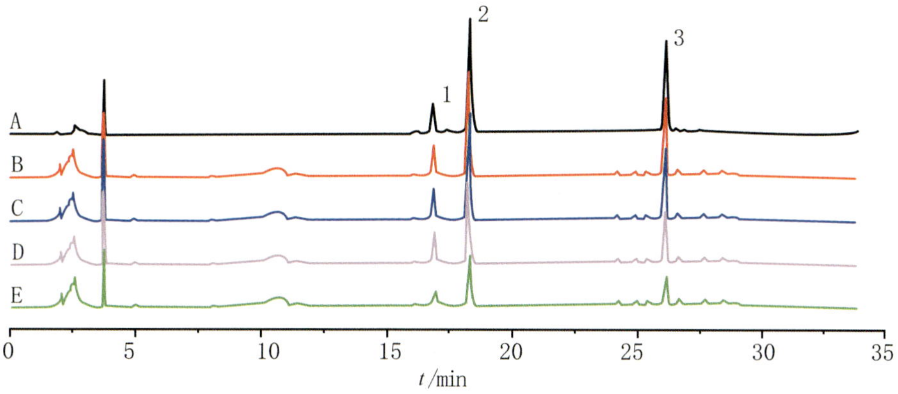

A- 混合对照品；B- 未处理样；C- 乙醇灭菌样；D- 湿热灭菌样；

E- 干热灭菌样；1- 三七皂苷 R_1；2- 人参皂苷 Rg_1；3- 人参皂苷 Rb_1

图 3–37　不同灭菌方式处理后当归样品 HPLC 图

表 3-29　三七 3 种皂苷含量测定结果

灭菌方式	含量 / (mg · g^{-1})				损失率 / %
	三七皂苷 R_1	人参皂苷 Rg_1	人参皂苷 Rb_1	总和	
未处理	9.40	37.61	28.85	75.86	–
乙醇灭菌	8.69	33.85	25.96	68.50	9.69
湿热灭菌	6.46	22.59	17.32	46.37	38.87
干热灭菌	5.29	15.10	11.56	31.95	57.88

结合图 3-37 和表 3-29 可知，三七原生粉未处理时，3 种皂苷的总含量为 75.86 mg/g。经乙醇灭菌、湿热灭菌及干热灭菌处理后，3 种皂苷的总含量分别为 68.5 mg/g、46.37 mg/g 及 31.95 mg/g。可见经乙醇灭菌后，三七粉中 3 种皂苷的总含量较未处理样仅降低 9.69%。说明乙醇灭菌的方式能够最大程度保留三七原生粉的有效成分含量。

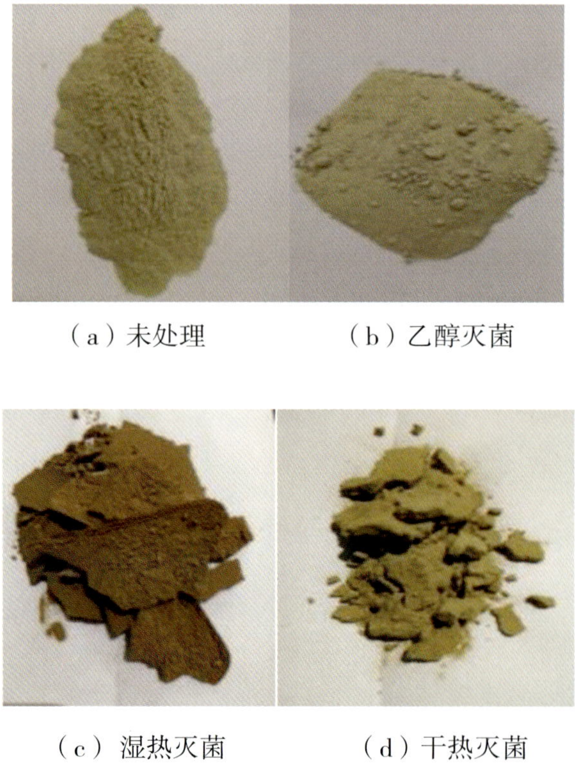

（a）未处理　　（b）乙醇灭菌

（c）湿热灭菌　　（d）干热灭菌

图 3-38　三七原生粉不同灭菌方式处理后表观形态

由图 3–38 可知，与未处理样相比较，乙醇灭菌后样品颜色基本保持不变，存在少量团块。三七原生粉经干热灭菌和湿热灭菌处理后，颜色不同程度变深，湿热灭菌后的样品大都结块，且比较大，质地较硬；干热灭菌的样品结块也较多，但相对湿热灭菌后的样品结块较小，质地较疏松。

三、高温瞬时灭菌技术

（一）技术含义及特点

1. 过热蒸汽

水的定压加热，蒸汽从不饱和到湿饱和再到干饱和的过程温度是不变的，等于该压力下水的饱和温度，干饱和之后继续加热则温度会上升，成为过热蒸汽。

为了形象地说明定压下水蒸气的发生过程，假设定量（如 10 kg）的水在如图 3–39 所示的汽缸内进行定压加热，内部压力由活塞上方的砝码控制。从图 3–39 可以看出，水的定压加热过程历经预热（液体加热）、汽化及过热 3 个阶段。预热阶段是水温 t 逐步上升到饱和温度 t_s 的阶段，过冷水变为饱和水，体积略有增大。预热阶段结束后继续加热，此时水的温度保持饱和温度 t_s 不变，液态水吸收热量开始发生相变成为水蒸气。在液态水完全变成蒸汽之前的蒸汽称作湿饱和蒸汽，当不存在液态水时的蒸汽称作干饱和蒸汽，从液态水开始汽化至所有液态水完全变成蒸汽的过程为汽化阶段。在汽化阶段中，气、液的温度均维持饱和温度 t_s 不变。若继续对干饱和蒸汽加热，蒸汽的温度则上升，此后蒸汽的温度将高于饱和温度 t_s，成为过热蒸汽。表征蒸汽过热程度的物理量称作过热度，其值为过热蒸汽温度 t 与所处压力下的饱和温度 t_s 之差。

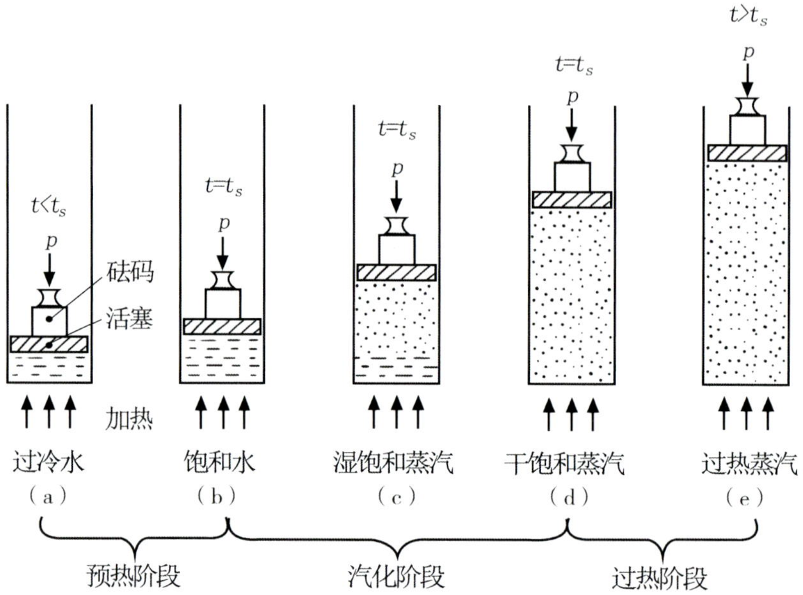

图 3-39 水的定压加热热力过程

2. 高温瞬时灭菌技术

高温瞬时灭菌技术是指利用过热蒸汽与中药原粉混合，利用过热蒸汽的过热特性使原料中的微生物在 100~200 ms 内被杀灭。高温瞬时灭菌主要有以下优点。

（1）过热蒸汽接触物料的时间短，对物料成分，特别是热敏性成分影响小。

（2）瞬间高温对于微生物营养体及芽孢的杀灭效率高。

（3）灭菌是过热蒸汽在物料输送过程中完成，可实现连续生产，粉末物料不结块，便于后续制剂生产。

（二）技术适用性

高温瞬时灭菌技术主要用于中药制剂原料饮片原粉的灭菌，特别是含有热敏性、挥发性及遇湿性状变化大的品种。

（三）装备开发与工艺研究

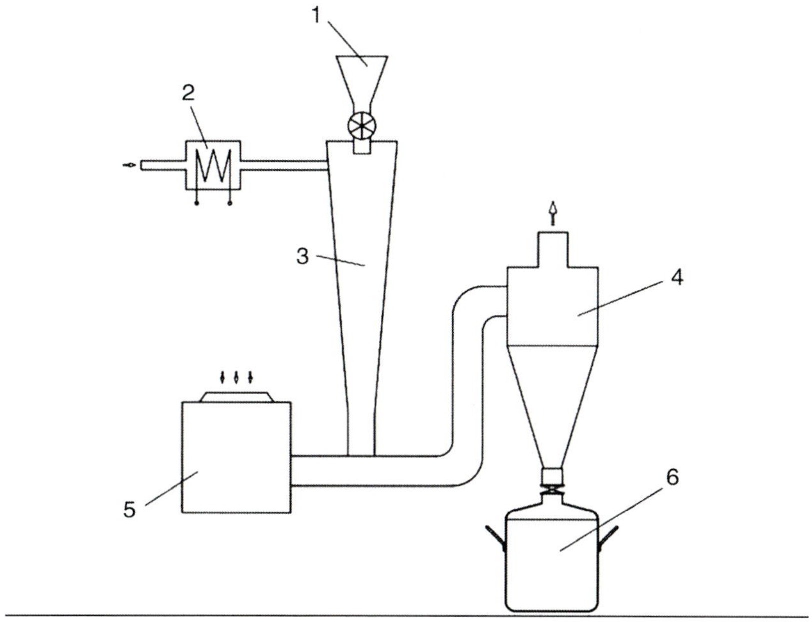

1—进料口；2—过热器；3—灭菌腔；4—旋风分离器；

5—过滤除湿器；6—出料仓。

图 3-40　高温瞬时灭菌设备结构示意图

图 3-40 为一种高温瞬时灭菌设备结构示意图，它由过热器、进料口、灭菌腔、过滤除湿器、旋风分离器、出料仓等组成。过热器是利用蒸汽或者电能将饱和蒸汽在常压条件下加热成过热蒸汽。灭菌腔为细长型腔体结构，目的是使粉体物料和过热蒸汽均匀热交换有充足的长度和空间。过滤除湿器是为灭菌后物料冷却降温提供干燥冷空气，旋风分离器完成气 - 固分离，灭菌后的样品由出料仓进行收集。

该高温瞬时灭菌设备的工艺流程为：开启灭菌设备的排气、过热器、过滤除湿器，通入饱和蒸汽并调节蒸汽流量，检测灭菌腔温度达到 140~150 ℃。当温度、流量等参数稳定后，开启进料仓的落料阀门，将粉体物料以一定的速率落入灭菌腔，灭菌后的物料进而被干燥冷风冷却，再进入旋风分离器进行分离后进入出料仓，灭菌完成。

第四章

中药高速压片及薄膜包衣产业化技术

第一节 中药高速压片技术

一、概述

片剂因其具有剂量准确、性质稳定、产量大、制造成本低、运输便利、储存期较长和患者使用携带方便、售价低廉等特点，成为临床广泛应用的剂型之一。作为制药企业生产的常用剂型，随着企业规模的不断扩大和产品结构的不断升级，在条件有限的前提下，提升现有片剂生产能力，已成为众多制药企业发展方向，提高现有设备的片剂生产速度也成为研发制药机械的目标。

中药复方制剂由于日服用处方量大，处方药材经提取、精制等工艺后，制成片剂服用剂量大，且中药提取物中含有大量蛋白质、糖、果胶类等成分，极易吸湿，故需加入大量辅料成型，这就使中药片剂大部分有别于化药片剂，中药片剂大多为大片、异形片。

中药复方处方量大、易吸潮、成型困难，有时含有部分生药粉等，这些特点要求研制出合适的压片机。且随着制造加工工艺水平、自动化控制技术水平的不断提高，压片设备得到了不断发展与改进，促使国内药机厂商研制出满足需求的高速稳定压片设备。因此，高速压片技术由低产、耗能、操作人员工作强度大向高技术、高产、高智能化、绿色、人性化的方向发展，密闭性、模块化、自动化、集成化、规模化及先进的检测技术也将是压片机技术主要的发展方向。

二、中药高速压片技术特点

针对中药复方制剂片剂形状大等特点，本书编写组以中药大品种健胃消食片和草珊瑚含片为对象，从片形、制剂处方、制备工艺、制备设备等方面系统设计与研究，首创了双凸面磨角三角形大片片形、等边三角弧形大片片形，优化了颗粒压缩度、颗粒含湿量、颗粒粒径、颗粒闷室时间等处方与工艺参数，设计了“人”字形供料系统、强迫饲料等装置，研制出具有振动小、噪声低、能耗小、产量高、质量稳定以及适合规模生产等特点的高速压片机，从而形成了基于提高物料的流动性、可压性以及出片性为核心的高速压片技术，该技术有如下特点。

（一）合理设计片剂片形

将片剂片形设计为三角形大片，既解决了处方服用量大的问题，又增加了患者依从性，为中药复方制剂大片设计提供了较好的示范。

（二）合理控制颗粒物性

中药大片在高速压片过程中由于高速和大片受力不均匀等对压片颗粒要求较高。生产过程中发现颗粒的物性指标参数范围对颗粒质量有很大的影响。颗粒物性主要反映为颗粒的压缩度、粒径分布、流动性等指标。生产过程中发现颗粒的压缩度会对压片机的主压力值、片剂硬度和收率产生较大影响，会影响设备的使用寿命；粒径分布均匀性和休止角反映了颗粒的流动性好坏，适量的细粉有助于减少碎片和裂片，同时有助于改进药片的外观。通过对颗粒的物性指标参数进行合理控制，有利于提高颗粒的可压性，减少返工率，延长压片设备的使用寿命。压片前，将颗粒粒径大小范围控制在 20~60 目，细粉量不得超过 40%，休止角为 35°～38°。

（三）合理控制颗粒含湿量

将颗粒含湿量控制在合适范围内，有利于解决压片过程中粘冲、拉冲问题，有效保证生产的连续性，提高生产效率。中药压片前颗粒最佳含湿量当控制在 3%~5% 范围内。

（四）合理控制颗粒闷室时间

含有挥发性成分的颗粒在压片前总混加入，总混合颗粒转移到密闭容器至实际压片之间的这一段时间称为颗粒闷室时间。生产中发现闷室时间对压片会产生一定的影响，颗粒闷室时间太短，压片过程易粘冲、拉冲，颗粒收率低。合适的闷室有利于解决粘冲、拉冲问题，有利于提高片剂的成品率。

三、中药高速压片设备研制

要获得高质量的片剂，不仅要有高品质的颗粒，还需要高精准、高稳定、高效率的压片设备。为此本书编写组特集成高精度机械加工技术、现代传感器技术、自动化控制技术及智能感知技术等，对压片设备的“人”字形上料系统、双层三波轮强迫饲料装置，纵向拉伸四立柱减震结构、等径双压轮（主、预压轮）大压力调控技术，高精度伺服电机控制器、触摸屏操作模式进行研制，大大提高了设备的稳定性和对片重的控制精度。压片速度也由转台转速 30~50 r/min 和产量（10~30）万片 /h 提高到转台转速 80~100 r/min 和最高产量（50~70）万片 /h。

（一）“人”字形单提升上料系统

目前，国内压片机上料多采用人工上料或真空吸料，人工上料劳动强度高、操作间易产生粉尘、颗粒损耗较大；真空吸料容易出差错，从而导致反吸或出现吸料不顺畅现象，且对颗粒粒度要求高，颗粒太细容易堵，造成片重不稳。国外虽然采用机械提升双料桶上料系统，大大提高了机械化程度，但压片时双料桶上料颗粒存在分层问题，且设备占用空间大。公司技术研究人员针对进口设备存在的问题，自主创新设计了“人”字形单提升机上料系统，如图 4-1 所示。采用“人”字形单提升上料系统压片时较传统上料系统上料更稳定，不易产生分层。传统上料系统采用两个提升机上料，两桶颗粒受力不一样，导致加料时颗粒易分层，片重不稳定。而“人”字形上料系统采用一个提升机上料，同一料桶受力均匀，颗粒不易分层，片重稳定。采用“人”字形上料系统大大节约了操作空间，降低了设备投资，又因其依靠重力送料，比真空吸料减少了能耗。

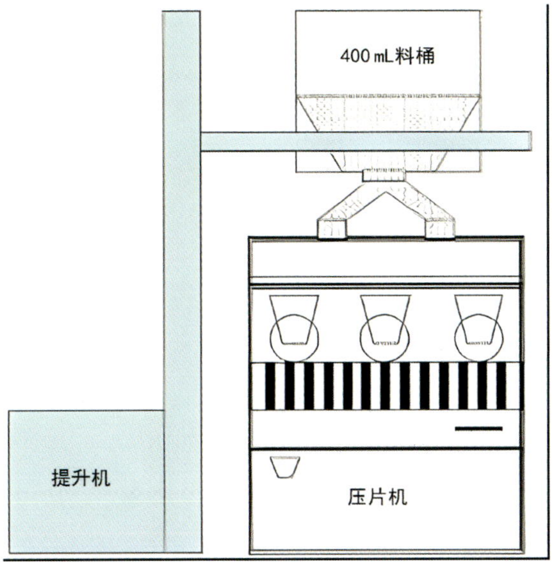

图 4-1　“人”字形单提升机上料系统

（二）双层三波轮强迫饲料装置

传统的高速压片机采用传统的格栅式加料器（重力加料），冲模孔绕轴心旋转，靠颗粒的自由下落而充填于模孔内，转台转速提高后，密度小、流动性差的物料难以充满模孔，从而出现片重差异较大的问题，会严重影响产品的收率，且有时转台与加料器的间隙过大，甚至会出现严重的漏粉现象。加料器一直是困扰中药大片、异形片高速压片片重稳定性的瓶颈性难题。我们通过开发双层三波轮强迫饲料装置，有效解决了上述难题。该加料器由上下两层加料仓组成，上层加料仓的加料叶轮强制颗粒均匀流动，下层填充料仓由直径、大小、形状相同的两个波轮组成，以保证颗粒充填均匀。可根据物料需要采用不同叶轮结构，充分保证流动性差的物料均匀填充到中模内，避免了频繁剔废；叶轮采用无级调速，可保障转台在高速运行时仍可以保证物料的均匀填充，从而保证物料充填的均一性；饲料器采用密闭装置，可以避免粉尘，节省物料，保证物料的洁净度，解决中药大片、异形片高速压片时颗粒填充量大、填充时间短、加料不均匀的难题，显著减少片重差异，提高了优等品率。如图 4-2 所示。

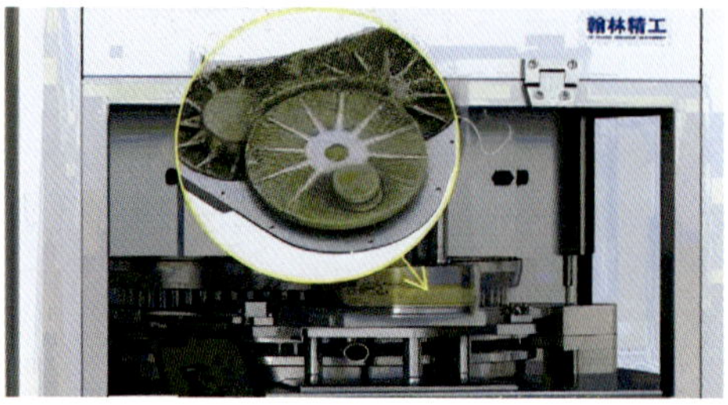

图 4-2　双层三波轮强迫饲料装置

（三）纵向拉伸四立柱减震结构设计

传统压片机在高速运转时，常常出现噪声大、运行过程中出现抖动情况的问题，严重影响产品的稳定性。研究团队根据大片的大压力需求，基于力的分散原理，在新型压片机上采用了四立柱结构，将在高速运行过程中产生的离心力均匀分散于四根立柱上，从而达到减震减噪的目的；同时采用了纵向拉伸结构，降低压片机重心，有效解决了压片机重心高、高速压片不稳定的难题，显著提高了整机稳定性。如图 4-3 所示。

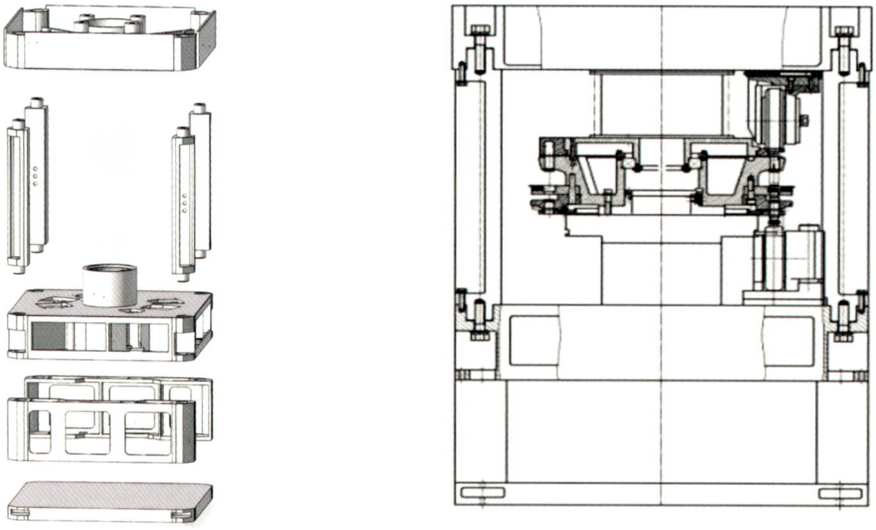

（a）　　　　（b）

图 4-3　纵向拉伸四立柱减震结构

（四）等径双压轮（主、预压轮）大压力（100 kN）调控装置

传统压片机往往采用单压轮或者采用主压轮很大、预压轮较小的双压轮设计，随着压片速度的提升，采用这类设计的传统压片机在中药高速压片时常常因物料排气不够充分而出现裂片的现象。针对该现象，我们设计了等径双压轮（主、预压轮）大压力（100 kN）调控装置，如图4–4所示。该装置主压与预压的结构相同，所有的上下压轮结构都是独立的模块化结构且直径相同（250 mm），最大压力均可达到100 kN，压制大片时较大的预压轮直径可以保证物料较长的预压时间，延长了片剂成型时间一倍以上。较大的预压力可以使物料压片前得到及时排气，大大减小了压片过程中裂片的风险，提高了产品的成品率。同时，下压轮的位置调整方式采用伺服电机来调整，具有调整位置精度高、调整速度快等特点，极大地减少了药片在生产和调整过程当中废品的数量，提高了片剂的收率并减少了生产当中的损失；压轮承担的压力采用重力传感器直接检测，替代了传统压片机采用应变片检测压力的方式，压力的测量精度得到了极大的提高；主压力和预压力都可以检测，可以更加科学地分配主压力和预压力的大小，解决了大规格中药片剂快速成型难的问题，提高了自动化程度和操控精准性，实现了快速稳定优质压片，保障了生产效率和产品质量。如图4–4所示。

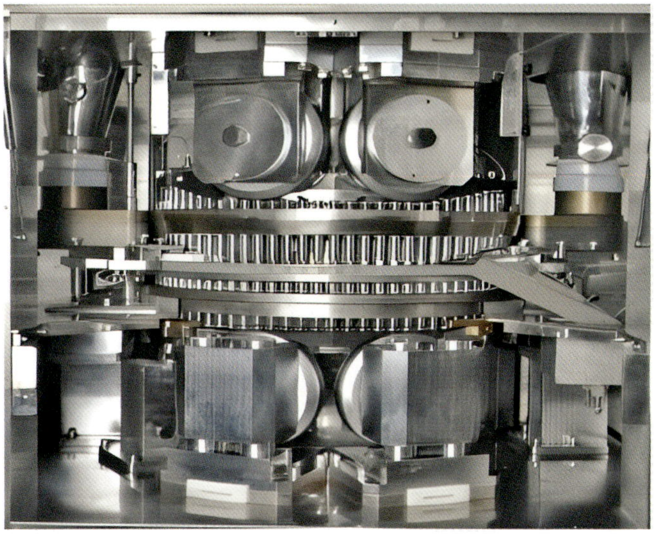

图4–4　等径双压轮（主、预压轮）大压力（100 kN）调控装置

（五）高精度伺服电机控制器

传统压片机压力调节采用液压调节，存在反应时间长，液压油渗漏的风险，从而导致压力不稳，影响压片质量。高精度伺服电机控制器压力调节采用伺服电机调节，具有精度高（压力调节精度可达 0.1 N，填充深度精度可达 0.01 mm）、反应时间快、调节准确的特点，避免了液压油泄漏引起的风险。如图 4-5 所示。

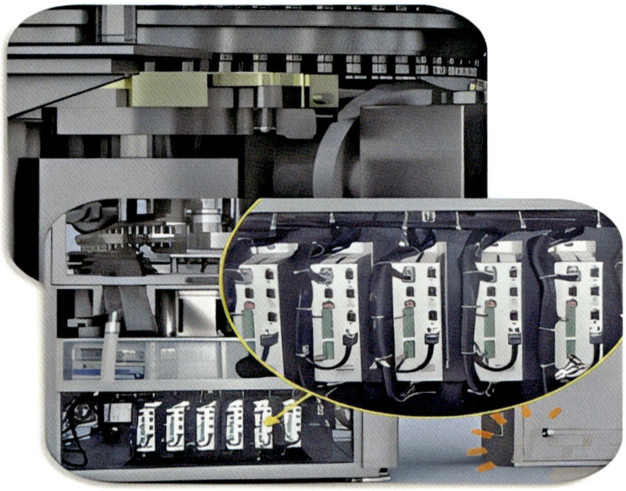

图 4-5　高精度伺服电机控制器

（六）触摸屏操作模式

传统压片机多采用手轮调节装量压力，无法实时记录调节的过程和保存不同品种的参数数据，每次切换品种均要重新手动调整，不利于操作且效率低。新型压片机采用触摸屏操作模式，所有参数设置均可存储于可编程逻辑控制器（PLC）中，有利于数据的调用与审计追踪，还可在切换品种时直接调用相应品种数据，一步自动调整到位，减少了调整过程产生的不合格尾料。新型压片机采用变频调速，有节能减耗、控制可靠、运行稳定、噪声小等优点，如图 4-6 所示。

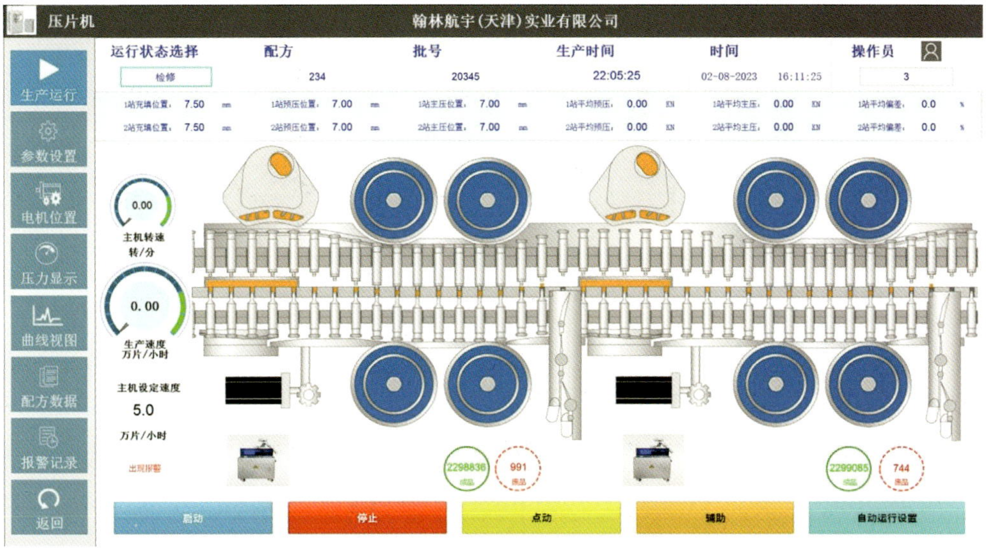
压片机
翰林航宇(天津)实业有限公司
运行状态选择
配方
批号
生产时间
时间
操作员
检修
234
20345
22:05:25
02-08-2023 16:11:25
3
1站充填位置： 7.50 mm
1站预压位置： 7.00 mm
1站主压位置： 7.00 mm
1站平均预压： 0.00 KN
1站平均主压： 0.00 KN
1站平均偏差： 0.0 %
2站充填位置： 7.50 mm
2站预压位置： 7.00 mm
2站主压位置： 7.00 mm
2站平均预压： 0.00 KN
2站平均主压： 0.00 KN
2站平均偏差： 0.0 %
生产运行
参数设置
电机位置
压力显示
曲线视图
配方数据
报警记录
返回
0.00
主机转速
转/分
0.00
生产速度
万片/小时
主机设定速度
5.0
万片/小时
2298838
991
2299085
744
启动
停止
点动
辅助
自动运行设置

图 4–6　触摸屏操作模式

第二节　中药薄膜包衣技术

一、概述

中药片剂通常由中药生药粉或中药提取物加适宜辅料压制而成。由于中药含有挥发性成分且含有果胶、鞣质等易吸湿成分，所以存在气味大、易吸潮霉变等问题。为了解决这些问题，常采用传统的糖包衣进行掩盖。20世纪50年代，随着高分子材料学科快速发展，医药工业高分子薄膜材料相继问世，伴随着制药机械水平不断提高，薄膜包衣技术替代了传统的糖包衣技术。薄膜包衣技术与传统的糖包衣技术相比，具有包衣时间短、增重少、安全性高、美观等优点。

（一）薄膜包衣原理

薄膜包衣是利用高分子材料分子排列成膜性的结构特点，在不改变化学性质的前提下，活化特定基团激活其表面活性，改变单个分子的排列，形成新的塑性薄膜。其过程是将薄膜包衣粉溶于适合的溶媒，形成均匀的溶液或混悬液，再经特定的包衣设备喷枪雾化，将形成的微小液滴喷射到片芯的外表，通过滴液与片芯的接触，在片芯表面进行铺展以及液滴之间的相互咬合，同时在一定温度下，经热空气的热作用，液滴中的溶媒不断蒸发，当溶剂的蒸发量与溶剂喷入量相等时，包衣过程达到动态平衡，最后在片芯表面形成数十微米（通常20~100 μm）厚的塑性薄膜层。

（二）包衣的目的

药物经包衣后可以达到以下目的：

（1）有利于阻隔药物与环境中的氧气、水分、二氧化碳、微生物、光线等影响因素接触，避免药物遇到光或氧发生氧化，也能阻断挥发性药物成分的散失，从而提高药物的稳定性。

（2）掩盖药物的不良气味或苦味，提高患者用药的顺应性；有利于遮盖药物表面的粗糙和灰暗色泽。包上不同颜色的衣膜，也提高了药物的美观性。

（3）有利于阻断药物之间的接触，防止药物之间发生配伍变化，提高药物的相容性。

（4）采用功能性包衣材料调节药物释放规律或作用靶点，扩大药物的作用性。

（5）可在不影响产品溶出度情况下增加药片的硬度，避免药片存储、转运、运输过程中的破碎，提高药片的成品率。

二、技术特点

薄膜包衣技术不但有利于中药片剂避光、掩味、防潮和耐磨，而且有利于提高药物的溶出度和延长药物的有效期，可以大大提高中药片剂的质量，进而提升中药制剂生产技术水平。

薄膜包衣过程中，片剂增重少（一般仅为 2%~4%）。在片芯重量相同的情况下，包薄膜衣片的增重仅为包糖衣片增重的十分之一或更少。包薄膜衣不仅可以节约大量的辅料，而且还有利于包装、运输、储藏和服用方便，大大降低了生产成本。

薄膜包衣干燥速度快、生产周期短、能耗少、效率高。薄膜包衣一般仅需 2~3 h，而包糖衣则需要 10~16 h。若薄膜包衣与包糖衣采用相同的设备，则设备利用率提高 3 倍以上。特别对于含有挥发性成分的中药，采用薄膜包衣能大大缩短包衣时的受热时间，有利于保护制剂中的药物成分。

薄膜包衣工艺简单，操作方便，劳动强度小。薄膜包衣不像包糖衣片那样需要经验丰富的操作人员才能生产出合格的产品，只需按使用说明书规范化操作就可以生产出合格片剂。

薄膜包衣片型美观，色彩丰富鲜艳，刻字清晰，易于识别。片芯可以采用各种平曲造型，可以采用各种鲜艳色彩，企业的商标、标志、字号均可直接冲压在片芯上，包衣后仍清晰可辨，对树立和提高企业形象具有非常重要的作用。

薄膜包衣应用范围广。不但广泛应用于片剂、丸剂，而且还应用于微丸、颗粒剂、药物粉末、硬胶囊、软胶囊等。特别是对吸湿性强、易开裂、易发生花斑的中药片剂更能显示出其优越性。

薄膜包衣技术能够实现自动化、标准化，污染小，综合成本低，适合现代工业生产发展的要求。薄膜包衣的设计、工艺、材料、质量都可标准化，对产品生产过程实施 GMP 管理显得尤为重要。

薄膜包衣预混剂中不含蔗糖，糖尿病、肥胖、龋齿等忌糖患者都适用，从而扩大了药物制剂的适用人群和市场。

三、影响因素

中药薄膜包衣技术是一种涉及片芯、包衣材料、设备等系统工程的技术，影响因素主要有处方因素、工艺因素以及设备因素等。

（一）片芯因素

片芯的表面：包衣中需要片剂外观光洁、平整、美观。当片芯表面附着细粉或片芯出现小洞、裂隙或磨损时，包衣后表面易出现“起包”，因此，包衣片芯表面不平整、不光洁会影响包衣效果。故包衣前应先筛除片芯上的细粉，拣出受损的片芯，确保片芯符合要求。

片芯的硬度：包衣过程中片芯的运动是剧烈的，相互之间产生较大的撞击力，使片芯发生摩擦、脱落或裂片，破坏片剂外观，不利于包衣。为减少片剂损耗，保证片芯保持平整的外观，就需要片芯具有足够的硬度。硬度越大，抗压能力越强，片芯表面的稳定性也就越好。中药片剂硬度控制要求不小于 3 kg。

（二）处方因素

包衣材料的选择主要根据片芯要求选择相应的功能性材料，包衣材料功能性主要由美观、防潮、定位等性能组成。

（三）工艺因素

1. 雾化程度

包衣液是通过喷枪的雾化处理喷在片芯表面的，雾化效果越好，薄膜包衣效果越理想。

2. 包衣液的流量

流量的选择可根据包衣锅的大小来决定，包衣液流量应根据片床温度和包衣锅的转速进行适当调节，避免片芯过分湿润引起片面出现“皱纹”。

3. 喷枪和送风位置

片芯在包衣锅内翻动，形成一块“斜面”，将喷枪置此“斜面”正上方，调节其高度，直到包衣液能完全喷在锅口到锅底之间的片芯上，使包衣液均匀分布在片的表面。进行包衣片色素观察，结果显示：当喷枪偏离“斜面”正上方，包衣片色泽不一致，效果差；当喷枪位于“斜面”正上方，包衣片色泽均匀，效果好。

4. 包衣温度

包衣过程可理解为湿润与干燥的过程，喷入包衣液，使之均匀分布于片的表面（湿润过程）；通入热风使溶媒迅速挥发，从而在片表面留下薄膜衣层（干燥过程）。采用合适的温度是提高包衣效果的一个重要因素，温度过高，片表面出现“皱皮”；温度过低，包衣片形成“粘连”或“剥落”现象。温度应根据包衣液溶媒性质确定。

四、中药大片、异形片薄膜包衣关键技术与设备

薄膜包衣具有包衣过程安全、环保，包衣片外观美观等优势，已成为当前片剂包衣的发展趋势。中药大片、异形片因其片形独特，其全水薄膜包衣一直以来是工业药剂学领域的难点，困扰了众多生产企业。江中药业股份有限公司拳头品种复方草珊瑚含片和健胃消食片分别采用的是双凸面磨角形大片、等边三角弧形大片片形（片径大于 15 mm），其全水薄膜包衣是技术“禁区”。经过多年的不懈努力，已掌握了一整套中药大片、异形片全水薄膜包衣产业化关键技术，产生了巨大的经济效益，具有极高的推广应用价值。

大片、异形片包衣因存在流动性差，以及包衣过程片与片直接接触面积大等问题，造成大片、异形片全水薄膜包衣过程非常容易粘连，进而造成包衣成品率很低，许多企业常在内包前专门增加一步人工工序（晾片、挑片），显著地增大了生产成本。

（一）独特的片形、压片冲头优化设计

片形是影响全水薄膜包衣的关键因素，片形设计决定了冲模、冲头设计，因此，优化设计片形对提高包衣过程成品率具有重要意义。片形设计的不足，通常会带来包衣过程中片芯磨损、出现大量孪生片（又称“双胞胎”）等现象，特别是以平坦面面积大的片形出现孪生片的情况较为常见，增加了包衣的难度。复方草珊瑚含片和健胃消食片分别采用双凸面磨角形大片、等边三角弧形大片片形，片剂的边角与平面均采用一定程度的弧度过渡，减少了片剂表面的接触面积。另外，健胃消食片的三个角均有一定的弧度，增加了片剂的流动性。这两种设计在一定程度上减小了片与片的接触面积，降低了粘片概率，提高了包衣成品率。片形如图 4-7 至图 4-9 所示。

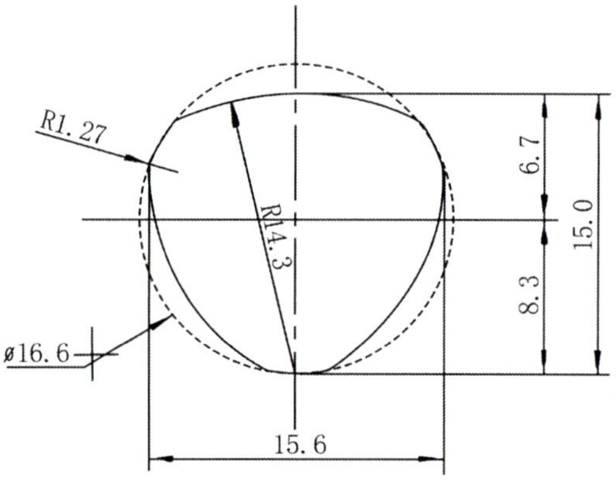

图 4-7　健胃消食片设计俯瞰图

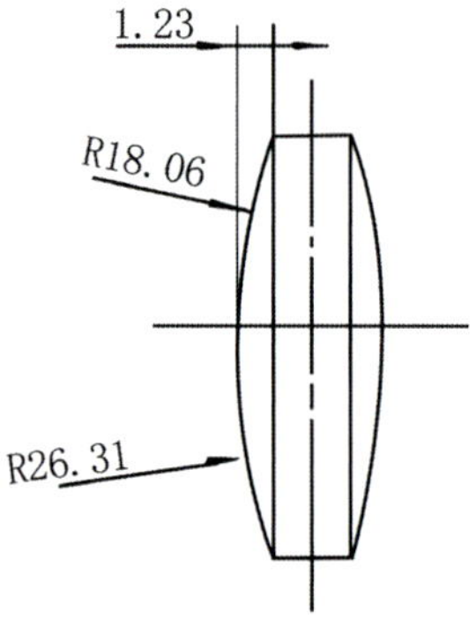

图 4-8　健胃消食片设计侧视图

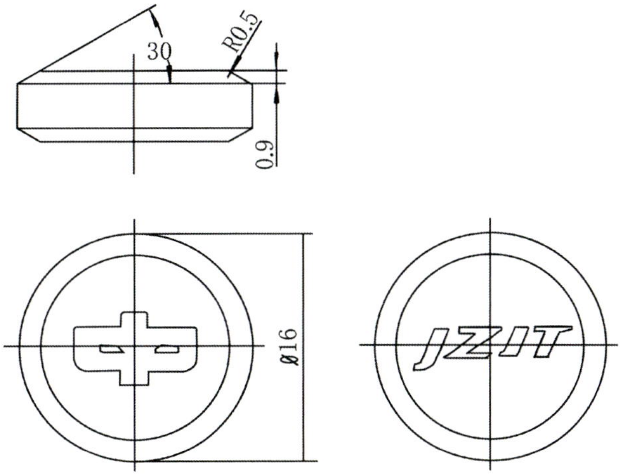

图 4-9　复方草珊瑚含片片形设计图

（二）喷枪系统研究

喷枪系统是高效薄膜包衣锅的 4 个重要组成部分之一，它的功能就是将薄膜包衣的料液尽可能均匀地分布到每一颗需要包衣的片芯表面。好的喷枪系统不仅可以使包衣片的外观细腻美观，而且能提高包衣效率，减少片芯的磨损，因此选用良好的喷枪系统，并在包衣前对喷枪的工作条件进行优化，是包衣生产成功的重要保证。根据生产实际情况，我们对喷枪系统进行了以下优化设计。

1. 不同喷枪结构优选

主要选用双气路结构喷枪取代传统单气路结构喷枪，解决了单气路结构喷枪开枪气与雾化气相互干扰、扇面调节效果不佳等问题。如图 4-10 至图 4-12 所示，双气路喷枪的喷枪扇面可以通过喷枪上的扇面气调节螺丝来调节，单气路喷枪则只能通过喷枪与片床的距离来调节扇面。

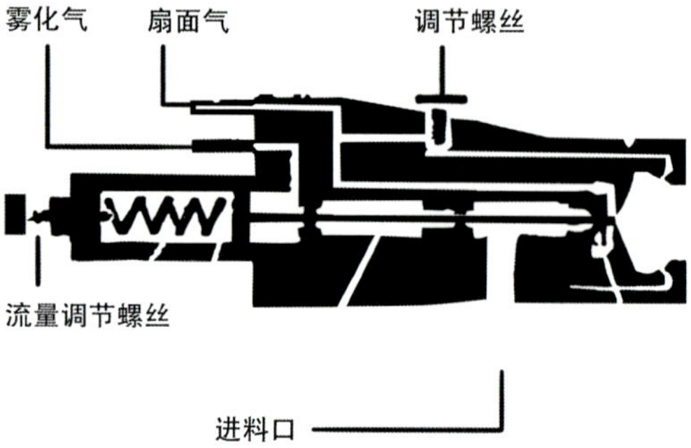

图 4-10 双气路结构喷枪结构示意图

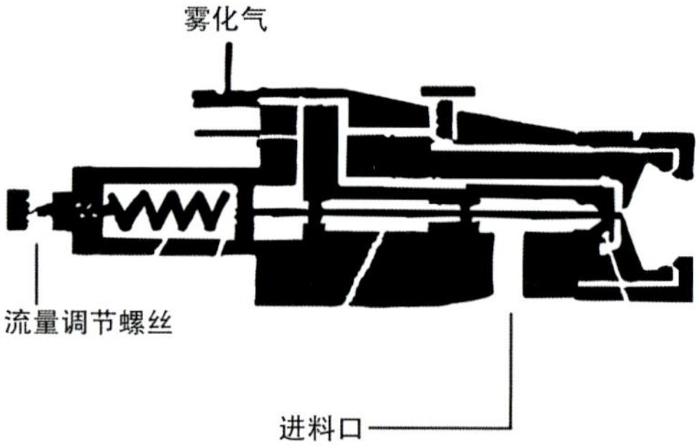

图 4-11 传统单气路结构喷枪结构示意图

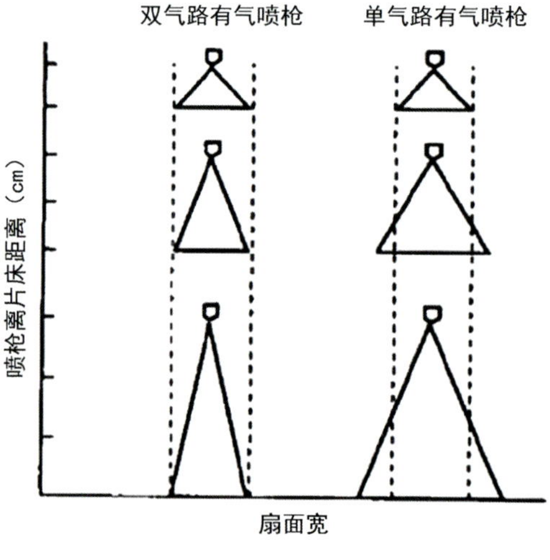

图 4-12 双气路结构喷枪的扇面控制优势

2. 优化喷枪位置

经过江中药业股份有限公司多年来的生产实践，我们总结了包衣过程喷枪的最佳位置，即喷枪喷雾的位置应位于片芯流动时片床的上 1/3 处，喷雾的方向尽量平行于进风的风向，并垂直于流动的片床，喷枪与片床的距离为 25~30 cm。喷枪与片床太远容易产生喷雾干燥现象，干燥的包衣材料将使包衣片表面粗糙不平整；喷枪与片床太近则可能导致粘片。

3. 喷枪扇面调节研究

实际包衣过程中，喷枪扇面调节对包衣效果非常重要。当喷枪扇面较窄时，喷液所覆盖到的片床面积也相应较小，单位时间内包衣的均匀性较差；当喷枪扇面适当增宽时，喷液所覆盖到的片床面积相应较大，在喷枪喷量和其他包衣条件相同的情况下，单位时间内包衣液能够尽可能地分散到更多的片芯上去，增加了包衣颜色的均匀性，可相对减少包衣材料的用量。目前高效包衣锅都配备了多把喷枪，喷枪扇面过宽也会造成喷雾的相互重叠，造成局部料液过分集中引起粘片，因此在尽可能调节喷枪扇面宽度的同时，也需考虑喷枪间喷雾的重叠情况。正确的喷枪扇面能提高包衣效率，改善包衣的均匀度，减少粘片。为了将其调节到最佳的扇面，保证包衣效果，生产技术人员通过测定获得了喷枪扇面流量分布图（如图 4-13 所示），获得了最佳扇面，避免了包衣过程调节的片剂损耗。

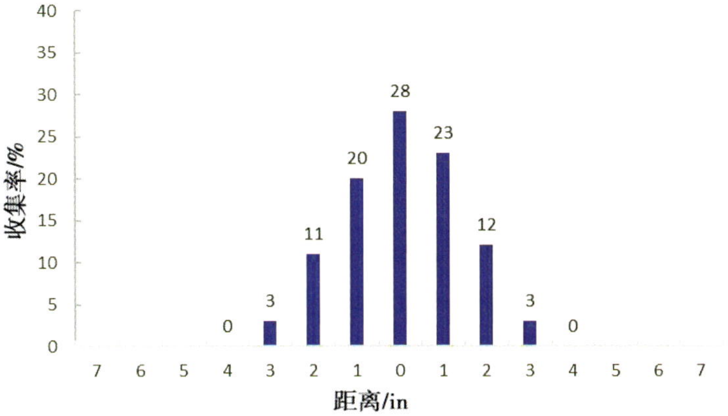

1in= 25.4 mm

图 4-13　喷枪扇面流量分布图

1. 片剂包衣在线检测指标的确定

通过充分调研和实验，确定了影响片剂包衣的关键因素，并且保证这些因素在实际生产过程中具有普遍性意义的基础上，确定在线检测的指标，包括锅体转速、进风温度、出风温度、雾化压力、包衣液喷量、片床温度、排风机功率等。

2. 中药片剂包衣在线检测技术的研究

通过联机调试，证明可以实现主机、排风机、喷料电机的无级变频调速和转速反馈。实现热风机、排风机、喷枪、气压、电加热的开关控制，可实现温度的闭环控制，温度控制精度为 0.2 级。超负压和欠常压的自动控制和点动控制，压力控制精度为 0.2 级。如图 4–15 所示。

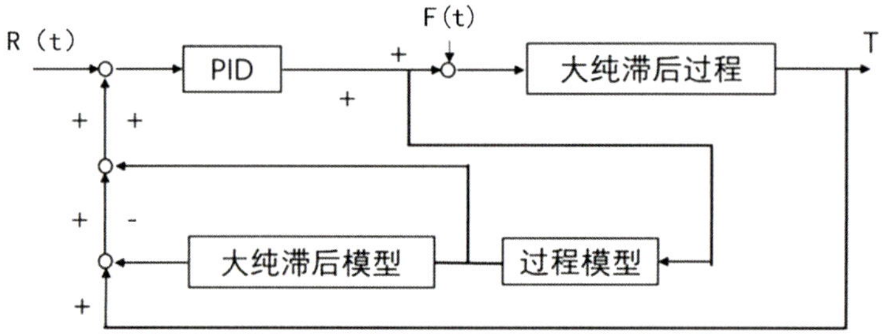

图 4–15　包衣过程温度控制示意图

根据喷枪的流量及其压力值的关系来诊断喷液系统的堵塞情况，并进行自动处理或手动处理，如图 4–16 所示。

所有参数均有实际显示值和报警上下限设定值。可设置 9 套薄膜包衣自动运行子程序，即 9 种药片的工艺参数，并且工艺参数可以断电保存。自动运行模式的时间控制非常精确，可以秒为单位，比现在市场上仅以分钟为单位的产品精确几十倍。

系统提供工艺变量的实时曲线和趋势视图，提供温度过高、温度过低、负压过高、负压过低、喷嘴堵塞 5 种报警提示及相应的诊断画面和处理策略，系统灵敏度高。

本系统操作用到的所有控制开关按钮，定时器、计数器、工程参数设定和实时显示均在控制面板上（HMI）实现，即实现了“所见即所得”的组态画面控制。

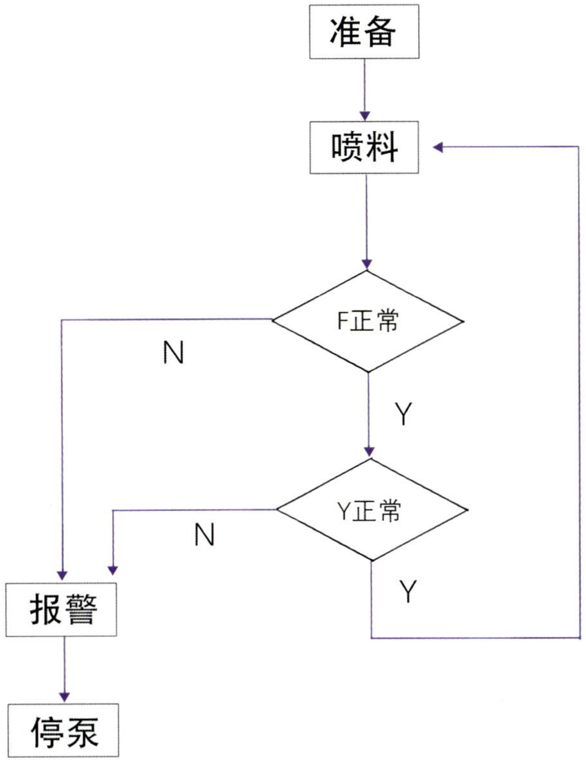

图 4-16　喷枪预警控制示意图

第一节 复合粒子技术

一、技术概述

（一）技术背景

随着新材料制备技术向微观精细化发展，人们发现粒子在实际应用中具有重要作用和意义。相关研究及其应用证明，单一的粒子技术往往很难获得理想的效果，因此复合粒子技术变得越来越重要。通过复合粒子技术，可以使粒子在微观结构下有序分布，从根本上提高单一粒子性能，进而对各种有机、无机、金属粒子进行复合，呈现出不同于单一粒子的物理化学性能，为研究制备复合粒子提供一种新的思路，因此具有广泛的应用前景，目前已被广泛地应用于涂层、电子、催化剂、染料、化妆品和医药领域。复合粒子技术在中药提取物表面改性方面优势突出，如降低吸湿性、改善流动性及口感、提高药物稳定性、改变药物释放行为等。

（二）技术含义与特点

复合粒子技术是一种新型的粉体表面处理技术，指将 2 种或 2 种以上的粒子经表面包覆或复合处理后形成的粒子，除具有单一粒子所具有的各种效应外，还具有复合协同等多种功能的技术。它可以实现子粒子对母粒子的包覆处理（通常将粒径较大的称作母粒子或核心粒子，将粒径较小的称作子粒子或包覆粒子），防止母粒子结块团聚，进而提高粒子的分散性、流动性、催化效果以及电学、磁学、光学性能。将多种粉体进行复合，从而开发出许多新型的功能复合化粉体，可降低成本，提高使用效果，为新材料的研制开发提供了新的技术途径。因此，复合粒子广泛应用于陶瓷、化妆品、药物、保健品以及军事领域。

复合粒子的对象是经粉碎后粒径处于微米级的粉体。药物粉碎时外界作用力大于颗粒间的结合力，新断面不断增加，原有的体系平衡状态遭到破坏，存在于粉体颗粒间的范德华力和库仑力使粉体粒子有自发聚集的倾向，且在一定范围内粒子越小，聚集倾向越明显。复合粒子工艺中的壳粒子先要经过超微粉碎，因此容易出现粉体软团聚现象，但在外界机械力的不断作用下可克服，从而保障后续混匀、制粒等步骤的顺利进行。

复合粒子技术具有如下特色与优势。

（1）粒子复合改变了单一粒子表面性质，增大了 2 种或多种粒子的接触面积。

（2）防止粒子的结块和聚团，进而提高粒子的分散性、流动性、可溶性、润湿性（亲水 / 疏水性）、固相反应活性等性能。

（3）改善中药的稳定性和口感。

（三）技术原理

如图 5–1 所示。在不外加物质（或加入适量改性剂）、不改变物质基础的前提下，充分利用药物粉体的物理化学性质，按照一定的结构模型，在机械外力的作用下，经微观层面对组方粉体进行精密的分散与重组，构建分散均匀、质量稳定的重组复合粒子。该粒子包含了处方药物的全部成分，实现了所有粉体的均匀分散、稳定可控，克服了粉体自动聚集、易吸潮、色泽不均、口感气味差、挥发性成分易散失等不足。设计出的复合粒子就是最小的释药单元，均匀包含处方的全部药物。

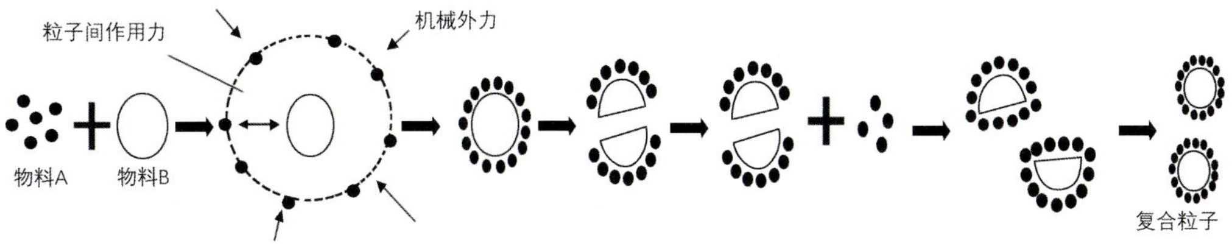

图 5–1　复合粒子技术原理图

（四）技术模型

复合粒子有 3 种结构模型：核壳式模型、框架式模型及复合式模型。

1. 核壳式模型

核壳式模型是利用大粒子对小粒子的净化作用实现的，该模型在粒子复合技术上已是相当普遍。

2. 框架式模型

框架式模型是利用片剂的制备思路，纤维类药材破壁、吸水后溶胀性能大大增强，可充当粒子的崩解剂，先构建框架，再利用其余药材的超微粉填充框架缝隙，从而成型。

3. 复合式模型

复合式模型是“核壳—框架”复合式模型的简称，其建模过程类似于建筑学上的钢筋混凝土建造过程。如图 5-2 所示，首先利用纤维类药材搭建框架，作为崩解剂，该过程类似于用钢材编造钢筋龙骨；其次是将构建好的核壳式模型填充进去，该过程类似用水泥、沙、鹅卵石构建混凝土的过程；此时，粒子中会形成一些纳米级的腔道，具有很强的吸附效应，可以将挥发性成分如冰片酮、麝香酮等物质吸附，防止挥发性成分的散失；最后将难吸潮的粉体或颜色美观、气味愉悦的粉体填充到剩余的空间及最外层进行包裹，实现防潮及展现较优的颜色、气味的目的，该过程类似于涂布水泥；从而完成整个模型的加工与设计。

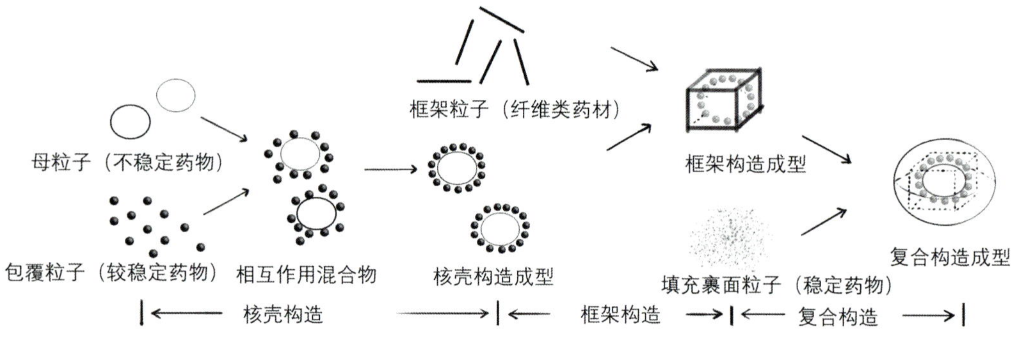

图 5-2 “核壳—框架”复合式模型建模过程示意图

二、制备方法

应用于粉体尖端领域的粒子复合方法有：①表面改质：微粒子包覆、表面微结晶成长、表面反应和吸着。②机械复合化：粒子分散型复合粒子、被覆型复合粒子和机械的包覆。在粉碎领域中，破坏固体粒子必须要施加强作用力进行微粒的制造。从广义上讲，为了达到微粒的效果，必须采用机械作用的有效粉碎操作，因而在功能方面，复合粒子的制造与其是一致的，即粉碎技术与复合化技术有着密切的关系。机械复合化技术与粉碎技术直接相关，被覆型复合粒子制造技术考虑了粉体制造费用和高品质化问题。根据复合重组原理的不同，可分为分散、复合、装载3种情况。

（一）机械研磨分散法

该法是指利用机械力的作用使处方中某原料药物与改性剂（或另一特性的药物）互相分散，以改变药物粉体性质的一种方法。如图5–3所示，药物与改性剂互相分散后形成的粉体，保留了部分药物粒子与改性剂粒子，形成了一些物理形态发生变化而化学性质不变的新粒子，甚至部分药物与改性剂形成了复合粒子。在机械研磨过程中，药物及改性剂会因机械力的作用而破碎，形成新的断面，部分药物（如提取物）甚至会因受力产生热能而导致提取物表面熔化，因此，外部机械力及内部分子间的作用力与固体桥是机械研磨改性的主要作用力。此外，改性后粉体的粒径分布、微观形态、比表面积与孔隙率、吸水性以及润湿性、黏弹性等性质均不是药物与改性剂物性的简单相加，而呈现出许多新的特点，这与改性剂的种类、状态及改性工艺密切相关。

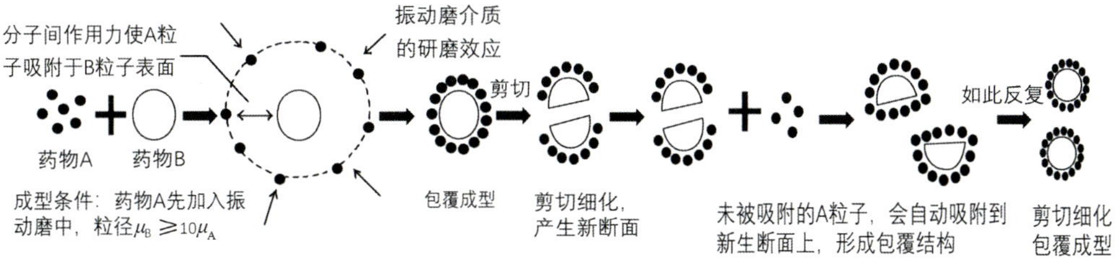

图5–3　机械研磨分散法改变药物粉体性质的原理

（二）液相分散法

该法是指将原料药物或浸膏粉与改性剂在液相中互相分散而实现粉体改性的一种方法。改性剂可以是可溶性的，也可以是不溶性的。对于可溶性改性剂，两者能实现分子层面的均匀分散，原料药物与改性剂之间的分子间作用力是两者结合的基本作用力；对于不溶性改性剂，干燥过程中，待液体干燥后，从可溶性物质析出的结晶形成的固体架桥，是原料药物与改性剂形成新粒子的基本作用力。在后续的干燥过程中，可采用喷雾干燥、真空干燥等方式进行。

（三）机械粒子复合法

该法是指利用机械力的作用使多种药物（或辅料）的微粒按照一定的结构模型重组为新的粒子，以改变药物粉体性质的一种方法。根据改性对象的不同，可以是药物与药物的复合，如传统丸散剂的原料；也可以是药物与辅料的复合，如提取物（单体）与辅料。结构模型主要指核壳结构模型（一种复合多相结构），由壳粒子与核粒子两部分组成。一般要实现核壳成型，需满足复合粒子粒径在几十微米以下、核壳粒子粒径≥ 10 μm、壳粒子先于核粒子加入搅拌器、振动磨等复合器中。其复合过程为先将作为壳粒子的药物 A（或辅料）制备成微粉，再加入作为核粒子的药物 B，由于药物 B 为宏观物体，粒径远远大于药物 A 微粉，因此，药物 A 在分子间作用力的作用下极易吸附到药物 B 表面，形成药物 A 包覆药物 B 的结构。若在搅拌器中进行，复合过程到此为止；若在振动磨中进行，不锈钢柱状介质被偏心轮激起高频运动，产生剪切、挤压、研磨等机械作用，会首先剪切大颗粒，产生新断面，新断面又会吸附剩余的小颗粒，形成新的包覆结构，如此反复，直至细化，最终形成粒径较小的具核壳结构模型的复合粒子。

（四）载体复合物法

该法是利用具有特殊性质的辅料作为载体，将药物装入其中，以改变药物粉体学性质甚至释放规律的一种方法。目前以具有多孔性结构的辅料作为载体研究较多，如多孔淀粉、纳米羟基磷灰石、多孔硅酸钙、蒙脱石等，这些辅料比表面积大、孔容积大、物料稳定性好、吸附性强，是优良的药物载体。一般的制备方法为将药物溶于一定的有机溶剂中，通过有机溶剂在载体中的渗透使药物进入载体中，去除溶剂后完成装载。

（五）气相包覆法

该法是直接利用气体或通过各种手段将壳层物质转变成气体，使之在气态下发生物理变化或化学变化而实现颗粒表面包覆。气相包覆法包括物理气相沉积包覆法和化学气相沉积包覆法，前者借助范德华力的作用实现颗粒包覆，核－壳结合力不强；而后者则是利用气态物质在颗粒表面反应生成固态沉积物，而达到复合粒子包覆。

三、技术评价指标

建立一套适宜的物理特性评价体系是中药复合粒子技术需要解决的关键科学问题，对于指导中药固体制剂研究、生产及质量控制具有重要的意义，中药复合粒子技术的评价可以从以下几个方面进行。

（一）外观性状

外观性状包括颜色、气、味。颜色的可视化、可量化技术已经相当成熟，如利用色彩色差计可将粉末的颜色转换为量值。

（二）形貌结构

形貌结构包括粒径分布、比表面积与孔隙率、微观形貌结构。粒径分布测定方法很多，最为常用的是使用马尔文粒度分析仪测定，包括干法与湿法2种。干法是采用高真空分散粉体，湿法是采用分散介质（如水、含水醇等）分散粉体。就经验而言，湿法测定比干法测定结果更为准确，但若是提取物粉体溶于水、不润湿或药材粉末吸水膨胀则不适合采用湿法测定。干法测定要注意湿度的控制。微观形貌结构可采用扫描电子显微镜（SEM）测定微观形貌，对于几十纳米的粉体，还可采用透射电子显微镜（TEM）测定。此外，还可采用X射线衍射、红外光谱、差示扫描量热法等对是否具有包覆结构进行鉴定。

（三）表面性质

表面性质包括表面润湿性（接触角）、表面自由能及表面元素分布。接触角测定的常用方法包括透过高度法与视频光学接触角测定法；透过高度法对含有水溶性组分的提取物不适用，对于吸水性差的粉末也不适用；视频光学接触角测定法能观察到液滴在粉末（压片）表面的铺展润湿情况，能计算出初始接触角与平衡接触角。

（四）力学性质

力学性质包括硬度、黏附性、弹性、内聚性、咀嚼性和回复性等。

（五）制剂性质

制剂性质包括吸水性、吸湿性、流动性、密度、压缩性及其他与制剂相关的性质。

四、复合粒子装置

复合粒子装置是实际应用于制造被覆型复合粒子的主要机种，如高速回转式冲击粉碎机、磨碎式粉碎机、球磨机、搅拌磨和气流粉碎机等，均具有粒子复合化的功能，此外还有应用粉碎原理开发了粒子复合的专用装置。

（一）新型超微粉碎机

日本 Nara 机械公司开发的新型超微粉碎机不仅能进行单纯的粉碎，同时还能在粉碎过程中发挥改善粒子表面性质的作用，从而使产品达到微细化。如图 5–4 所示，该机由粉碎叶片、分级叶片、定子及对粗粉进行再粉碎的自循环回路组成。原料通过高速旋转的叶片及安装在周围的定子粉碎，然后在充分分散的状态下进行分级。接着细粉被取出机外，而粗粉则通过与供料口相通的自循环回路回收进行再粉碎。由于独特的内部分级结构和自循环作用，这种粉碎机可以有效地在装置内得到粒度分布均匀的微细粉体。其特点在于通过冲击的粉碎加磨碎而使粉碎对象的粒径达到非常小的程度，并反复进行粉碎和分级动作，粉碎效率和分级效率都非常高。

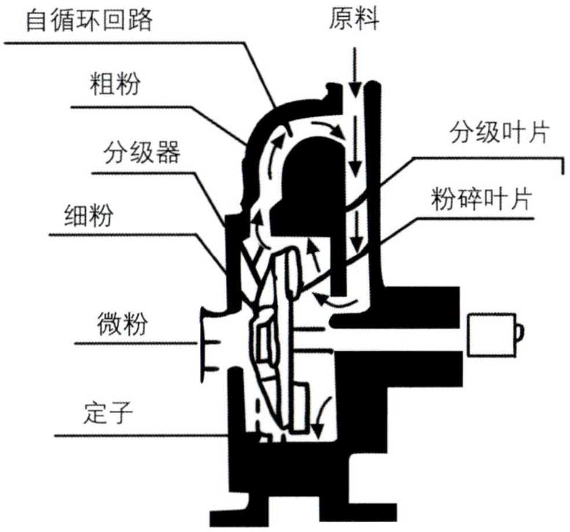

图 5-4　新型超微粉碎机结构示意图

（二）半圆柱臂型粒子复合装置

为了在粒子表面进行异种微粒子结合而制得复合粒子，日本Hosokawa微粒子公司开发了半圆柱臂型粒子复合装置。如图 5-5 所示，该装置主要由回转容器和容器内设半圆柱臂头的旋转轴组成，投入的粉体会受到容器内壁的离心力作用和挤压作用。容器进行回转运动时，粉体既受到半圆柱臂头力的作用，又受到容器内壁力的作用，从而得以实现粒子复合的目的。在粒子复合的过程中，由于该机处于低速运动状态，会使核粒子表面生成微粒子，增大处理粉体的比表面积。该装置可广泛应用于聚甲基丙烯酸球（5 μm）与二氧化钛（0.015 μm）的复合和玻璃球（100 μm）与二氧化钛（0.015 μm）的复合等。

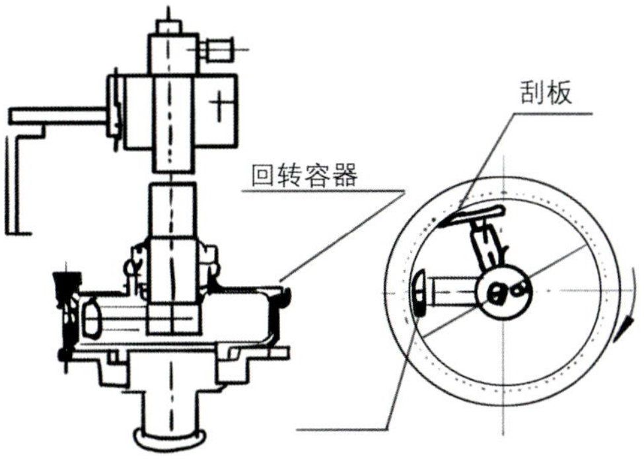

图 5-5　半圆柱臂型粒子复合装置结构示意图

五、复合粒子终点的确定

（一）复合粒子粒径测定

分别称取构成壳粒子、核粒子的干燥药材粗粉，将壳粒子粗粉投入超微粉碎机中，于 −5 ℃粉碎 45 min 后加入核粒子，混合粉碎，于第 0 min、3 min、6 min、9 min 取样，测定粒径。壳粒子粉碎 45 min 后粒径达到 27 μm，与预测值相近，加入核粒子粉碎 3 min，D90 增加至 111 μm。即 0~3 min，壳粒子在高剪切与强破碎的环境下表面效应已上升为主要影响因素，通过“净化作用”迅速“黏附”在核粒子表面，即复合粒子在粉碎过程中自组装成型。随着粉碎时间的延长，D90 减小幅度显著，成型粒子被破坏。因此，复合时间不宜过长，以 3 min 左右为宜。

（二）复合粒子接触角测定

为进一步明确复合时间，探究其表面结构是否改变，对壳粒子 45 min、复合 3 min、复合 6 min、复合 9 min 的粒子测定接触角。

六、应用案例

穿心莲内酯被誉为“天然抗生素”，具有良好的临床应用价值，但穿心莲内酯味极苦，口服顺应性差，在某种程度上限制了其制剂的广泛应用。因此最大限度地掩盖苦味是将穿心莲内酯深度推广的重要保障。本实验采用复合粒子技术在不外加物质的前提下对感咳制剂中的黄芩苷与穿心莲内酯进行微观结构重组，实现降低穿心莲内酯苦味的目的。在感咳制剂中，穿心莲内酯味极苦，而黄芩苷的苦味较之轻得多，将黄芩苷复合在穿心莲内酯表面构成包覆粒子，以期降低穿心莲内酯的苦味，为掩盖药物苦味提供新思路、新参考，使苦味药物的口服顺应性优化升级，进一步拓展其应用方向。

实验采用口尝感官评价法筛选黄芩苷—穿心莲内酯复合粒子的较优制备工艺。取已粉碎好的黄芩苷 300g 投入振动磨中，再加入 75 g 干燥的穿心莲内酯，分别于 3 min、6 min、9 min 时停机取样，每次取约 10 g，对复合粒子进行口尝评价并给出相应的分值。结果发现，复合时间对苦味有影响。当复合时间为 3 min 时，粒子复合并不完全，部分穿心莲内酯未被包覆，苦味仍较明显；当复合时间为 6 min 或 9 min 时，苦味相当。

复合 6 min 的苦味略低于 9 min 的，这可能是 9 min 时部分已成型的复合粒子被破坏。综合考虑，复合时间 6 min 为宜。

常用的掩盖药物苦味的方法有添加矫味剂、包衣、形成环糊精包合物、形成粒子交换树脂包合物、添加苦味阻滞剂等，上述方法的共同之处在于均是通过外加物质来达到掩盖苦味的目的，而本实验采用的复合粒子技术则在不外加物质的前提下，通过调节处方中的主药黄芩苷的粒径大小，利用振动磨实现“核壳结构”的机械包覆以降低穿心莲内酯的苦味。

中药复合粒子成型过程中作用力虽复杂，但起主要作用的是分子间作用力。由此可知，欲进行微观层面的粒子设计，首先应该将药物粉碎至符合要求的粒径。

七、结语

复合粒子技术是从其他学科引入中药领域的，如何实现该技术与中药制剂的制备工艺相适宜，如何科学系统地评价改性效果，如何将该技术有效地融入上市品种的二次开发与品质提升中，需要药剂学学者的共同努力及其他学科人员的积极参与。但其作为一门中药制剂新技术，已展现出明显的优势与广阔的应用前景。中药粉体改性技术的深入研究将会有力地促进中药粉体与固体制剂制备研究的科学化与规范化，推动中药制剂基本理论的建立与完善，助推中药制剂品质的提升及中成药工业的产业升级。

参考文献

[1] 韩丽，张定堃，林俊芝，等 . 适宜中药特性的粉体改性技术方法研究 [J]. 中草药，2013，44（23）：3253–3259.

[2] 张芳 . 粉体改性技术在中药分散片中的创新研究 [D]. 成都：成都中医药大学，2015.

[3] 杨明，韩丽，杨胜，等 . 基于传统丸、散剂特点的中药粒子设计技术研究 [J]. 中草药，2012，43（1）：9–14.

[4] 杨艳君，李婧琳，王媚，等 . 粉体改性技术在中药制剂中的应用研究：以参苓白术散为例 [J]. 中草药，2020，51（15）：3884–3893.

[5] 张平亮 . 新型粒子复合化技术及其装置 [J]. 合成橡胶工业，2007（4）：312–315.

[6] 刘兵海，古宏晨，丛德滋 . 粒子复合技术在材料制备技术中的应用 [J]. 硅酸盐通报，1999（3）：60–63.

第二节　分散片技术

一、技术概述

（一）技术背景

片剂是药物与辅料均匀混合后压制而成的片状或异形片状的固体制剂。片剂以口服普通片为主，但是在某些情况下，普通片剂在制备及使用时还是存在一定的限制，比如中药中很多活性成分极性相对较弱，在水中溶解性较差，制成普通固体制剂后存在溶出度低，影响其生物利用度的问题，以及部分患者，如婴幼儿及昏迷患者等存在吞咽困难的情况。如何改善普通片剂中存在的这些问题，成为近年来中药研究、医药开发的热点。采用分散片给药系统有助于解决难溶性中药口服吸收及生物利用度的问题，分散片将在医药行业中发挥越来越重要的作用。

分散片同时具备了普通固体制剂和液体制剂的某些特性，既有液体制剂分散度大、药物吸收好、生物利用度高的优点，又有片剂制备、运输、储存、服用方便的优点，同时还避免了液体制剂不稳定、运输储存不便等问题。分散片的剂量准确、药物含量差异较小；质量稳定、某些易氧化变质及易潮解的药物可借包衣加以保护，光线、空气、水分等对其影响较小；工业化生产产量大、成本低、卫生标准容易达到。

（二）技术含义与特点

分散片又称水解分散片，是指在水中能迅速崩解并均匀分散的片剂。一般是由药物、填充剂或稀释剂、崩解剂、黏合剂等组成的固体化体系。分散片的基本特征是在遇水后可迅速崩解成小颗粒，并形成均匀的混悬液，使药物高度分散，从而使药物比表面积增大，提高药物的溶出速度。将药物制成分散片，一方面可提高系统的稳定性，另一方面方便患者携带和使用，临床顺应性好。

分散片具有如下特色与优势。

（1）速崩、速效　普通片剂或胶囊剂存在崩解速度慢的缺点，对药物的吸收有一定的影响。分散片在 3 min 内可完全崩解，大大地提高了药物的溶出速率。选择不溶于水（或不完全溶于水）与吸水性强的崩解剂，水分子通过毛细管作用或膨胀作用渗透进入片剂之中，崩解剂吸水膨胀而不溶解，不形成胶体溶液，不会因阻碍水继续渗入而影响片剂的崩解，从而可实现快速崩解，分散片可缩短口服给药的达峰时间和提高峰浓度，这将带来临床上的治疗优势。

（2）服用方便　普通片剂、胶囊剂的体积较大，或一次常需服用多片（粒），需用水冲服，服用不方便，特别在用于老、幼和有吞咽功能障碍的患者的治疗时有一定困难，分散片崩解速度快，可放入水中分散成均匀的混悬液后给药，服用方便。

（3）制备工艺简单、稳定性强　分散片与泡腾片放入水中均可迅速崩解形成分散均匀的液体制剂。但泡腾片不适合于与泡腾剂酸碱溶液相互作用的药物，辅料要选择泡腾剂和水溶性辅料，在生产过程中需控制室温（小于 20 ℃）和相对湿度（小于 25%），生产工艺复杂，且对储存条件要求高。分散片崩解后形成外观清澈或略带乳光的水溶液或混悬液，辅料选择不严苛，生产条件无特殊要求。

二、制备方法

（一）原料药的处理

1. 原料药微粉化

原料药粒径是影响制剂溶出速率的关键质量属性，原料药微粉化主要是通过微粉或者细粉处理等工艺调整其粒径大小，使其达到一定的粒度，与辅料混合后主药含量更为均匀，制得的片剂更为细腻均匀。微粉化技术是近年来新兴的一项粉碎技术，它是利用流体动力的方法，将物料颗粒粉碎至微米级甚至纳米级超细粉体的过程。微粉化可改善难溶性药物的溶解度和生物利用度，改变药物的晶型或晶态，提高其稳定性和生物活性。通过微粉或细粉处理会使原料药的平均粒径变小，从而使其表面积增大，溶解度增加，能一定程度改善药物的溶出度。但是当其粒径减小到一定程度后，总的表面能较高，体系不稳定，粒子有团聚趋势（疏水团聚），从而降低有效溶出表面积和溶出速率。同时对于疏水药物而言，附着于粒子表面的空气会阻止水分对其表面的浸润（表面能的影响），当减小粒径时，这种作用会更明显。

2. β－环糊精包合技术

β－环糊精包合技术是一种分子的空间结构中全部或部分包入另一种分子的技术，通过包合技术将药物嵌入β－环糊精筒状结构内形成包合物。包合物分散效果好，药物的溶解度增大，可调节药物的释放速度，提高药物的生物利用度；同时还可以掩盖药物不良气味，降低药物的刺激及毒副作用。β－环糊精与药物包合是一种物理过程，不发生化学反应，能保持药物原有性质，提高药物稳定性，避免水解、挥发和氧化。液体药物可粉末化，便于加工成其他剂型。但是β－环糊精遇酸不稳定，也会受药物分子大小及形状的限制；分解后在体内会转化为葡萄糖，故糖尿病患者不宜使用。

3. 固体分散技术

固体分散技术是指药物以分子、胶态、微晶等状态均匀分散在某一固态载体物质中所形成的分散体系。用适当的载体材料制备固体分散体，可以改善药物的溶解性能，加快溶出速率，提高生物利用度，实现药物高效、速效、长效化；也可控制药物靶向释放。采用水溶性聚合物、脂溶性材料、脂质材料等为载体制备固体分散体，形成缓释和控释制剂，大大扩展了固体分散技术的应用范围。目前固体分散已从增加药物的溶解性能、提高生物利用度，进入缓（控）释和靶位释药研究。固体分散体作为一种中间剂型，可以根据需要制成各种不同的制剂，用于增加药物稳定性，避免药物氧化、水解等，为药物的剂型改造提供了新的途径，对于制剂的生产和新药的开发具有重要的意义。该项技术日益受到研究者和新药开发者的重视。但是固体分散体长期储存后会出现硬度增加、晶状体析出或结晶粗化的情况，从而导致药物溶出速率下降、生物利用度降低，其稳定性问题一直是国内外药物制剂研究的热点。

4. 包衣微丸技术

包衣微丸型片剂作为一种特殊的口服缓（控）释制剂，可快速崩解出包衣膜完整的微丸，并可通过调整微丸比例，灵活控制药物剂量与释药行为。口感较差的中药提取物除了可以添加矫味剂外，还可采用微丸包衣技术改善。将羧甲基淀粉钠、羟丙基甲基纤维素等亲水性高分子溶于有机溶剂或水，形成胶乳对药物粉粒包衣，用与包衣小丸骨架片相似的制备工艺，制成包衣控释微丸分散片。包衣微丸型片剂制备技术的关键点是保证包衣膜的完整性。现阶段的研究主要集中在微丸丸芯性质，包衣聚合物及增塑剂的种类、用量，缓冲辅料的使用以及工艺参数等的筛选优化上，以使包衣膜具备合适的强度、延展性及厚度等参数组合，并依靠辅料的缓冲作用使包衣膜不被破坏。

（二）崩解剂的加入方法

1. 内加法

内加法将崩解剂与原料混合在一起制成颗粒。崩解作用起自颗粒的内部，使颗粒全部崩解。由于崩解剂包于颗粒内，与水接触较迟缓，在制粒过程中已接触温和热，因此崩解作用较弱。

2. 外加法

外加法将崩解剂与已干燥的颗粒混合后压片。此法制成的片剂虽然崩解速度较快，但其崩解作用主要发生在颗粒与颗粒之间，崩解后往往呈颗粒状态而不呈细粉状。

3. 内外加法

内外加法将一部分的崩解剂与原料混合在一起制成颗粒，另一部分则加在已干燥的颗粒中，混匀压片。此种方法可克服上述两种方法的缺点，是较为理想的加入方法。

（三）压片工艺

1. 湿法制粒压片法

湿法制粒压片法是在药物粉末中加入黏合剂，靠黏合剂的桥架或黏结作用使粉末聚结在一起而制备颗粒的方法。它包括挤压制粒、转动制粒、流化制粒和搅拌制粒等。湿法制成的颗粒经过表面润湿，具有颗粒质量好、外形美观、耐磨性较强、压缩成型性好等优点，在医药工业中应用最为广泛。

2. 干法制粒压片法

干法制粒压片法是将药物和辅料的粉末混合均匀、压缩成片状或板状后，粉碎成所需大小颗粒的方法。该法靠压缩力使分子间产生结合力，其制备方法有压片法和滚压法。干法制粒压片法常用于热敏性物料、遇水易分解的药物，方法简单，省工省时。工艺流程为：药物 + 辅料→粉碎→过筛→混合→压块→粉碎→整粒→混合→压片。

3. 粉末直接压片法

粉末直接压片法是指不经过制粒过程直接把药物和辅料的混合物进行压片的方法。当物料具有适宜的流动性和可压性时，可采用粉末直接压片生产。片剂的崩解主要依靠片剂中的崩解剂通过毛细管作用或膨胀作用促使片剂崩解。采用粉末直接压片工艺制备的片剂，其崩解剂不同于湿法制粒中的崩解剂，不会由于前期接触水分而降低崩解性能，从而保证了良好的崩解特性。另外，由于没有进行颗粒压片，片剂崩解后不会形成大团状颗粒，而是形成比表面积相对较大的细粉，可以均匀分布在水中，提高片剂的分散均匀度，有助于药物的释放、吸收。研究表明，该技术可以保证药片在不到 30 s 内完全崩解，目前已有许多分散片的制备采用了粉末直接压片技术。

粉末直接压片技术还有助于提高溶解度小的药物的溶出度。由于这类药物受其比表面积和药物成品表面性质的影响较大，选用亲水性辅料，经直接压片后，药品崩解后药物直接从粉末中释放出来，分散度增大，溶出速率加快，相对生物利用度提高。在新型制剂如分散片、速释片（包括速崩片和速溶片）、缓释片等的应用中，粉末直接压片技术也显示出了不可比拟的优势。

3 种压片法的优缺点见表 5-1。

表 5-1　分散片压片方法的比较

制备方法	优点	缺点
湿法制粒压片法	制备过程简单，操作性强，工艺稳定；颗粒表面润湿，耐磨性较强、压缩成型性好	制备过程中需要对颗粒进行加热，故热敏性、湿敏性及易溶性药物不适合此法
干法制粒压片法	工序较湿法制粒简单，可以直接将干粉制成颗粒，改善湿法制粒的多道工序，节约成本，对于某些湿热条件下不稳定的药物，制粒效果更为明显	对较粗的粉，制粒的颗粒不均匀，对较细的粉末，在送料和压片时存在一定的难度，会直接影响颗粒的成品率
粉末直接压片法	避开了制粒过程，因而能更加省时节能，工艺简便、工序少，适用于湿热不稳定的药物，能提高难溶性药物的溶出度	存在粉末流动性差、片重差异大、容易造成裂片等缺点

三、技术适用性

分散片制备不仅与上述制备方法与工艺因素有关，还与填充剂、崩解剂、黏合剂、表面活性剂的理化属性等因素密切相关。

（一）填充剂的性质

分散片常用的填充剂有微晶纤维素（MCC）、乳糖、预胶化淀粉、淀粉等。其中，MCC具有海绵状的多孔管状结构及良好的流动性崩解能力，遇水可迅速崩解形成均匀的黏性混悬液，具有崩解剂和混悬剂的双重作用，且崩解后颗粒很细，能达到分散片的分散粒度要求，是目前效果较好的填充剂。研究发现，黏性较强的原料药不宜使用乳糖作填充剂，因其有可能影响崩解度。如原料药的黏性较强，可考虑使用硫酸钙作填充剂。

（二）崩解剂的理化属性

崩解剂是指能促进分散片迅速崩解、溶出而加入的辅料。优质崩解剂的选用是保证分散片质量的关键，崩解剂的种类、型号、用量、加入方法及是否联用，对分散片的崩解、溶出效果都至关重要。常用的崩解剂有干淀粉、羧甲基淀粉钠、低取代羟丙基纤维素、交联聚乙烯吡咯烷酮（交联 PVP）、泡腾崩解剂、交联羧甲基纤维素钠（CCNa）等。崩解剂的相关理化性质会显著影响分散片的崩解效果。敖玲玲等以磷酸氢钙为模型药物，研究崩解剂种类和用量对崩解时间的影响。结果低取代羟丙基纤维素为长纤维状粉末，粒径范围广，相对而言流动性较差，可压性较好，具有较大的表面积，使片剂易于成型，加大片剂崩解后的分散度；羧甲基淀粉钠为类椭球状粉末，粒径分布较均匀，吸水性和流动性很好，能够显著加快片剂的崩解。所以在选择崩解剂时，不仅要考虑崩解剂的种类，还要选择崩解剂的型号、用量、来源等。

（三）润湿剂和黏合剂

在片剂制备过程中，水和乙醇是常用的润湿剂，当与某些药物或辅料接触时能诱导出其黏性。对于本身缺乏黏性或黏性较小的药物，在制备软材时需加入黏合剂，实际制备中药分散片时，多采用亲水性黏合剂，压片后水分易润湿，片剂易崩解，有利于药物溶出。另外，聚乙烯吡咯烷酮（PVP）和羟丙甲纤维素（HPMC）的醇溶液和水溶液也可作为分散片的黏合剂。以 PVP 的醇溶液制成的颗粒，表面具亲水性，压片后水分易湿润、渗入，片剂易崩解，有利于药物溶出。常用的亲水性黏合剂有甲基纤维素、聚乙烯吡咯烷酮和羟丙基纤维素等的烯醇或水溶液。

（四）表面活性剂

为解决分散片分散时限问题，常在处方中加入表面活性剂，如表面活性剂聚山梨酯 -80，由于其分子结构上的特点，能降低表面张力，并增加主药的亲水性；又如聚氧乙烯基的存在，大大增加了制剂的亲水性，水分子易透进片剂内部，使分散片溶胀、分散。

四、评价指标

分散片主要评价指标有溶出度和分散均匀性。

（一）溶出度

溶出度指药物从片剂等固体制剂在规定溶剂中溶出的速度和程度。

溶出度是分散片质量控制的一个重要指标，对难溶性药物都应做溶出度的检查。溶出度是分散片质量控制的一个重要指标，是一种模拟口服固体制剂在胃肠道中崩解和溶出的体外简易实验方法，通常被作为一种替代体内生物等效性研究的方法，为体内外相关性研究提供信息和指导。也可评价药物形态改变如微晶化、微粉化后活性成分的溶解性，以寻找更加合理的生产工艺或制剂形态。

（二）分散均匀性

根据分散片的相关特性要求，在不锈钢丝网孔的筛孔内径为710 μm，水温为15~ 25 ℃的条件下，分散片要在3 min之内完全崩解并通过筛网，分散后形成的混悬液要均一稳定，并具有良好的外观。

五、应用案例

例：七叶安神分散片

1. 处方

三七叶总皂苷、低取代羟丙基纤维素、预胶化淀粉、微晶纤维素、二氧化硅、硬脂酸镁。

2. 制备

取三七叶总皂苷 50 g，加入微晶纤维素约 186.2 g、二氧化硅 2.8 g、低取代羟丙基纤维素 40 g，混匀，制粒，加入硬脂酸镁 1 g，混匀，压制成 1000 片，即得。

3. 注解

根据确定的制备工艺进行连续 3 批放大生产七叶安神分散片，对成品收率、脆碎度、溶出度、分散均匀性、含量测定和重量差异进行考察，筛选了可同时作为填充剂和黏合剂的微晶纤维素、兼具崩解剂和黏合剂作用的低取代羟丙基纤维素，解决了压片不易的难题，改善了片剂外观的光亮度，提高了片剂的溶出度，同时也加快了片剂的崩解速度。

参考文献

[1] 国家药典委员会．中华人民共和国药典：四部 [M]. 北京：中国医药科技出版社，2020.

[2] 黄大福．分散片研究进展 [J]. 临床医药文献杂志（电子版），2017，4（47）：9289–9291.

[3] 方晓琳．黄杨宁片质量评价及其体外溶出关键要素分析 [D]. 合肥：安徽中医药大学，2020.

[4] 杨玉金，唐舒棠，王绍辉．阿利维 A 酸原料药的微粉化工艺研究 [J]. 中国药房，2018，29（7）.

[5] 刘为中，李志云，查晓雁．原料药粒径对头孢地尼颗粒体外溶出行为的影响 [J]. 安徽医药，2015，19（08）：1462–1465.

[6] 霍涛涛，陶春，张美敬，等．生物药剂学分类系统中Ⅱ类药物增溶的研究进展 [J]. 中国新药杂志，2017，26（19）：2291–2299.

[7] 杨海跃，余越，林兵，等．难溶性中药增溶方法对体外药效学影响的研究进展 [J]. 中成药，2017，39（6）：1248–1251.

[8] 周广辉，朱源，徐希明，等．难溶性药物新型速崩片的研究进展 [J]. 中国药师，2015，18（9）：1565–1567+1580.

[9] 敖玲玲，张晨芳，徐凯敏，等．几种常用崩解剂的理化性能和应用效果 [J]. 中国医药指南，2015，13（16）：20–22.

[10] 黎玄哲．粉末直接压片技术在我国医药工业中的现状 [J]. 名医，2020（12）：337+339.

第三节 泡腾片技术

一、技术概述

（一）技术背景

随着社会的发展和人们物质、文化生活水平的不断提高，自我保健意识逐渐增强，对进一步安全、有效、合理用药的要求也越来越高，人们需要一种服用方便、疗效快，生物利用度高、剂量准确、质量稳定且便于携带、运输、储存的药品剂型。为了满足此需求，“干的液体制剂”——泡腾片剂应运而生，它汇聚了普通口服片剂和液体制剂的精华且弥补了两者不足，成为消费者所喜爱的一种新剂型。口服泡腾片剂的前身形式是起泡沫的汽水、起泡片、泡腾散、泡腾浸剂以及外用泡腾片等。

自 1672 年酒石酸钾钠盐合成后和“产生泡沫的起泡粉”出现之后，泡腾散、泡腾浸剂和外用泡腾片剂相继产生。1904 年，《大药学百科全书》中阐述了由碳酸氢钠和酒石酸组成泡腾剂，加入有效成分和香味剂等辅料，压入镀锡铁皮干燥后，包入锡箔纸内，这就是最初的泡腾片剂。1965 年，《美国药典》（第十七卷）中最先提到泡腾片剂，但最先获得泡腾片生产专利的是德国。发展至今，泡腾片的生产技术和设备已很完善。国内自 20 世纪 70 年代开始研制生产泡腾片剂，此后陆续有各种药用泡腾片上市，但因产品工艺及设备问题，一直发展缓慢。

（二）技术含义与特点

泡腾片是一种较新的药物剂型，与普通片剂不同，泡腾片利用有机酸和碱式碳酸（氢）盐反应作泡腾崩解剂，置入水中，即刻发生泡腾反应，生成并释放大量的二氧化碳气体，状如沸腾，故名泡腾片。泡腾片与普通片剂等常见剂型的比较见表 5-2、表 5-3。

其最为突出的特点是体外崩解、溶解迅速（1 ~ 5 min）；口感好，口服吸收快，10~30 min 达血药浓度峰值；生物利用度高，疗效显著，便于储存、运输等，可谓“干的液体制剂”。

表 5-2 泡腾片与普通片剂剂型比较

	泡腾片	普通片
吸收及起效速度	泡腾片体外崩解溶出药物，口服后液体在胃肠道大面积分布，10~30 min 经胃肠吸收入血，降低了药物在胃肠道的局部刺激，从而使副作用降低，达到速效、高效的效果	普通片剂口服后在胃内崩解，药物慢慢溶出，经胃肠吸收入血，达到有效血药浓度需 2~3 h，起效较慢
崩解、溶解过程	片剂在体外放入水中，迅速崩解，释放大量的二氧化碳气体，溶解为液体，一般崩解时限为 1~5 min	普通片剂经口服后，在胃肠内缓慢崩解、溶解后，药物释放，不同片剂的崩解时限为 15~60 min

表 5-3 泡腾片与常用剂型优缺点比较

	泡腾片	普通片剂	液体制剂
优点	①剂型新颖，服用方便，起效迅速，便于口服、携带、运输、储存。②口感好，使患者乐于接受，特别适用于儿童、老年人以及吞服固体制剂困难的患者。③崩解快速；1~5 min。④生物利用度高，能提高临床疗效。⑤偏酸性，增加部分药物稳定性和溶解性。⑥由于崩解产生的大量泡沫增加了药物与病变部位的直接接触，能更好地发挥药物疗效，所以泡腾片还用于口腔疾病等的防治用药	①工艺过程简单。②成本低。③质量较易控制	①体内吸收快。②生物利用度高
缺点	①生产工艺复杂，难度大。②成本高。③包装要求严格，防吸潮。④要溶解后才能服用，不能直接吞服	①体内崩解缓慢。②药物溶出速率、吸收速率及生物利用度低。③不具新颖性，缺乏吸引力	①质量相对不稳定，易被分解、氧化。②不便于携带、运输、储存。③易受污染，易变质

（三）组成及常用的辅料

泡腾片的处方由主药、稀释剂、黏合剂、崩解剂、润滑剂和其他辅料组成，其中使用的稀释剂、黏合剂、润滑剂和其他辅料类型与普通片剂相同，只需根据制备工艺选择合适品种。与普通片剂不同，泡腾片中使用的崩解剂为泡腾崩解剂。

1. 泡腾剂

泡腾剂由酸源和碱源组成。

常用的酸源有柠檬酸、酒石酸、富马酸、苹果酸。

柠檬酸为无色半透明结晶或白色粉末，在药剂中主要用作矫味剂、缓冲剂、抗氧增效剂和酸性泡腾剂，是目前应用最广泛的泡腾剂酸源，适用于各种泡腾片。由于它是柑橘类水果的天然成分之一，所以特别适合于柑橘类香味的饮料。柠檬酸易溶于水、口感好，但具有很强的吸湿性，常造成粘冲、颗粒难烘干、易涨片等问题。因此，生产时应控制车间温度在 18~20 ℃，湿度 在 30% 以下，储藏时应采用密闭性好的防潮容器。柠檬酸的用量没有特殊的规定，一般泡腾时间在 5 min 之内即可。柠檬酸与碳酸氢钠的最佳产气摩尔比是 0.76 ∶ 1，溶解最快的摩尔比是 0.6 ∶ 1。

酒石酸为无色透明或白色微细结晶，酒石酸在药剂中用作酸化剂、矫味剂、络合剂、抗氧增效剂和泡腾剂。与柠檬酸相比，它具有稍涩的收敛味，在食品中与柠檬酸的效果相似，也是作泡腾剂和缓冲剂等。酒石酸一个很大的优点就是吸湿性小，易于操作。

富马酸在药剂中用作酸味剂、pH 调节剂和泡腾剂，它跟酒石酸一样没有吸湿性，并且具有很好的润滑作用，可以解决柠檬酸在压片过程中的粘冲和吸湿问题；其不足之处是水溶性不是很好，酸性较弱，所以，泡腾过程较缓慢，最后总是在水表面留下一点残渣。

苹果酸在药剂中用作酸化剂、pH 调节剂、泡腾剂、矫味剂和抗氧增效剂。口味较好，在泡腾片中常代替柠檬酸，其不足之处是吸湿性较强，容易粘冲。

常用的碱源有碳酸钠、碳酸氢钠、碳酸钾、碳酸氢钾。碱源的作用机制是与酸发生中和反应产生二氧化碳气体来起到膨胀的作用，一般是将 PVP 乙醇溶液跟酸分开制粒，或取结晶状态的碱直接压片。为了使泡腾片稳定，防止酸和碱在制作过程中反应，可在碳酸氢钠外面涂上保护剂，使其在固体状态下不与柠檬酸发生反应。

2. 填充剂

填充剂的种类也多种多样，包括淀粉、乳糖、糊精、葡萄糖、甘露醇等。考虑到口服泡腾片需要在水中完全溶解，而淀粉既不溶于水，也不溶于乙醇，在空气中也较稳定，其可吸水而不潮解；糊精易溶于热水而在冷水中溶解较缓慢，且不溶于乙醇；乳糖能溶于水且不易吸水，能够使制备的成品更加优良，所以选择乳糖作为填充剂。

3. 黏合剂

加入黏合剂时，普遍选择水、乙醇或者聚乙烯吡咯烷酮（PVP）乙醇溶液作为黏合剂。由于泡腾片遇水则反应，而 PVP 乙醇溶液黏性过大，容易导致压片粘冲，故选用无水乙醇作为黏合剂。

4. 润滑剂

润滑剂有水溶性润滑剂和水不溶性润滑剂两种。口服泡腾片需要考虑片剂在水中完全溶解，而且溶液不浑浊，所以一般选择水溶性好的作为润滑剂。聚乙二醇 6000（PEG6000）或聚乙二醇 4000（PEG4000）、十二烷基硫酸钠、苯甲酸钠等几类润滑剂水溶性都良好。

5. 甜味剂

甜味剂主要是为了中和柠檬酸带来的少许酸味，给饮品带来较好的口感。口服泡腾片中为了改善口感，一般都会添加甜味剂来调味。由于阿斯巴甜甜度大，能够有效地改善柠檬酸所造成的酸涩口感，而且它不参与一般糖代谢，亦不会被微生物降解，适合糖尿病患者食用，并且节约成本，非常实用，故可选择阿斯巴甜作为甜味剂。

（四）泡腾片类型

1. 外用型

外用型一般为药用，主要用于治疗妇科炎症，例如双唑泰泡腾片、米可定阴道泡腾片、甲硝唑阴道泡腾片和洁尔阴系列产品的洁尔阴泡腾片等。泡腾片用于妇科局部用药，具有起效快、吸收完全、不伤黏膜等特点，其溶解速度比栓剂快，吸收比栓剂好。

2. 口服型

口服型主要为药用和保健泡腾片两类，药用型主要用于治疗感冒、感染等病症，如阿司匹林泡腾片、对乙酰氨基酚泡腾片和乙酰半胱氨酸泡腾片等；保健型主要是维生素及矿物质类营养保健品，如维 C 泡腾片、多维泡腾片、补钙泡腾片和补铁泡腾片等。

二、制备方法

（一）常规制备方法

1. 湿法制粒

湿法制粒是将酸或碱分别用含水黏合剂制粒、干燥，在压片前混合均匀进行压片。此法避免了酸、碱的接触，防止操作过程中发生酸碱反应，有利于制剂的稳定性。其产物具有外形美观、流动性好、耐磨性较强、压缩成形性好等优点，在医药工业、食品工业等领域应用最为广泛。但不适用于热敏性、湿敏性、极易溶性等特殊物料的制粒。泡腾片对制剂环境要求较高，尤其使用湿法制粒时，相对湿度不宜超过 30%。比如，泽泻泡腾片的制备采用湿法制粒工艺，分别制粒干燥后与甜味剂和其他原料混合、压片而成。

2. 干法制粒

干法制粒是用滚压或重压法进行制粒。该法所需辅料少，工艺简单，周期短，污染小，有利于提高颗粒稳定性、崩解性和溶散性；但应注意选择黏合性和可压性较好的辅料。此法多应用于实验中，由于设备价格较高，工厂应用不多。

3. 非水制粒

非水制粒是将处方中组分用非水液体（如异丙醇、无水乙醇）制粒。此操作较湿法制粒简单，但易有黏合剂残留，所以还要测量其残留量。此外，非水黏合剂价格略高于湿法制粒。比如，抹茶泡腾片、维 C 泡腾片的制备选择非水制粒，通过此种方法制备的泡腾片，泡腾效果好，外观完整，口感气味均良好。

4. 直接压片

直接制粒是将药物的粉末与适宜的辅料分别过筛并混合后，不经过制粒过程，直接对药物和辅料的混合物进行压片。此法要求药物要有一定的流动性，最好有一定的晶形，要选择合适的辅料，然后将混合物直接压片，可省略制粒步骤，能省时节能，工艺简便，工序少，适用于湿热不稳定的药物，但也存在流动性差的粉末片重差异大、容易造成裂片等缺点。

（二）新型制备方法

1. 缓释泡腾片

缓释泡腾片是将有效成分及辅料制成颗粒，在颗粒外层包上不溶于水且易膨胀的丙烯酸聚合物及水溶性纤维素衍生物，然后再与酸、碱制成的颗粒混匀压制而成。该方法可以控制释放速度，从而达到长效的目的。

2. 固体分散体泡腾片

固体分散体是指将药物高度分散于固体载体中形成的一种以固体形式存在的分散系统。药物在载体中的粒径为 0.001~0.100 mm。李俊杰等用固体分散体法制备了复合维生素 B 泡腾片，结果证明其崩解速度迅速。

3. 多层泡腾片

该方法可以使泡腾片体积减小，减少辅料用量，加快其在水中的崩解速度。

4. 枸橼酸水合物压片法

以枸橼酸水合物为辅料代替无水物，辅以碳酸氢盐或碳酸盐，遇水可释放出大量的二氧化碳气体，使片剂迅速崩解、溶解，形成均匀、澄清的溶液。此泡腾片剂的工艺特点存在易吸湿、易粘冲等缺点，导致产品的生产工艺难度大，成本高，要求包装严密，严防吸潮。用适量的枸橼酸水合物代替无水物，即可控制其含湿量，将混合物加热，释放出结晶水，将颗粒压片、干燥。

三、质量评价

（一）质量差异检查

参考 2020 年版《中国药典》的要求进行测定：随机抽取 20 片泡腾片，用电子分析天平精密称量总质量后，计算平均片重，再分别精密称定每片质量，计算个别片重与平均片重的差值，差值与平均片重比较算出差异百分率。

（二）硬度检查

取 6 片泡腾片，使用片剂脆碎硬度测定仪分别精确测定径向硬度，计算平均值。具体操作如下：将泡腾片置于仪器的两个压板之间，调整好直径，然后操作仪器使压板沿泡腾片的直径方向缓缓加压，当泡腾片刚刚破碎时，仪器所显示的压力即该泡腾片的硬度。

（三）pH 检验

取泡腾片 6 片，分别置于盛有 100 mL 水的干净烧杯中，水温 45~50 ℃，当泡腾片均匀溶解于水中，片剂或碎片周围的气体停止逸出、无肉眼可见的聚集颗粒剩留时，用精密 pH 计测定溶液的 pH，计算平均值。

（四）崩解时限检查

采用崩解时限检查法：取 1 片泡腾片，置于 150 mL 的干净烧杯中 [内有 100 mL 温度为（43 ± 2）℃的水]，即有许多气泡逸出，直至片剂或碎片周围的气体停止逸出，片剂溶解或分散在水中，无肉眼可见的聚集颗粒剩留，该过程所用时间即为崩解时限。测定 6 片，求取平均值。

（五）发泡量

在 20℃下将泡腾片溶于 100 mL 水中，待完全溶解后，测定溶液的 pH。取 10 支内径约 1.5 cm 的 25 mL 具塞刻度试管，先加水 2 mL 后置入（37 ± 1）℃水中水浴 5 min，分别加入 1 片泡腾片，密封 20 min，观察最大发泡体积。

四、应用案例

例：蛹虫草提取物泡腾片

1. 处方

蛹虫草提取物冻干粉、乳糖、柠檬酸、碳酸氢钠、阿斯巴甜、无水乙醇。

2. 制备

按比例要求称取蛹虫草提取物冻干粉、乳糖、柠檬酸、碳酸氢钠、阿斯巴甜，充分混合均匀后加入无水乙醇，制得软材；用 24 目筛进行制粒，在真空干燥箱中干燥 3 h，干燥温度为 50 ℃，取出后整粒，然后加入 PEG6000 混匀，压片，即得。泡腾片片重规格定为 1.0 g。

3. 注解

蛹虫草提取物是泡腾片的主要原料成分，泡腾剂的酸碱配比会影响泡腾效果。准确称取 1.0 g 碳酸氢钠（$NaHCO_3$）分别和 0.8 g、0.9 g、1.0 g、1.1 g、1.2 g、1.3 g 柠檬酸一起加入 100 mL 去离子水中，计算减少的质量，即 CO_2 产生量，再测量溶液的 pH，以 CO_2 产生量和溶液的 pH 为评价指标确定酸碱配比。泡腾剂的酸源和碱源的总量控制在 40%~50% 崩解效果最好。可将乳糖作填充剂。

第四节　固体双相胶囊技术

一、技术概述

（一）技术背景

合理有效地解决挥发性物质稳定性问题是当前中药制剂研究领域的热点和难点。据统计，80% 的中药含有挥发性物质，如冰片、薄荷脑、樟脑、降香、檀香、川芎、小茴香等。挥发性物质是一个非常复杂的不稳定体系，对光、热、氧敏感，在制剂中容易因外界因素引起损失、变质，因而造成临床疗效降低或毒性增强。虽然环糊精包合法、软胶囊、微囊化、固体分散体等技术均可以增加挥发性物质的稳定性，但目前这些方法均存在不同程度的缺陷。例如中药软胶囊易出现内容物分层，环糊精包合物可能会明显增加服用剂量。

针对挥发性物质存在的不稳定性问题，基于硬胶囊可同时装填多个独立释药单元的优势和软胶囊可形成一个相对封闭的释药单元的优势，研究者建立了一种固相和液相并存的一种新型释药系统——固体双相胶囊。固相为固体提取物制成的颗粒、粉末、小片或微丸，液相为处方中挥发性物质制成的微型软胶囊。固体双相胶囊为提高中药制剂中挥发性物质的稳定性，保障制剂的临床疗效提供了新的制剂思路。

（二）技术含义与特点

固体双相胶囊技术是将处方中的挥发性成分如挥发油制成微型软胶囊，将固体提取物制成粉末、小片、颗粒或微丸，将软胶囊和粉末、小片、颗粒或微丸同时装填于同一硬胶囊中所组成的固体口服制剂。其基本特征是将药物或药物组合物的不同极性的双相成分（如液相和固相成分）隔离分开装填于一个硬胶囊中。

固体双相胶囊具有如下特色与优势。

（1）能够增加活性成分的稳定性。

（2）减少不同极性、不同状态成分之间相互作用所导致的化学及物理变化。

（3）可减少辅料成分的应用，从而降低生产成本，减少服用量。

二、制备方法

固体双相胶囊的制备与硬胶囊的制备流程相似，分为空胶囊壳的制备和填充物料的制备、填充、套合封口等工艺过程，不同的是固体双相胶囊的填充物至少有两种且不相互混合，粉末、颗粒、小片、微丸、滴丸、软胶囊等都可以作为填充物。根据物料的性质可采用适宜的方法制备填充物。

（一）粉末的制备

1. 闭塞粉碎与自由粉碎

闭塞粉碎是指在粉碎过程中，已达到力度要求的粉末不能及时排出而继续和粗粒一起重复粉碎的操作。该法中粉末成了粉碎过程的“缓冲物”，降低了粉碎效果，能量消耗大，常用于小规模的间歇操作。自由粉碎是指在粉碎过程中已达到粉碎粒度要求的粉末能及时排出的操作，该法操作效率高，常用于连续操作。

2. 开路粉碎与循环粉碎

开路粉碎是把粉碎物料连续地供给粉碎机的同时不断地从粉碎机中把已经粉碎的细物料取出的操作，即只通过一次粉碎机就完成物料粉碎的操作。该法操作简单，粒度分布宽，适用于粒度要求不高的粉碎。循环粉碎是经粉碎机粉碎的物料通过筛网或分级设备使粗颗粒重新返回粉碎机再粉碎的操作。该法消耗能量低，粒度分布窄，适用于粒度要求较高的粉碎。

3. 干法粉碎与湿法粉碎

干法粉碎是使物料处于干燥状态下进行粉碎的操作。在制剂生产过程中多采用干法粉碎。湿法粉碎是指在药物中加入适量的水或其他液体进行研磨的操作。湿法粉碎时由于液体对物料有一定渗透力和劈裂作用，而利于提高粉碎效率，降低能耗，并可避免操作时粉尘飞扬，减轻某些有毒药物或刺激性药物对人体的危害。

4. 低温粉碎

低温粉碎是利用物料在低温时脆性增加、韧性与延展性降低的性质以提高粉碎效率的方法。对温度敏感的药物、软化温度低而容易形成"饼"的药物及极细粉的粉碎常采用低温粉碎。

5. 混合粉碎

将两种以上的物料一起粉碎的操作称为混合粉碎。该法可避免一些黏性物料或热塑性物料在单独粉碎时出现粘壁以及物料间的聚结等现象，可将粉碎与混合同时进行。

（二）颗粒的制备

1. 湿法制粒

湿法制粒技术在中药制粒中应用广泛，所得颗粒经过表面润湿，具有颗粒质量好、外形美观、耐磨性较强、压缩成型性好等优点。湿法制粒又分为挤压式制粒、高速搅拌制粒与流化床制粒。挤压式制粒工艺繁杂，且产率较低，与新型药物制剂的需求不相应。高速搅拌制粒将混合、制粒两步工艺相结合，既满足了药品生产质量管理规范（GMP）要求，又省时高效，还可减少交叉污染。流化床制粒也称"一步制粒法"，可在同一设备内一次性完成物料的混合、制粒、干燥等过程，所得的颗粒细小均匀、流动性好，适用于对湿、热敏感的药物制粒。

2. 干法制粒

干法制粒是继流化床制粒后发展起来的一种新型制粒技术，该技术省却了制软材和干燥的过程，可减少辅料量、提高载药量。相较于湿法制粒，干法制粒技术对药物有效成分影响小，更适宜于对湿、热敏感性高的药物的颗粒制备。

干法制粒常用的方法有滚压法和重压法。滚压法干法制粒是将物料粉末混匀，压制成适宜硬度的条带，再经破碎制成一定大小颗粒的方法。其制备的简要流程如图 5-6 所示。滚压法可通过调节投料速度、滚轮压力、滚轮转速等参数，有效控制颗粒质量。重压法干法制粒又称压片法制粒，是将药物与辅料混匀后用较大压力的压片机压成大片，然后再粉碎成所需大小的颗粒。其制备的简要流程如图 5–7 所示。重压法考察的因素主要为重压压力、破碎速度以及制粒速度。重压法可避免滚压法制粒中的压缩过紧、设备摩擦产热等问题，其颗粒的松紧可通过调节冲头高度进行控制。

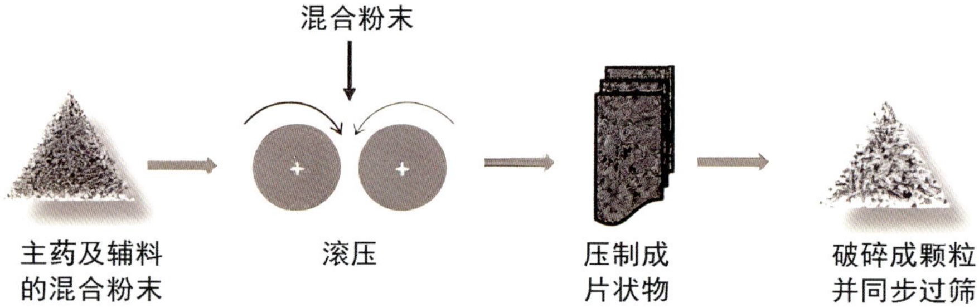

图 5–6　滚压法干法制粒简要流程图

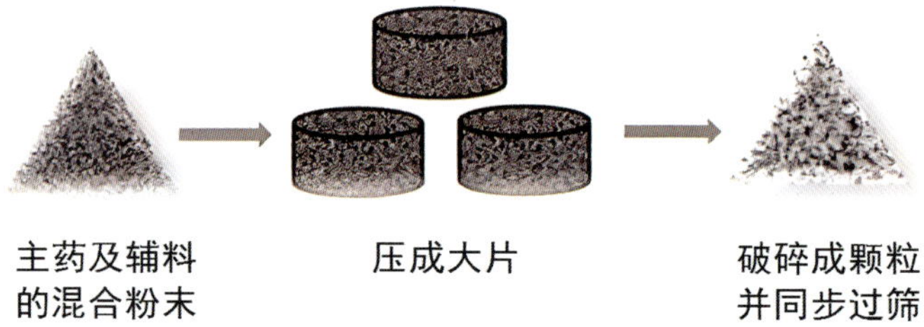

图 5–7　重压法干法制粒简要流程图

3. 喷雾干燥制粒

喷雾干燥制粒是液态物料集喷雾干燥、流化制粒于一体的一步制粒过程。喷雾干燥技术是通过机械作用将需要干燥的液态物料分散成很细的雾状颗粒，与热空气流接触，在热空气流中瞬间将大部分水除去，使物料中的固体物质按照需要干燥成粒径不同的颗粒。喷雾制粒的干燥速度快，干燥物料温度低，适用于热敏性物料的处理。制成的颗粒具有良好的溶解性、分散性和流动性。喷雾干燥技术按照原理不同，可分为压力式喷雾干燥制粒法、离心式喷雾干燥制粒法、气流式喷雾干燥制粒法。不同喷雾干燥制粒方法的比较见表 5–4。

表 5–4　不同喷雾干燥制粒方法比较

比较项目	气流式喷雾干燥制粒方法	压力式喷雾干燥制粒方法	离心式喷雾干燥制粒方法
溶液	可以	可以	可以
悬浮液	可以	可以	可以
膏糊状	可以	不可以	不可以
料液黏度适应性	改变压缩气压力	适于低黏度料液	改变转速，但有限
进料变化影响	中等	大	小
喷雾器磨蚀情况	中等	大	小
喷雾过程控制	中等	难	易
喷雾堵塞情况	中等	大	小
相对成本	1	3	5
动力消耗	很大	小	较小
进料压力 / MPa	0.1~0.5	2~40	0
原料颗粒粒径 / μm	200~400	100~200	50~1000

（三）小片的制备

1. 粉末直接压片法

粉末直接压片法是指将药物与适宜辅料混合均匀后，不经过制粒而直接压制成片的工艺。与传统制粒压片相比，粉末直接压片需求的操作单元少，可极大地降低其他因素对中药片剂成型的影响。片剂崩解后为药物的原始粒子，比表面积大，有利于药物的溶出，并提高药效。当物料具有适宜的流动性和可压性时，可采用粉末直接压片工艺生产。

2. 湿法制粒压片法

湿法制粒压片法是将物料湿法制粒干燥后压片的方法。在制备过程中物料经过表面润湿，制得颗粒具有质量好、外形美观、流动性好、压缩成型性好等优点。常用方法有高速搅拌制粒和流化床制粒。高速搅拌制粒中，颗粒的性质取决于搅拌桨转速、切割速率、润湿剂的用量和制粒时间。搅拌浆转速越快、制粒时间越长，越有利于粉体粒子聚集，减少细粉的产生；高速切割使聚集的颗粒破碎成细粉，而切割速率越高，制备的片剂硬度越大。与高速搅拌制粒相比，流化床制粒制得颗粒粒度均匀、流动性好，且形态较为不规则，呈多孔状，有利于颗粒间的结合，从而提高压缩成型性。

3. 干法制粒压片法

干法制粒压片法是指将药物与辅料混合后，利用物料自身所含水分，经机械挤压形成薄片状或条状后，再经破碎制成一定大小的、均匀的颗粒，最后压制成片的方法。制备方法有重压法和滚压法。重压法因使用较大压力将物料压成大片，会导致压制的大片硬度较大，难以粉碎完全。与重压法相比，滚压法能通过控制投料速度、滚轮压力、滚轮转速等工艺参数，有效控制颗粒质量，具有更好的生产能力， 所以在实际生产中多使用滚压法。采用滚压法制备颗粒时，颗粒的孔隙率会随着滚轮压力的增加而降低，从而导致颗粒的可压性降低。在较低的滚轮速度下，物料在压轮间受压的时间缩短，产生的颗粒结构疏松，具有更好的流动性。

（四）微丸的制备

常见的微丸制备工艺包括层积式制丸、旋转式制丸、压缩式制丸、液体介质中制丸和球形化制丸等。

不同微丸制备工艺的比较见表 5–5。

表 5–5　不同微丸制备工艺比较

微丸制备工艺	常用制备方法	优点	缺点
层积式制丸	包衣锅滚制法	设备简单；价格低廉	收率低；硬度低；批间差异大
	流化床制丸法	原辅料损失小；自动化程度高	硬度低；载药量不理想

续表

微丸制备工艺	常用制备方法	优点	缺点
旋转式制丸	离心造粒法	周期短；硬度高	粒径分布不均匀；圆整度差
压缩式制丸	挤出滚圆法	载药量大；粒径分布窄；硬度高；圆整度好；产率高	操作烦琐；影响因素多；耗时；药物易突释
	热熔挤出法	载药量大；操作流程简单；过程不需水和有机溶剂；硬度高	载药材料选择范围小；耗能高；不适用于热敏药物的制备
液体介质中制丸	球形结聚法	可改善药物的可压性和溶出性质；操作简单	硬度差；有机试剂残留
	冷凝制粒法	操作简单；无粉尘污染；圆整度高；粒径分布窄	硬度差；无成熟工业化设备
球形化制丸	冻干制粒法	圆整度高；粒径分布窄；可用于对湿热敏感的药物的制备	硬度差；无成熟工业化设备

（五）滴丸的制备

滴丸的制备方法主要有熔融法和溶剂－熔融法这两种。熔融法是将药物与基质混合均匀，加热至熔融后，滴制成丸；溶剂－熔融法主要是将药物先溶于适当溶剂中，再将此溶液直接加入已经熔融的基质中搅拌均匀后，滴制成丸。常见的工艺操作步骤为：将主药溶解后，与熔融好的基质充分混合（乳化或制成混悬液），均匀分散，保持恒定温度，通过选择一定直径的滴头，匀速滴入不相混溶的冷凝液中。冷凝收缩形成丸粒，滴丸缓缓沉入冷凝液柱的底部或浮于冷凝液的表面。取出滴丸，除去冷凝液，干燥制得滴丸。制备滴丸的工艺流程如图 5–8 所示。

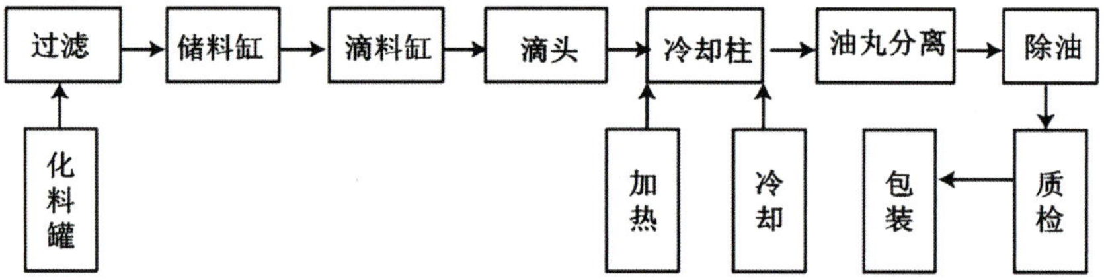

图 5-8 滴丸制备工艺流程图

目前，我国医药企业滴丸剂的生产主要通过滴丸生产线来完成。滴丸生产线的主要设备为滴丸机，其主要部件有滴管系统（滴头和定量控制器）、保温设备（带加热恒温装置的贮液槽）、控制冷凝液温度的设备（冷凝柱）及滴丸收集器等。滴丸的生产设备按所生产滴丸的丸重，通常分为小滴丸机（0.5~7 mg）、滴丸机（7~70 mg）、大滴丸机（7~600 mg）；按照所生产滴丸基质的性质，通常可分为实心滴丸机、胶丸滴丸机；按生产滴丸的能力，通常分为小型滴丸生产线（1~12 孔滴头）、中型滴丸生产线（24~36 孔滴头）、大型滴丸生产线（100 孔滴头）、组合式滴丸生产线（由若干 100 孔滴头大型生产单元组合而成）。滴丸的制备方法，按滴头的工作原理，通常分为自然重力滴制法、柱塞式脉冲滴制法、脉冲切割法、震荡滴制法；按药物在冷却剂中的运行方向，通常分为自然坠落滴法（药液依自然重力，在冷却剂中自上而下坠落冷却成型）、浮力上行滴法（药液的密度小于冷却剂的密度，滴制时由于浮力作用，药液液滴在冷却剂中由下向上漂浮冷却成型）。

（六）微型软胶囊的制备

微型软胶囊常用的制备方法有滴制法和压制法，因软胶囊和粉末、小丸等填充于同一硬胶囊中而制成的双相胶囊，故软胶囊的体积要求比较小，而传统的压制法所制得的软胶囊相对偏大，故双相胶囊中的软胶囊常选用滴制法进行制备。滴制法由具有双层滴头的滴丸机完成，以明胶为主的软质囊材（胶液）与所包药液，分别在双层滴头的外层与内层以不同速度流出，使定量的胶液将定量的药液包裹后，滴入与胶液不相混溶的冷却液中，由于表面张力作用形成球形，并逐渐冷却、凝固成软胶囊。

此外，为满足工业化生产要求，目前已研制出适应面广、装量准确、操作简便、稳定性好、自动化程度高的多功能胶囊填充机。该填充机可向同一胶囊中定量、准确地填充药粉、软胶囊、微丸、小片等不同形式的药物，具有填料准确、上机率高等优点，且该机的微丸、小片填充工位设计和微丸真空负压式填充机构设计属国内外首创。

三、应用案例

以藿香正气胶囊为基础，对其进行改进，得到藿香正气双相胶囊。将富含挥发油成分的广藿香、紫苏叶等药材，提取挥发油运用滴制法；提取挥发油后的残留物与其他原料常规水煎液，醇沉或超滤，去除纤维素、树胶等大分子有机杂质后，浓缩干燥，采用离心造粒法制成微丸。再将软胶囊与微丸按比例同装于硬胶囊中，封口、包装，即得成品。

对藿香正气双相胶囊中软胶囊的成型工艺进行考察，首先从胶皮的处方、胶皮的含湿量以及温度进行考察，研究三者对软胶囊崩解的影响；其次对全自动无缝软滴丸机的药液泵变频调速频率、冷却液（液体石蜡）温度、软胶囊清洗条件、软胶囊干燥条件等工艺参数进行优化，最终确定最佳工艺为：在挥发油中加入 27.3 倍的大豆油，采用 RDW-P 型全自动无缝软滴丸机在 20 ℃、相对湿度为 40% 环境下，冷却液的温度控制为 11 ℃，桶温为 75 ℃，药液常温，药液泵变频调速频率设定为 9 Hz，将挥发油滴制成软胶囊；用 95% 乙醇进行清洗，干燥 16 h，即得。

对藿香正气双相胶囊进行质量标准研究，广藿香、紫苏叶在薄层色谱条件下斑点清晰易分辨；厚朴酚与和厚朴酚通过 HPLC 法进行含量测定，三批样品中厚朴酚与和厚朴酚的总含量分别为 1.711 mg/ 粒、1.687 mg/ 粒、1.721 mg/ 粒，符合《中国药典》规定。

参考文献

[1] 吴司琪，伍振峰，岳鹏飞，等 . 中药制粒工艺及其设备的研究概况 [J]. 中国医药工业杂志，2016，47（3）：341-346.

[2] 陈宴，郎朗天，操锋，等.微丸制备工艺研究进展[J].药学进展，2012，36(8)：362–369.

[3] 李延年，伍振峰，万娜，等.中药片剂成型质量影响因素研究现状及问题分析[J].中国中药杂志，2018，43（8）：1547–1553.

[4] 王艳艳，王团结，彭敏，等.中药滴丸剂的制备及其设备研究进展[J].机电信息，2014（29）：1–7，45.

[5] 郑婧，张贵君.喷雾干燥技术在制药工艺中应用的研究进展[A].// 中国商品学会.第四届中国中药商品学术大会暨中药鉴定学科教学改革与教材建设研讨会论文集.北京：中国商品学会，2015：4.

[6] 张小红，钱星文，罗晓健.藿香正气双相胶囊中微型软胶囊成型工艺研究[J].江西中医药，2015，46（5）：58–59，63.

[7] 张小红，钱星文，杨世林.藿香正气双相胶囊质量标准研究[J].江西中医药，2015，46（3）：69–71.

第五节　多元释药微丸技术

一、技术概述

（一）技术背景

多元释药系统，又称多单元释药系统（multiple unit drug release system），该系统是由多重离散的含药亚单元（如微丸、膜片和微片等）组成的体系，其释药以含药亚单元为主体，控制药物释放，达到速释、缓释或控释药物的目的。中药复方讲究辨证施治，针对疾病的表里虚实、轻重缓急，以多种中药配伍的形式起到标本兼治的目的。其本质是中药复方的多组分协同作用，因此体现中药多组分、多元化特点是处方和剂型设计的前提，而采用多元释药能够充分发挥中药的这一优势。近年来对微丸的研究越来越多，同时也愈来愈显示其在药剂中的重要性。

微丸（pellets）属于多分散体系，通常单次给药的药量由几十至几百个小丸组成。微丸不仅可以作为独立的剂型用于临床，也可作为胶囊剂、片剂、颗粒剂的半成品原粒。由于微丸具有众多优点，且伴随制剂设备的日益现代化、制备工艺及各种薄膜包衣辅料的逐渐发展创新，微丸制剂在现代药品开发和应用上越来越受到重视。随着各种优质辅料及微丸制备产业化设备的研究与应用，近年来中药浸膏粉黏稠度大、不易制丸等问题也通过改进制备工艺得到解决，说明中药微丸制剂有很大的发展前景。随着科技的进步，各种高新技术的涌现，中药微丸在未来的医药领域中必将有更加广阔的应用前景。

（二）技术含义与特点

微丸剂指将药物与适宜的辅料混合均匀，选用适宜的黏合剂或润湿剂以适当方法制成的球状或类球状固体制剂。粒径通常为 0.5~2.5 mm。

乙基纤维素（EC）、聚乙烯－醋酸乙烯共聚物、乙酸丁酸纤维等。

（4）混合型骨架微丸　混合型骨架微丸多用水不溶性高分子材料与蜡质或亲水性材料制备，如常采用EC或硬脂酸为疏水材料制备混合型骨架微丸。

3. 膜控型微丸

膜控微丸由丸芯和高分子聚合物膜组成，一般通过控制高分子材料的种类、用量或加入致孔剂调节膜控型微丸的释药特性，达到定时、定位释药的目的。膜控型微丸包括含药微丸包衣和上药微丸包衣两种，其主要通过调节包衣膜的材质、厚度来控制微丸中不同溶解性药物的释药速率。膜控微丸的包衣材料主要有纤维素类及丙烯酸树脂类。

4. 骨架－膜控型微丸

骨架－膜控型微丸结合了骨架和膜控技术，是在骨架微丸的基础上进一步包薄膜衣而成，从多角度控制药物释放，达到更好的缓控释效果。首先，可以通过骨架材料的选择控制药物释放，对于易溶于水的药物，常加入一些水不溶性填充剂来控制药物释放速率；对于水不溶性药物，可在骨架材料中加入水溶性填充剂、表面活性剂或崩解剂，使药物首先分散成小颗粒，再进一步释放出来，也可加入一些在液体环境下可产生较强渗透压的物质（如糖类），利用渗透压原理促使药物扩散出来。其次，可通过包衣膜材料的选择控制药物释放。

二、制备方法

（一）挤出滚圆法

该设备主要分为两部分，即挤压与滚圆。将黏合剂加入药物和辅料粉末中，制成软材，使用挤压机对软材进行挤压，使其通过相应的孔隙或者筛成直径和长度一定的条形圆柱状，通过滚圆机的高速运转形成丸，这种丸具有较高的真球度。挤压制粒－滚圆法是当前普遍应用的一种成丸方式，其特点在于颗粒表面光滑、制粒效率高、圆整度较好、颗粒分布带较窄、含药物较为均匀等。微晶纤维素（MCC）是挤出滚圆法制备微丸最常用的辅料，被普遍认为是一种成型促进剂，可以控制水分在物料中的分布，塑形能力较强，微丸圆整度、质量较好。

由于中药制剂浸膏粉中含有大量的糖分，在粉体中加入浸润剂后，其软材具有极强的黏性，使挤出的条状物极易相互粘连而不能滚圆，或在滚圆中因粘结而团聚成大小不一的大圆球。因而制备微丸时不考虑使用黏合剂，使用润湿剂即可。润湿剂的选择和用量能够显著影响微丸的圆整度和收率，常用润湿剂为乙醇和水。

李丹等以水为润湿剂采用挤出滚圆法制备复方竹茶速释微丸。以圆整度及收率为指标，单因素考察投药量、辅料种类、辅料配伍比例、润湿剂种类及用量、挤出速度、滚圆速度及滚圆时间，正交实验考察润湿剂用量、滚圆速度及滚圆时间，进一步优化工艺。优化后制备的复方竹茶微丸平均圆整度为 9.8° ，收率为 93.7%。研究结果显示，复方竹茶微丸中茶多酚 20 min 内在 0.1 mol/L HCl 中的累积溶出度可达到 80% 以上，说明该竹茶微丸为胃内速释微丸。

（二）离心造粒法

通常是将母核输入旋转的转子上，利用离心力与摩擦力形成母核的粒子流，再将药物与辅料的混合物投入离心床内，启动鼓风机及旋转盘后，使物料在床内形成流化态。通过雾化器喷入润湿剂，同时定量撒入干粉，达到所需粒径即可。

王立等采用离心造粒法制备了奥美拉唑速释微丸，以微晶纤维素空白丸芯为母核，置于离心造粒机中，以 1.5%羟丙甲纤维素为黏合剂，以碳酸氢钠和微晶纤维素 PH-101 为填充剂制得。并以微丸圆整度、收率为体外质量评价指标来进一步优化处方工艺，采用优化处方工艺制得了外观和体外释药行为良好的微丸产品。

（三）包衣锅滚制法

包衣锅滚制法主要有两种：空白丸芯滚丸法和滚动泛丸法。其中滚动泛丸法是将药物和辅料制作成软材，经筛网制粒、干燥后形成母丸，然后将母丸置入包衣锅内，使其随包衣锅滚动，并喷入适量的干粉与润湿剂，使母丸包裹上粉料，增加丸径。重复进行，直至微丸达到粒径要求。此法所用成分均为常用辅料，价格低廉；但成品率低，工艺烦琐 。

李春花等以溶出百分率为考察指标，以乙基纤维素为包衣材料，聚乙二醇为致孔剂，枸橼酸三乙酯为增塑剂，采用包衣机法制备尼美舒利缓释微丸并将其装入胶囊，体外溶出实验结果良好，成功实现了缓释效果。

（四）流化床制丸法

这种方式是在流化床内放入空白丸芯，调节鼓风机，使空白丸芯形成流化状。将药物和相关辅料进行混合，形成液状，经由管路，将药物运输到流化床中，利用雾化压力在空白丸芯上进行喷洒，直到微丸粒径达到标准，则停止喷雾。在流化床上便可进行流化床干燥，之后可包衣。流化床制备法的优势在于省时省力，另外，流化床的空间较为密闭，物料浪费较少。在包衣工作中，由于微丸为流化状态，因此可以降低微丸的粘连状况。这种方式制备的微丸圆整度较好，且大小均一、粒度分布较窄。

罗开沛等采用流化床法制得水飞蓟素纳米结晶微丸。以黏合剂用量、恒流泵转速和雾化压力为考察因素，以微丸的得丸率、上药率和平均再分散粒径为指标，采用星点设计－效应面法优化工艺参数，并进行体外释放度测定。研究结果显示 30 min 内药物累积释放度达 90% 以上。采用该方法制成的水飞蓟素纳米结晶微丸兼顾了纳米混悬剂和固体制剂的优点，工艺简单、可行，可为液体制剂固体化提供新的制备方法。

（五）流化床喷涂法

该法又称空气悬浮包埋法、Wurster 法。其制备设备由空气压缩系统、动力加热系统、喷雾系统及控制系统组成。使粉粒在床体中央的圆形导向筒内由气流加速上升，形成喷泉式的流态化，同时同向喷入包衣液雾滴。粉粒离开导向筒进入扩展室后风速急剧下降，落入床体与导向筒之间的环隙区域，重复循环过程。其特点是：①物料高度分散，物料在导向筒内处于气流输送状态，分散性好，伴随衣膜的喷涂，不易产生粘连。②采用底喷，雾粒与物料同向运行，到达物料的距离较短，水分不易快速蒸发，可与物料产生良好的附着。③大风量对流，使物料形成喷泉式流态化，并可产生自转，使其表面任一角度与雾粒接触机会均等，有利于涂膜层分布均匀。同时进行干燥，蒸发强度高，适合主药以溶液或混悬液方式喷涂在微丸表面。喷涂作业时增重比小，辅料耗用少，生产成本低。

沈熊团队采用流化床喷雾包衣法，研制了 2 种 5– 氟尿嘧啶结肠定位释药微丸。一种是以羟丙甲纤维素为溶胀层，乙基纤维素水分散体为控制层的时间依赖型包衣微丸；另一种是以肠溶型丙烯酸树脂 Eudragit S100 为包衣材料的 pH 依赖型微丸。测定了 2 种微丸在模拟胃肠道各区段 pH 环境下的释放度。研究结果表明，pH 依赖型包衣微丸在体外显示出较好的结肠定位释药特性。

（六）冷凝制粒法

冷凝制粒法主要应用于制备骨架型微丸中，是当前的新型工艺。冷凝制粒技术是一种简单新颖的制粒技术，用于生产含有活性成分的球形基质药丸。在该技术中，将熔融的固体载体与分散的活性成分一起作为液滴引入惰性和不混溶的液体柱中。这些液滴可以根据其相对于塔中液体的密度，沿向上或向下方向移动，并固化成球形颗粒。工作流程为：将载体材料熔于比其熔点高出 5~10 ℃的温度中，然后充分混合药物和载体，制成混悬液或者溶液，然后将其喷入惰性液体中，使药物与载体混合物产生固化，微丸即可形成。该过程可概括为两部分：成形和固化。其中成形的温度为 25~100 ℃，是加热到熔融的过程；固化的温度为 0~40 ℃，是冷却到加固的过程。针对不同的熔融混合物和惰性液体密度，须合理选择熔融物的喷入方法，使微丸充分冷却。用这种方法制备而成的微丸有较好的圆整度，粒径分布较窄。

Cheboyina 等以茶碱为模型药物，使用十六烷基酯蜡、单硬脂酸甘油酯（GMS）、鲸蜡醇（CA）和黄蜂蜡等蜡质载体材料，通过冷凝制粒法制备了茶碱微丸，并对处方进行了优化。研究结果表明，微丸中的茶碱均匀分散于载体中并以结晶态存在，且载药量较高。

微丸常用制备方法的比较见表 5–6。

表 5-6　微丸常用制备方法的比较

微丸制备方法	优点	缺点
挤出滚圆法	该法制备球粒容易，效率高，辅料用量少；粒径分布较窄，圆整度高；颗粒表面光滑；整体流动性好；药物含量均匀	所得颗粒粒径由网孔大小控制，对阻滞剂有要求；小丸的圆整度对湿材可塑性要求高；不适用于对温度和湿度敏感的药物
离心造粒法	干燥速度快，操作时间短，密闭操作，无粉尘飞扬，交叉污染小，连续喷雾，可采用程控操作，所制微丸真球度高	所得微丸粒径大小分布区域较宽，易形成不规则形状的微丸
流化床制丸法	所得微丸大小均匀，粒度分布较窄，外形圆整，无粘连；在密闭系统内完成全部工序，可变因素少，产品质量易控制，自动化程度高；流化床设有粉末回收装置，原辅料不受损失；包衣液有机溶剂也可以回收，有利于操作环境的改善和生产成本的降低	所制微丸硬度不理想及载药量不高
包衣锅滚制法	所用成分均为常用辅料，设备简单，价格低廉	微丸粒径大小分布区域宽，成品率低；工艺烦琐，对操作者的技术熟练程度要求较高；制得的微丸硬度差

三、技术适用性

微丸剂的质量评价主要有粒径、圆整度、脆碎度、堆密度等。

（一）粒径

微丸的粒径是必要的，因为它对释放动力学有重要影响。粒度分布、几何平均直径、平均颗粒宽度和长度是确定丸粒大小的参数。在大多数情况下，微丸大小的确定是通过使用筛分机的简单筛分分析进行的。有文献报道了使用游标卡尺来确定颗粒的大小。

（二）圆整度

圆整度是微丸重要特征之一，可以反映小丸成球好坏，同时会影响下一步包衣膜质量。故所制丸应大小均一，表面光滑、圆整。采用测定微丸的平面临界稳定性（one-plane-critical-stability，OPCS）衡量其圆整度。测定方法：将 5 g 微丸置一平板上，将平板一侧抬起，测量微丸开始滚动前倾斜平面与水平所夹的角 Φ。Φ 越小，表明圆整度越好。

（三）脆碎度

脆碎度是衡量微丸剥落趋势的指标。微丸的脆碎度是通过使用片剂脆性测试仪或固定的时间内结合一定直径的玻璃珠以产生磨损来确定的。也可以使用带有 Wurster 嵌件的流化床，通过空气流来确定脆碎度。测定方法：取适量（W_1）微丸加 25 粒直径为 7 mm 的玻璃珠一起置于脆碎度测定仪中旋转 10 min，收集并称定不能通过目筛的粒子重量（W_2），用下列公式计算脆碎度 Fr。

$$Fr=(W_1-W_2)/W_1\times 100\%$$

（四）堆密度

在药剂生产中，微丸的堆密度比其真实密度更为重要，它对微丸的装量差异和流动性具有重要影响作用。测定方法：取 100 g 微丸缓缓通过一玻璃漏斗倾倒至一量筒内，自 5 cm 高度反复落下，直到体积不再发生变化，记录小丸体积，测定 5 次，求平均值，计算堆密度。

（五）收率

将干燥后的微丸筛分过 18~24 目筛，所得量与投料量之比即收率。

四、应用案例

以通脉复方为例，采用固体分散技术、挤出滚圆法、缓释包衣技术，将通脉复方制备成葛根黄酮固体分散体速释微丸释药单元、丹参酮固体分散体缓释微丸释药单元、丹参酚酸速释微丸释药单元、川芎酚酸速释微丸释药单元，组合使用，从而增加组分的吸收，改善其生物利用度。难溶性药物与适宜载体制成固体分散体后，可让中药药材具有较大的分散度，当药物与胃肠液发生接触后，可让药物迅速进行分解，从而让人体更加容易吸收，可提高药物的生物利用率。

参考文献

[1] 潘卫三 . 工业药剂学 [M].2 版 . 北京：中国医药科技出版社，2010.
[2] 陈林，郭建鹏 . 人参提取物速释微丸的制备及性质考察 [J]. 中药材，2020，43（9）：2218–2222.
[3] 王瑞，郭洁 . 微丸制备工艺的研究进展 [J]. 临床医药文献电子杂志，2019，6（15）：204–206.
[4] 潘伦，江尚飞，谭小梅，等 . 控释微丸国内外研究进展 [J]. 中国药业，2014，23（19）：8–11.
[5] 刘毓婷，苏峰，刘为中，等 . 缓控释微丸制剂的研究进展 [J]. 广州化工，2017，45（24）：34–36.
[6] 李丹，初阳，杨倩 . 挤出滚圆法制备复方竹茶速释微丸 [J]. 沈阳药科大学学报，2015，32（3）：182–187，233.
[7] 李连闯 . 微丸成型工艺研究进展 [J]. 安徽医科大学学报，2013，48（4）：453–454.
[8] 王立，马维阳，张文君，等 . 离心造粒法制备奥美拉唑速释微丸 [J]. 中国医药工业杂志，2016，47（2）：183–187.
[9] 金浩，王立，张文君，等 . 缓控释微丸制备方法的研究进展 [J]. 黑龙江医药，2015，28（1）：93–95.
[10] 李春花，王丽萍，蔡浩，等 . 尼美舒利缓释微丸胶囊的制备及体外溶出度测定 [J]. 中国药事，2005，19（5）：294–296.
[11] 罗开沛，李小芳，杨露，等 . 流化床法制备水飞蓟素纳米结晶微丸 [J]. 中成药，2016，38（05）：1024–1029.
[12] 陈宴，郎朗天，操锋，等 . 微丸制备工艺研究进展 [J]. 药学进展，2012（08）：30–37.
[13] 车文实，赵玺，李连闯，等 . 微丸制备工艺研究进展 [J]. 黑龙江医药，2012，25（5）：693–695.
[14] 沈熊，吴伟，徐惠南，等 .5– 氟尿嘧啶结肠定位释药微丸的研制及释药特性 [J]. 中国医药工业杂志，2004（3）：20–23.

[15] Cheboyina S, Wyandt C M. Wax-based sustained release matrix pellets prepared by a novel freeze pelletization technique：Ⅱ. In vitro drug release studies and release mechanisms[J]. Int J Pharm，2008，359（1-2）：167-173.

[16] 陆彬 . 药物新剂型与新技术 [M]. 北京：人民卫生出版社，1998.

[17] Husson I，Leclerc B，Spenlehauer G，et al. Influence of size polydispersity on drug release from coated pellets [J]. Int J Pharm，1992，86（2-3）：113-121.

[18] 张建军 . 舒胸缓释微丸的研制 [D]. 广州：广州中医药大学，2007.

[19] Rahman M A，Ahuja A，Baboota S，et al. Recent Advances in Pelletization Technique for Oral Drug Delivery：A Review[J]. Current Drug Delivery，2009，6（1）：122-129.

[20] Bruce L D，Koleng J J ，Mcginity J W . The influence of polymeric subcoats and pellet formulation on the release of chlorpheniramine maleate from enteric coated pellets.[J]. Drug Dev Ind Pharm，2003，29（8）：909-924.

[21] 陈斌，贾晓斌，黄洋 . 通脉复方微丸多元释药系统中川芎酚酸速释单元的制备工艺研究 [J]. 中国药房，2012，23（39）：3676-3678.

[22] 陈斌，萧伟，贾晓斌，等 . 通脉复方微丸多元释药系统中丹参酚酸速释单元的制备工艺研究 [J]. 中药材，2012，35（7）：1140-1143.

第六节 固体分散技术

一、技术概述

固体分散体（solid dispersion）是在固态下将一种或多种药用活性成分以微晶、无定形态或分子形式分散在载体材料中。在固体分散体中，药物从晶状体形态转变为无定形态，甚至以分子水平分散在载体材料中，能降低溶出时需要克服的能量势垒；药物和载体之间的相互作用能抑制药物粒子的团聚；固体分散体所使用的亲水性材料能够提高药物的润湿性；能使药物在过饱和状态释放等。以上特性均能促进药物的吸收。而且，固体分散体支撑固体口服制剂形式，制备过程更简单，适用性强。

二、制备方法

制备固体分散体的常见方法有熔融法、热熔挤出法、减压干燥法、喷雾干燥法、冷冻干燥法、自旋涂层法、超临界流体技术等。不同的制备方法会对固体分散体的理化性质、药剂学性质、稳定性等产生重要影响。

（一）熔融法和热熔挤出法

熔融法（melting method）制备固体分散体不需要任何溶剂，这是它的突出优点，也因此被广泛运用。但使用该方法的一个重要前提是在熔融状态下药物和载体相容，通常载药量会处于过饱和状态。若不相容，在所制备的固体分散体中药物和载体材料会自发聚集形成富药层和载体材料层，发生相分离，处于富药层的药物易进一步形成晶核、晶状体生长。此外，在熔融阶段，高黏度的聚合物载体也会影响药物与载体材料的相容性，从而形成不均匀的混合物，在某些情况下，可选择合适的载体材料，或加入聚氧乙烯醚、聚山梨酸酯等表面活性剂防止发生这种现象。熔融法的另一个局限性是在制备固体分散体的过程中，药物和载体材料在高温条件下的稳定性易受影响，这可以通过将药物成分悬浮在熔融的载体材料中，来缩短药物加热时间和降低制备固体分散体时的工艺温度来改善。热熔挤出法就是熔融法的改进方法之一。

热熔挤出技术（hot melt extrusion）从塑料工业等行业引入制药行业之后得到飞速发展，尤其是在改善难溶性药物溶出度方面成效显著。近年来，热熔挤出技术因具有较高的可扩展性、适用性、连续高效加工、模块化设置灵活等优点，热熔挤出法与熔融法相比的一个主要优点是，在挤出机高温下，药物和载体材料的停留时间很短，这就降低了药物降解的风险；而且，此技术的停留时间和剪切条件也可通过不同的螺杆设计、机械设置和加工条件进行调整。高黏度的聚合物虽会影响固体分散体的相容性，但高黏度的熔体以及制备的固体分散体在整个挤出过程中保持较高的玻璃化转变温度，这些在热力学上有效地防止了重结晶。当样品离开挤出机时，熔体冷却，高黏度的熔体降低了分子迁移率，这时动力学稳定成为物理稳定性的驱动力。因此，在熔体挤出过程中，应控制好药物载药量，并让其与载体混合均匀，应让高黏度的聚合物成为制备过程中独特的优势，以防止重结晶。

（二）减压干燥法

减压干燥法（vacuum drying）是在温和的温度下进行旋转蒸发，以除去溶剂，制备固体分散体的方法。减压干燥法可避免因高温而增加分子流动性，导致相分离的风险，还可以防止药物和载体在高温条件下降解。在用减压干燥法制备固体分散体的过程中，因药物与载体材料在有机溶剂中均匀混合，药物分散性好，能显著改善药物的溶出行为。虽然减压干燥制备固体分散体的方法容易执行，成本低，而且对设备要求不高，但是在干燥过程中，溶剂蒸发过程较长，很容易发生药物的相分离和重结晶，因此，可通过优化制备工艺来选择最佳干燥时间，以提高其应用性。黄智龙等通过正交实验优化减压干燥法制备的小叶杜鹃总黄酮固体分散体的制备工艺，通过累积溶出率的测定及计算，筛选出最佳工艺，其操作性和重复性均较好。减压干燥法所得的固体分散体一般会有残留溶剂，为避免残留溶剂会像水一样降低固体分散体的玻璃化转变温度，应尽可能去除残余溶剂，或将固体分散体储存在真空干燥器内。

（三）喷雾干燥法和冷冻干燥法

在喷雾干燥（spray drying）制备固体分散体的过程中，溶剂高度雾化，瞬间汽化蒸发。在冷冻干燥法（freeze drying）制备的固体分散体中，药物受温度应力影响最大。这两种方法均特别适用于制备易分解、易氧化及对热不稳定药物的固体分散体。喷雾干燥法制备固体分散体中的药物通常处于无定形状态，因此，药物的溶解度和溶出率均被显著提高。喷雾干燥过程中可以通过改变工艺条件，如选择溶剂、干燥温度、进料速率及液滴大小等来改变蒸发速率，从而降低重结晶的概率。喷雾干燥的一个主要优点是减少了溶剂蒸发冷却产生的热应力，从而减少了药物和聚合物的降解。但药物和聚合物若不能高度混溶，在去除溶剂后会立即发生相分离，因此需要大量的溶剂，并且需要筛选最佳的溶剂以降低发生相分离的风险。而且，采用喷雾干燥法制备的固体分散体通常具有较大的比表面积，在储存过程中要避免吸湿而发生重结晶。

冷冻干燥法制备的固体分散体比表面积大，结晶度低，对溶解度提高有明显作用。冷冻干燥法的优点是最小化相分离的风险，缺点是大多数有机溶剂具有较低的冷冻温度，在升华过程中不会保持冻结状态，因此应选择合适的溶剂。此外，当非晶体形成时，样品温度必须保持在冷冻浓缩馏分的玻璃转化温度以下，该工艺操作时间长，为了在干燥过程中获得可接受的持续时间，溶剂应具有足够高的蒸汽压力。

（四）自旋涂层法

自旋涂层法（spin coating）制备固体分散体，是以溶剂蒸发为基础的成膜方法，与薄膜铸造类似，溶剂蒸发速率超快。它是一种速度极快、控制精确的加工方法，可生产微米至纳米厚度的薄膜。自旋涂层制备的非晶型固体分散体薄膜极薄，比表面积较高，因此其溶解度也会增大。由于有机溶剂在自旋涂层过程中的超快蒸发，产生了局部的“量子冷却”效应，有助于非晶型固体分散体中药物分子的快速“冻结”，因而采用该工艺制备的样品的分子流动性低，物理稳定性高。

（五）超临界流体技术

超临界流体（super critical fluid）技术是一种制备固体分散体的新型绿色技术。因 CO_2 超临界条件易达到而成为最常用的超临界流体材料，使用超临界 CO_2 流体制备的固体分散体的粒径均匀可控、纯度高、溶剂残留率低，因此超临界 CO_2 流体具有广阔的发展前景。超临界流体的压力、温度等工艺参数是影响固体分散体性质的重要因素。有研究表明，超临界流体的密度随压强增大而增大，其溶解力随密度的增大而增强，因此提高压强可提高溶解度。高温会使超临界流体的流量变大，对药物的分散有一定的阻碍作用。因此，根据不同的药物及载体选择最佳的临界温度及压强是必要的。

三、固体分散体中药物分散状态的测定

固体分散体中药物以微晶、无定形态或分子形式分散在载体材料中，药物在固体分散体中的存在状态，对固体分散体的理化性质、药剂学性质、稳定性等均有重大影响。固体分散体中药物分散状态的测定方法主要有X射线衍射法、傅里叶变换红外光谱法、固体磁共振技术、拉曼光谱法、太赫兹时域光谱技术等光谱分析方法，差示扫描量热法等热分析方法，扫描电子显微镜法、透射电子显微镜法、偏振光显微镜法等显微分析方法。

（一）X射线衍射法

X射线衍射法（X-ray diffraction，XRD）是鉴定物质的无定形和多晶型最方便的方法，利用物质原子核周围的电子与X射线辐射光子之间相互作用产生唯一的特定物质的衍射图案，用来确定固体分散体中药物和载体材料的存在状态。但X射线的电子能量较高，可能会对样品造成不同程度的损坏。Wang等通过XRD分析齐墩果酸、交联聚乙烯吡咯烷酮（PVPP）、齐墩果酸-PVPP物理混合物及其固体分散体，结果表明，纯齐墩果酸的衍射图谱显示出尖锐峰，对应为结晶态；PVPP的衍射图谱未显示吸收峰，对应为无定形态；物理混合物的衍射图谱仍表现出齐墩果酸的特征峰，而固体分散体的衍射图谱中齐墩果酸的特征峰消失，表明齐墩果酸以无定形态分散在载体材料中。

（二）傅里叶变换红外光谱法

傅里叶变换红外光谱法（Fourier transform infrared spectroscopy，FTIR）是一种物质亚微观结构表征手段。利用不同状态药物的 FTIR 图谱的差异性，定性推测药物在固体分散体中的存在状态。Zhang 等对原人参二醇、聚乙二醇 6000（PEG6000）、泊洛沙姆 188（F68）、原人参二醇 -PEG6000/F68- 物理混合物及原人参二醇 -PEG6000/F68- 固体分散体进行 FTIR 分析。结果表明，纯原人参二醇和载体材料的图谱在 3221 cm–1（–OH 伸缩）、2943 cm–1、2873 cm–1（–CH– 伸缩）、1120 cm–1 和 1031 cm–1（–CO– 伸缩）处存在相似的特征峰，两者物理混合物的图谱中特征峰依然存在，而在固体分散体的图谱中原人参二醇的特征峰增宽并发生位移改变，由此推测原人参二醇以无定形态分散在载体材料中。

（三）固体磁共振技术

固体磁共振技术（solid–state nuclear magnetic resonance，SSNMR）是一种重要的结构分析手段，其现象的产生是由于物质内部原子核的自旋和磁场的相互作用，因而可从原子水平上去研究宏观物质。该技术在研究固体物质的微观结构时也被经常使用，其既能够提供准确结构信息，也可对固体物质内部分子的形态进行定性分析。根据不同形态药物的 SSNMR 图谱中特征峰形和化学位移的变化，来推测固体分散体中药物分散状态也变得越来越常见。Yang 等对克霉唑、共聚维酮、克霉唑 – 共聚维酮 – 固体分散体及其物理混合物进行 SSNMR 分析。得出的 ^{13}C NMR 图谱显示，共聚维酮聚合物的图谱显示出相对较宽的峰，无定形性质；克霉唑的图谱谱线窄，表明有序的结晶性质；物理混合物的图谱显示了共聚维酮与克霉唑的特征峰；与物理混合物相比，固体分散体的图谱化学位移发生明显改变，且谱线明显增宽，表明克霉唑以无定形状态分散在共聚维酮中。

（四）拉曼光谱法与共焦显微拉曼光谱法

拉曼光谱法（Raman microscopy，RM）与共焦显微拉曼光谱法（confocal raman microscopy，CRM）是同红外吸收光谱类似的分子振动光谱，通过分子官能团的振动转变，可以定性描述分子的结构。共焦显微拉曼仪的优势在光路中多了一个共焦显微镜，消除了杂散光的影响，使获得的分子结构信息更加准确。Cuzzucoli 等采用 RM 法对松香酸、壳聚糖、松香酸－壳聚糖－物理混合物及其固体分散体进行分析。得出的 RM 图谱结果表明，松香酸的图谱在 40 － 400 cm−1 呈现出尖锐峰；壳聚糖的图谱上无明显峰形；物理混合物的图谱上峰形、峰位与松香酸基本一致，峰强度有所减弱；固体分散体的图谱中没有出现松香酸的特征峰，说明松香酸以无定形状态分散在固体分散体中。

（五）差示扫描量热法

差示扫描量热法（differential scanning calorimetry，DSC）应用于药物多晶型分析，分析所得的热分析曲线，可以确定某种药物存在几种晶型，各个晶型的物理性质以及是否发生相变，该法适用于多晶型药物的定性分析。调制式差示扫描量热法（modulated differential scanning calorimetry，MDSC）能够通过温度调制将总热流分为可逆热流和不可逆热流，具有较高的灵敏度和分辨率，有能准确测定聚合物的初始结晶度和直接测量比热容等优点，但测试效率比传统 DSC 低。崔锋等分别对高乌甲素、PVP K30、高乌甲素－PVP K30－物理混合物及其固体分散体样品进行 DSC 分析。结果显示，高乌甲素原料药的热分析曲线有一个特征吸热峰，物理混合物的热分析曲线仍存在高乌甲素原料药的特征吸热峰，由此推断简单的物理混合并未使高乌甲素的存在形态发生改变。而在固体分散体的热分析曲线中高乌甲素的特征峰消失，表明高乌甲素与载体材料 PVP K30 形成新的物相，以无定形状态存在于载体材料中。

（六）电子显微镜法和显微镜法

扫描电子显微镜法（scanning electronic microscopy，SEM）和环境扫描电子显微镜法（environmental scanning electron microscopy，ESEM）具有高分辨率，将其应用于固体分散体中的药物分散状态的测定，可以准确定性描述药物的存在形态。但对要进行检测的样品要求较高，须将样品在真空环境下喷涂金膜处理后制成导电体。陈洁等采用 ESEM 对多烯紫杉醇、泊洛沙姆 188、多烯紫杉醇－泊洛沙姆 188－物理混合物及其固体分散体进行分析。结果表明，多烯紫杉醇呈片状晶状体结构，泊洛沙姆

188 呈不规则颗粒晶状体结构，物理混合物呈混合的不规则晶状体结构，固体分散体中多烯紫杉醇和载体材料的原始形态消失，多烯紫杉醇呈无定形状态。

通过透射电子显微镜（transmission electron microscopy，TEM）观察得到的显微图像和分析选区电子衍射图，可判断物质的形态并得到晶状体结构信息，判断固体分散体中药物是以无定形状态还是结晶态存在。Jin 等采用 TEM 对染料木素、染料木素 – 纳米二氧化硅 – 物理混合物及其固体分散体进行了分析。结果显示，纯染料木素呈规则的晶状体结构，物理混合物具有明显的晶状体，固体分散体中染料木素的晶状体结构完全消失，表明药物完全以无定形状态存在于载体中。

偏振光显微镜法（polarization microscope，PLM）是通过对物质产生的单折射（各向同性）或双折射（各向异性）的现象来鉴别物质的形态。晶状体物质产生双折射现象，而非晶状体则没有。根据这种特性，将 PLM 运用于固体分散体中药物状态的研究，可以很准确地定性描述药物状态。热台偏光显微镜法（hot stage polarization microscopy，HSPLM）可以非常直观观察药物的形态，还可以利用控温程序控制温度来观察药物的结晶速率，定性描述药物的形态随温度变化而变化和相转变的快慢。张泸等以共聚维酮和聚维酮为载体材料，制备了不同比例丹皮酚 – 载体材料固体分散体，采用 PLM 对固体分散体中丹皮酚存在的状态进行了分析。PLM 镜像结果表明，当丹皮酚与两种载体材料的比值为 1 ∶ 1 时，产物显现出双折射现象，表明丹皮酚以晶状体形式存在；当丹皮酚与两种载体材料的比例分别为 1 ∶ 3 和 1 ∶ 5 时，双折射现象消失，表明形成了无定形状态的产物。

四、固体分散体的稳定性

虽然固体分散体有众多优势，并且引起了众多研究者的兴趣，但是以固体分散技术为基础的市场化产品的数量却低得令人失望。数量低的主要原因之一是在生产过程或储存期间固体分散体的不稳定性导致的尺寸增大、相分离和重结晶。在固体分散体中分散的药物，相对于其晶状体形式而言，具有较高的能量，在热力学上是不稳定或亚稳定的系统，有转化为稳定结晶态的趋势。因此，很多固体分散体长期储存后会出现硬度增加、晶状体析出或结晶粗化等老化现象，导致溶解度降低和溶出速率下降，使得固体分散方法的优势消失。此外，固体分散体的高能量形式可能形成难溶性药物的过饱和溶液，这个形成在药物本身的溶解度极限之上的热力学活性将为药物转运和透过生物膜提供一个增强的驱动力，以促进药物吸收。如果药物不能保持固体分散状态，那么这种由过饱和溶液形成的驱动力将消失。

（一）固体分散体的稳定性影响因素

为了提高固体分散体的稳定性，必须对固体分散体的老化和重结晶过程进行研究，以明确其重结晶机制和影响因素，为制备稳定的固体分散体提供指导。在相关的研究报道中，可以发现固体分散体的稳定性和许多因素相关，主要分为热力学因素和动力学因素两类。

1. 热力学因素

（1）溶解度　将固体分散体的制备视为溶解溶剂化物在溶剂中，因此，如果固体分散体的载药量低于药物在聚合物中的固体溶解度，则固体分散体可以具有热力学稳定性。

（2）混溶性　在一定的温度和压力下，如果体系中一定比例的药物与聚合物可以形成单相，就可以形成热力学稳定的固体分散体。热力学因素与系统的热力学稳定性相关，它决定了固体分散体相分离、重结晶等物理稳定性的自发性。

2. 动力学因素

（1）玻璃转变温度（Tg）　储存温度低于 Tg 时，无定形材料以释放额外焓和构型熵的形式发生结构松弛而趋向于平衡态（结晶态）。在此弛豫过程中，无定形固体分散体可以根据储存温度以不同的速率再结晶，因此，增加 Tg 可以降低固体分散体的重结晶速率，提高固体分散体的稳定性。

（2）分子迁移率　结构松弛所消耗的时间为松弛时间，分子迁移率是弛豫时间的倒数。因此，分子的迁移率与无定形材料的重结晶速率正相关，它可以影响固体分散体的相分离动力学和重结晶动力学。

（3）药物－聚合物相互作用　如氢键和酸碱相互作用等，可以降低药物在固体分散体中的分子迁移率，从而提高固体分散体的物理稳定性。Yusuke 等对 20 种药物的交联聚维酮固体分散体的稳定性研究表明，药物和载体之间存在氢键作用的体系能够在储存条件下保持稳定 6 个月以上，缺乏氢键作用的体系在 1 个月内即发生了重结晶。

另外，环境因素是外部因素，温度和湿度通过影响热力学和动力学相关因素间接影响固体分散体的稳定性。根据 Adam-Gibbs 方程和 Adam-Gibbs-Vogel 方程，无定形材料的分子迁移率与温度呈指数关系，随着环境温度的升高，分子迁移率呈数量级增加，导致固体分散体的相分离和重结晶速率大大加快。湿度可以通过在固体分散体中吸附水分子影响其物理稳定性，水分子通过增塑作用和破坏药物－聚合物之间的氢键，降低固体分散体的稳定性。

（二）提高固体分散体稳定性的有效途径

固体分散技术市场化之所以受限，是由于固体分散体的重结晶热力学驱动力过高和/或重结晶动力学过程过快，导致固体分散体在储存期限内老化和重结晶。提高热力学稳定性、延缓重结晶动力学过程是使固体分散体在储存期限内保持稳定的有效途径。从热力学角度看，固体分散体中高度分散的药物相对于其晶状体状态为高能量形式，其重结晶过程为自发过程，对于确定的化合物，只能通过改变载体材料来提高药物与载体材料的相容性，获得具有相对更稳定热力学性质的固体分散体。而且，既然固体分散体中药物的重结晶过程是热力学上的自发过程，朝着化学势降低的方向进行，直至各处化学势相等，系统达到平衡为止，那么从动力学角度降低药物的分子迁移率、结晶速率等动力学因素，是增加固体分散体稳定性的一个有效策略。

五、应用实例

本实验将质量比为 1 ∶ 4 的穿心莲内酯和 PVP K30 溶解于 80% 乙醇中，采用 B-290 小型喷雾干燥器进行干燥，获得穿心莲内酯固体分散体粉。然后将穿心莲内酯固体分散体粉与适量乳糖、交联聚维酮混合均匀，过 80 目筛，直接压片，即得穿心莲内酯固体分散体片。体外溶出实验表明，所得固体分散体片中穿心莲内酯 2 h 内累积溶出百分率大于 90%。

参考文献

[1] 张守德，衷友泉，赵国巍，等 . 固体分散体稳定性的影响因素及改善方法的研究进展 [J]. 中国医药工业杂志，2018，49（4）：433–439.

[2] 黄智龙，李玲，何宇新 . 小叶杜鹃总黄酮固体分散体制备工艺 [J]. 中国实验方剂杂志，2011，17（23）：18–20.

[3] 裴英，单冬媛，孟晴，等 . 超临界 CO_2 流体技术制备联苯双酯固体分散体的考察 [J]. 中国医药工业杂志，2016，47（10）：1270–1274.

[4] Wang W Q，Cui C C，Li M Y，et al. Study of a novel disintegrable oleanolic acid–polyvinylpolypyrrolidone solid dispersion [J]. Drug Dev Ind Pharm，2017，43（7）：1178–1185.

[5] Zhang Q，Pu Y Q，Wang B，et al. Characterization，molecular docking，and in vitro dissolution studies of solid dispersions of 20（S）–protopanaxadiol [J]. Molecules，2017，22（2）：274.

[6] 杨伟，渠荣遴 . 固体核磁共振在高分子材料分析中的研究进展 [J]. 高分子通报，2006（12）：69–74.

[7] Yang F C，Su Y C，Zhu L，et al. Rheological and solid–state NMR assessments of copovidone/clotrimazole model solid dispersions [J]. Int J Pharm，2016，500（1–2）：20–31.

[8] 胡成龙，陈韶云，陈建，等 . 拉曼光谱技术在聚合物研究中的应用进展 [J]. 高分子通报，2014（3）：30–45.

[9] Crucitti V C，Migneco L M，Piozzi A，et al. Intermolecular interaction and solid state characterization of abietic acid/chitosan solid dispersions possessing antimicrobial and antioxidant properties [J]. Eur J Pharm Biopharm，2018，125：114–123.

[10] 崔锋，侯佳威，孙文霞，等 . 高乌甲素固体分散体的表征及其体外溶出度测定 [J]. 中药材，2016，39（9）：2072–2074.

[11] 王艳色，魏志勇，申凯华，等 . 调制差示扫描量热法在高分子材料中的应用 [J]. 高分子通报，2016（3）：16–22.

[12] 陈洁，邱利焱，胡敏新，等 . 多烯紫杉醇固体分散体的制备和体内外研究 [J].

中国药学杂志，2007，42（22）：1717-1722.

[13] Jin X，Zhang Z H，Zhu J，et al. Response surface method optimize of nano-silica solid dispersion technology assistant enzymatic hydrolysis preparation genistein [J]. Acta Pharm Sin，2012，47（4）：522-528.

[14] 张泸，刘新湘，余红，等 . 丹皮酚固体分散体的制备和表征 [J]. 中国医药工业杂志，2015，46（3）：261-264.

[15] Sood J，Sapra B，Tiwary A K. Microemulsion transdermal formulation for simultaneous delivery of valsartan and nifedipine： formulation by design [J]. Aaps Pharmscitech， 2016， 18（6）： 1901-1916.

[16] Salem H F，Kharshoum R M，Halawa A K A，et al. Preparation and optimization of tablets containing a self-nano-emulsifying drug delivery system loaded with rosuvastatin [J]. J Liposome Res，2018，28（2）：149-160.

[17] Zhao J H，Luo L，Fu Q，et al. Improved oral bioavailability of lacidipine using nanosuspension technology： inferior in vitro dissolution and superior in vivo drug absorption versus lacipil （R） [J]. Current Drug Delivery，2016，13（5）：764-773.

[18] Hancock B C，Shamblin S L，Zografi G. Molecular mobility of amorphous pharmaceutical solids below their glass transition temperatures [J]. Pharm Res-Dordr，1995，12（6）：799-806.

[19] Shibata Y，Fujii M，Kokudai M，et al. Effect of characteristics of compounds on maintenance of an amorphous state in solid dispersion with crospovidone [J]. J Pharm Sci，2007，96（6）：1537-1547.

[20] Zhou D，Zhang G G，Law D，et al. Physical stability of amorphous pharmaceuticals：Importance of configurational thermodynamic quantities and molecular mobility [J]. J Pharm Sci，2002，91（8）：1863-1872.

[21] Zhou D，Grant D J，Zhang G G，et al. A calorimetric investigation of thermodynamic and molecular mobility contributions to the physical stability of two pharmaceutical glasses [J]. J Pharm Sci，2007，96（1）：71-83.

[22] Zhou D，Zhang G G，Law D，et al. Thermodynamics，molecular mobility and crystallization kinetics of amorphous griseofulvin [J]. Mol Pharm，2008，5（6）：927-936.

第六章

中药固体制剂矫味关键技术

第一节　中药矫味概述

中药成方制剂的药材种类繁多、成分复杂，且含有大量矿物类和动物类药材，部分药物存在苦味、涩味、酸味等各种不良味道和气味，但随着人们健康意识和生活水平的日益提高，对药物口感的要求也越来越高，尤其是儿童及老年人用药。药物口感是直接影响患者服药顺应性的重要因素，也间接影响了中药制剂的临床疗效，以及中药制剂的开发和市场推广。当前中药矫味掩味技术主要应用于苦味类中药，据对《中国药典》（2015 年版）的统计，仅正文品种收录的 1493 种中药成方制剂和单味制剂中就有 80% 以上的性状被描述为具有不同程度的苦味、涩味等不良口感，其中药材、饮片及成方制剂中被描述为苦味等不良口感的药材占 80% 以上，如苦参、龙胆、穿心莲等。因此，通过运用矫味与掩味技术来改善药物的不良口味，使其在患者可接受程度范围内，就显得尤为重要，并已经越来越受到研究人员的重视。目前，国家相继出台了鼓励中医药传承发展的政策法规，大力支持中医药事业，中成药口感问题也受到越来越多的关注。故在不影响药物疗效及其安全性的前提下，对中药苦味进行矫正掩盖是中医制剂现代化和国际化发展必须攻克的共性关键技术，也是亟待解决的科学问题。

西药矫味及掩味已采用的纳米技术和介孔分子筛技术尚未应用于中药，现今对于中药矫味技术或掩味技术的研究重点主要集中在抑制药物的苦味，采用的矫味技术集中在添加矫味剂以及采用包合技术方面。

一、味觉机制

对含有不良口感的药物的矫味或掩味进行研究时，首先必须清楚不良口感（大多为苦涩味）的产生机制。

味觉在生物学上被定义为一种化学刺激，药物的味道是药物分子或离子与人体舌部味蕾上的味觉感受器发生相互作用而产生的，所以只有药物在人体口腔唾液中具有一定的溶解度时才能产生味道。以苦味药为例，当药物在口腔中溶解时，苦味物质与分布在舌背和软腭上的味觉细胞苦味受体结合并激活受体，引发神经细胞突触释放神经递质到传入的脑神经纤维上，导致味觉信息传递到大脑，使人产生厌恶感，从而拒绝服用。

（一）味觉的形成

味觉的感受器是味蕾，主要分布在舌表面和舌缘，口腔和咽部黏膜的表面也有散在分布。人的味蕾总数约有 8 万个。儿童味蕾较多，老年人萎缩减少。味蕾主要分布在舌背和舌缘的舌乳头中，也分布在口咽部黏膜内。味蕾呈洋葱形结构，含 50~100 个味觉细胞。化学物质与被称为味觉受体的表面蛋白和被称为离子通道的孔样蛋白相互作用，导致胞内电位改变，触发其发送化学信号，该信号再转换为神经递质向脑部传输。咸和酸的感应为离子通道型，而甜和苦则为表面蛋白受体型。游离 Ca^{2+} 浓度的上升和味觉细胞膜的去极化产生神经冲动，经各级神经传导，最后到达大脑皮质味觉中枢，形成味觉。苦味的形成是分布于味蕾中味细胞顶部微绒毛上的苦味受体蛋白与溶解在液相中的苦味物质结合后活化，经过细胞内信号转导，使味觉细胞膜去极化，继而引发神经细胞突触后兴奋，兴奋性信号沿面神经、舌咽神经或迷走神经进入延髓孤束核，更换神经元再传到丘脑，最后投射到大脑中央后回到最下部的味觉中枢，经过神经中枢的整合，最终产生苦味感知。

（二）嗅觉和味觉的相互作用

一条味觉传入神经可同时对几种基本味觉刺激起反应，嗅觉也会影响大脑对味道的分辨能力。

味觉器官是舌上的味蕾，嗅觉器官是鼻腔中的嗅觉细胞，矫味、矫臭与人的味觉和嗅觉有密切关系，从生理学角度看，矫味也应能矫臭。如图 6–1 所示，嗅觉是由两个感觉系统参与，即嗅神经系统和鼻三叉神经系统，味觉是指食物在人的口腔内对味觉器官化学感受系统的刺激而产生的一种感觉。物质刺激口腔内的味觉感受体，然后通过一个收集和传递信息的神经感觉系统传导到大脑的味觉中枢，最后通过大脑的综合神经中枢系统的分析，从而产生味觉。嗅觉和味觉会整合和互相作用。嗅觉是实现外激素通信的前提。

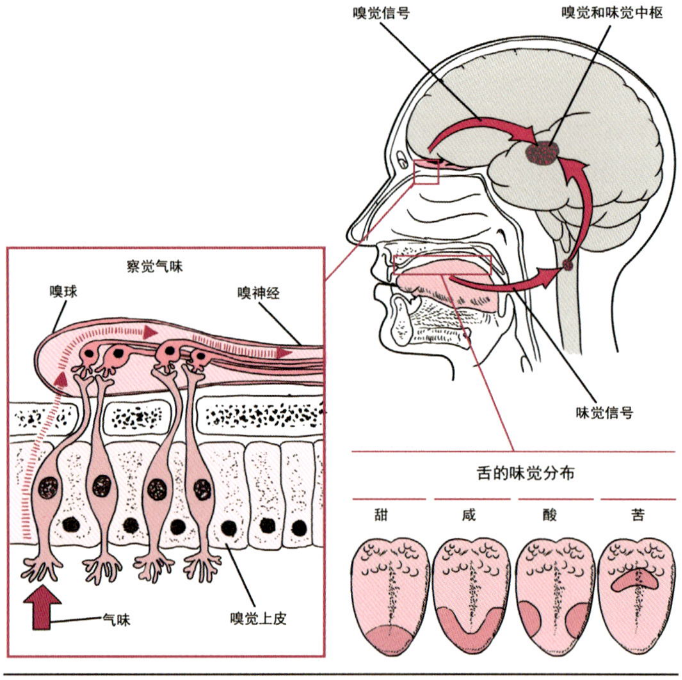

图 6-1　嗅觉和味觉的形成机制

二、技术含义和特点

矫味技术主要是改善或屏蔽药物不良气味和味道，如强烈苦味、辛辣或其他刺激；或者使药物的不良气味得到有效抑制，增加患者的服药顺应性。

三、矫味技术原理

对于中药制剂中口感不良的药物，矫正其味道或是掩盖不良口感在本文中主要分为以下两个层面分析。

（一）制剂技术层面

主要有两大方式。

方式一：添加辅料改善口感。

方式二：采用相应制剂技术阻断药物与味蕾感受器的接触（从药物本身入手，制成前体药物，改善药物结构，避免其与味觉上的受体蛋白结合，或使用包衣技术）。

（二）阻断味觉形成的过程层面

主要有三种方式。

方式一：混淆大脑味觉对苦味的传导（添加辅料）。

方式二：麻痹味觉细胞，提高不良味道的感受阈值（加入某些化学物质，麻痹味觉细胞）。

方式三：阻止受体间的结合，阻断信号通路（增加其他受体，与不良味道的受体形成竞争关系）。

针对中药制剂矫味关键技术的产业性发展，我们将从制药技术层面对矫味技术进行探讨。

第二节　中药矫味与掩味技术

一、隔离技术

（一）包衣技术

1. 概述

包衣是最直接的掩味方法，其通过在固体药物表面包上一层糖料或其他能成膜的材料，避免药物与口腔直接接触，从而达到掩味目的。目前，运用于药物掩味的包衣技术发展迅速并且广泛应用于制剂行业，主要有熔融法制粒、包衣锅包衣、流化床包衣、超临界流体包衣等。

包衣用药的机制是降低与味蕾接触的药量或药物浓度，降低药物在口腔中的游离浓度。

如，熔融法制粒是利用低熔点辅料如各种蜡类、硬脂酸、十八醇、聚乙二醇等作为熔合剂，将它们与药物及其他辅料一同加热、搅拌、熔融时，药物粉末会被黏结成颗粒状或团块状，由于药物被包封于颗粒中，降低了与味蕾接触的药量，从而达到掩盖不良味道的目的。

2. 应用实例

（1）市售的小儿麻甘方颗粒，味苦、涩，给儿童服用带来很大困难，魏莉等对小儿麻甘提取物浸膏粉和乳糖混合后选用尤特奇 E100 和尤特奇 NE30D 进行流化床包衣掩味。结果表明，包衣后粉末衣膜完整光滑，平均粒径 130 μm，在口腔中的沙粒感明显减轻，处方中苦味成分黄芩苷体外累积溶出度在 1 min 内仅 35.7%，有效地延缓了苦味的释放速度和程度，适宜儿童服用。

（2）孙莎莎等采用流化床底喷工艺对复方穿心莲掩味颗粒进行研究，结果表明以尤特奇 E100 为包衣材料的掩味效果最为明显，脱水穿心莲内酯在服用后 2 min 内的溶出度低于苦味阈值，患者感觉不到苦味。

（3）Kidokoro 等考察了流化床热融法制粒（FHMG）技术制备单核颗粒凝结过程中作为黏合剂的聚乙二醇 6000（PEG6000）的结晶行为。研究表明，黏合剂在 FHMG 凝结过程的结晶行为影响产品颗粒的特性，如粒径分布、掩味效果及含量均一性。

（4）Ahire 等人采用熔融法制粒，以单硬脂酸甘油酯和固体石蜡等脂质材料为黏合剂，以微晶纤维素为崩解剂，将甲氧氯普胺加入熔融混合物中，混匀、冷却、固化、粉碎后过筛制成掩味颗粒。经体外实验与苦味阈值研究表明药物原有苦味大幅度降低，掩味效果良好。

（5）将异味药物混悬于熔合剂中，喷雾冷凝制粒。Yajima 利用喷雾冷凝法掩盖克拉霉素苦味。以单硬脂酸甘油酯、丙烯酸树脂作为辅料。优选得到掩味效果最好的处方，与传统制粒相比较，味道有显著改善。此后，Yajima 等又考察了喷雾冷凝的制备条件对苦味掩盖和克拉霉素蜡模的微粒学性质的影响。结果显示，熔融液滴的冷凝速度是影响掩味效果的优势因子。

（二）固体分散技术

1. 概述

固体分散体是指药物以分子、胶态、无定形、微晶等状态均匀分散于某一载体材料中所形成的分散体系。一般药物的苦味随着分散体的粒径增大而减小，但粒径过大又会产生沙粒感而影响口感，因此在制备分散体时应综合考虑。

本技术适用于熔点高、遇热稳定及不易挥发的药物。

2. 常用制备方法

熔融法、溶剂法、研磨法、喷雾干燥法、冷冻干燥法等，其中熔融法制粒是近些年发展起来的掩味技术，其是将药物与熔合剂如各种蜡类、硬脂酸、聚乙二醇等混合后，通过加热、熔融等操作使药物粉末黏结成粒状或团状而被包封于颗粒中，阻断药物与味蕾的直接接触而达到掩盖药物不良口味的目的。

目前该技术已成功运用于多种化学药品的矫味与掩味，如阿奇霉素、布洛芬、盐酸曲马多等。

3. 应用实例

（1）李琦对复方康心滴丸中麝鼠香采用固体分散技术进行掩味处理后，麝鼠香原本浓郁特殊的香气明显减轻。

（2）丹皮酚是牡丹皮、徐长卿等药材中所含有的成分，其药理作用广泛，但气味辛辣，余楚钦等选用山嵛酸甘油酯为掩味材料，采用熔融骤冷法制备丹皮酚共融物颗粒，通过正交实验以掩味效果和溶出度为评价指标优选其处方工艺，结果所得丹皮酚共融物颗粒口感良好，基本无麻味和涩味。

（3）冯丽莉等对味道极苦的银杏叶提取物采用研磨法、溶剂法及喷雾干燥法 3 种固体分散技术进行掩味后再制成口腔崩解片，无苦味、无沙粒感，可满足生产和临床上的基本要求。

（三）离子交换树脂技术

1. 概述

离子性药物与离子交换树脂骨架通过静电作用相互吸附，形成药物-树脂复合物，使得味蕾与药物隔离而达到掩盖药物不良口味的目的。离子交换树脂为含有可电离阳离子或阴离子基团的高分子聚合物，在众多离子交换树脂中，不同型号的 Indion 和 Amberlite 系列已被美国和欧洲药政部门正式批准为可直接作为药用辅料用于口服制剂的矫味与掩味中，其在国外应用较广，但在中药及其制剂矫味与掩味领域中研究较少。

2. 应用实例

（1）Jain 等将食品或饮料中的对苯二酚、柠檬苦素等苦性物质利用聚酰胺、醋酸纤维素与聚苯乙烯等进行离子交换或吸附，最后得到的产物无明显苦味。

（2）陈宁等通过正交设计进行静态及动态黄连素药物树脂复合物的制备工艺优选，达到了延缓药物释放和掩盖黄连素苦味的目的，并且胃肠道刺激反应轻。

（3）穿心莲内酯具清热解毒、消炎止痛的功效，但味极苦，孙艳荣等将其制备成掩味树脂复合物后，口感得到了明显改善。

（四）微球微囊化技术

1. 概述

微囊化技术是近年来药物掩味应用新工艺、新技术的一个突出代表。中药微囊早期主要以挥发油类（如杜仲挥发油、陈皮挥发油等）为囊心物，使其被药物包裹或分散在载体材料中形成微小球体或囊体，从而达到掩盖药物不良气味的目的。

早期，颗粒（或粉体）包衣与微囊化统称为微囊化技术，但是随着流化床的开发应用，颗粒包衣逐渐从微囊化技术中分化出来，微囊化与颗粒包衣的区分还没有一个比较统一的说法，基本上可以从粒径和制备方法上进行区别，微囊的粒径较小，基本在 100 μm 以下；颗粒包衣多用流化床制备，类似于片剂和丸剂的包衣方法。微囊化与粉末包衣的掩味机制相同，粉末包衣的包衣材料均可作为成囊材料。

2. 微囊的制备方法

（1）物理机械法。

（2）相分离法。

（3）喷雾干燥法。

（4）缩聚法。

（5）溶剂挥发法。

其中物理机械法和喷雾干燥法常在药物掩味中应用，目前该技术在国外应用广泛，但我国多限于实验室研究，工业化生产品种不多。

3. 应用实例

（1）向志芸等采用溶剂挥发法制备龙胆总苷掩味微囊，并运用星点设计－效应面法优化其成型工艺，最终得到的成品工艺效率高，预测性好，能够达到掩味目的。

（2）复方双黄连因其处方中含有黄芩、连翘而具有苦味，有学者通过喷雾干燥技术，制备以尤特奇 E100 为掩味材料的复方双黄连掩味微球，工艺简单，服用时明显感觉不到苦味。

（3）盐酸小檗碱（黄连素）味极苦，患者依从性差，余琰等以阿拉伯胶、明胶为囊材，采用复凝聚法制备盐酸小檗碱微囊，既能达到掩盖药物苦味、改善口感的目的，又减小了其对胃黏膜的刺激作用，具有较高的实用价值。

（五）包合技术

1. 概述

包合技术是通过范德华力将客体药物分子全部或部分包入具有空腔结构的主体分子中，使得味蕾与药物分子无法直接接触而达到掩味目的。常用方法有饱和水溶液法、研磨法、喷雾干燥法和 pH 调节法等，其中大部分研究者采用饱和水溶液法。

2. 适用范围

包合技术方法简单、可产业化生产，多用于片剂或胶囊，但对于大多数液体制剂、口崩片等剂型不适用，并且对客体药物分子的大小及结构具有严格的要求，例如药物分子的原子数大于 5，相对分子质量在 100~400，熔点小于 250 ℃，在水中的溶解度小于 10 g/L 等，限制了其广泛应用。

3. 最常用的包合材料——环糊精

环糊精是最常用的包合材料，其与药物形成包合物后能够阻断药物分子与味蕾的接触，从而降低药物刺激性，此外环糊精还对味蕾有麻痹作用，也大大增强了其掩味效果。

环糊精能改善药物的溶解度，增加其稳定性，多用于化学药和中药有效成分的包合及中药挥发油的矫臭。但是这种方法载药量低，只适合于低剂量药物，且对药物分子结构和大小有要求，不适合成分复杂的中药复方的矫味。

（1）结构　环糊精（cyclodextrin，CD）是直链淀粉在由芽孢杆菌产生的环糊精葡萄糖基转移酶作用下生成的一系列环状低聚糖的总称，通常含有 6~12 个 D– 吡喃葡萄糖单元。其中研究得较多的是含有 6~8 个葡萄糖单元的分子，分别称为 α – 环糊精、β – 环糊精和 γ – 环糊精。α – 环糊精分子空洞孔隙较小，通常只能包接较小分子的客体物质，应用范围较小；γ – 环糊精的分子空洞孔隙较大，但其生产成本高，工业上不能大量生产，应用受到限制；β – 环糊精的分子空洞孔隙适中，应用范围广，生产成本低，是工业上使用最多的环糊精产品。

根据 X 射线晶状体衍射法、红外光谱法和磁共振波谱的分析结果，确定构成环糊精分子的每个 D（+）– 吡喃葡萄糖苷都是椅式构象。各葡萄糖单元均以 1，4– 吡喃葡萄糖苷键结合成环。由于连接葡萄糖单元的糖苷键不能自由旋转，环糊精不是圆筒状分子而是略呈锥形的圆环，如图 6–2 所示。空洞结构中，外侧上端（较大开口端）由 C2 和 C3 的仲羟基构成，下端（较小开口端）由 C6 的伯羟基构成，具有亲水性，而空腔内由于受到 C–H 键的屏蔽作用形成了疏水区，因此外缘（rim）亲水而内腔（cavity）疏水。

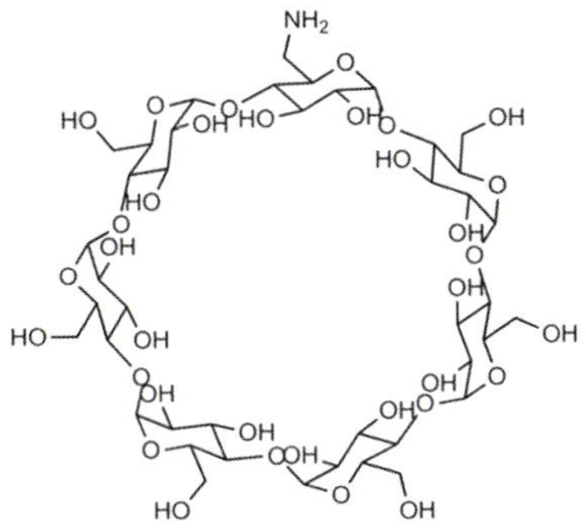

图 6–2　环糊精结构

（2）性质　内腔疏水而外缘亲水的特性使其可依据范德华力、疏水相互作用力、主客体分子间的匹配作用等与许多有机和无机分子形成包合物及分子组装体系，是效果类似酶的理想宿主分子。

目前 β – 环糊精的应用最为广泛：影响 β – 环糊精包合工艺的因素有投料比例、包合方法、包合温度、搅拌速度、包合时间、干燥条件等。药物自身也会影响包合效果，一般要求药物分子量为 100~400，水中溶解度低于 10 g/L，熔点低于 250 ℃。

4. 应用实例

（1）锦灯笼具有清热、化痰、利尿之功效，但其味酸、苦，殷莉梅等采用 β – 环糊精包合锦灯笼提取物粉末，再经研磨法添加适量辅料制备成固体分散体，明显减少了酸、苦味。

（2）施钧瀚等考察加入不同质量分数 β – 环糊精对黄柏、龙胆、穿心莲等 6 种代表性苦味中药饮片水煎液苦度的影响，经口尝评价方法表明，β – 环糊精对多种中药饮片水煎液的苦味均具有掩盖作用。

（3）王瑜真等采用不同包合工艺对穿心莲内酯 β – 环糊精包合物进

行研究，认为 pH 调节法制备的包合物包合效率最高，苦味掩盖最好，其主客分子比例为 3 ： 1。而在制备具有刺激性中药挥发油包合物时，常采用一些新型辅料代替 β－环糊精，已取得了良好的掩味及防挥发效果。

（4）唐健通过采用4种包合材料 HI-CAP 变性淀粉、N-LOK 变性淀粉、羟丙基－β－环糊精、β－环糊精对比制备荆芥挥发油包合物的研究表明，采用 HI-CAP 变性淀粉制备的包合物矫味效果好，工艺简便，适合直接喷雾干燥进行工业化生产。

N-LOK 是一种新型低黏度变性淀粉，在水中溶解性高，黏度比阿拉伯胶低，其高浓度溶液可以采用喷雾干燥，所得喷干粉很容易在水中分散，还原成乳状液。利用 N-LOK 的这种特性，可减少中药制剂的刺激性气味，而且包合工艺简便、包合率高、包合效果好、用量也少，包合物可直接进行喷雾干燥，适合工业化大规模生产。

二、其他技术

1. 通过前体药物技术将具有苦味药物的分子结构进行修饰，使得苦味受体无法与苦味成分相结合，从而阻断苦味信号的传送，达到掩味目的，这多用于西药的口腔给药制剂。

2. 在中药保健品和食品领域中常应用酶水解法和发酵技术来改善食品风味和去除异味，如刘青茹等对柑橘类果汁经酶法脱苦后，风味和营养成分无破坏，口感良好；而对于某些溶解度与 pH 有关的药物，可通过改变药物的酸碱性来减少其在唾液中的溶解度，达到掩味目的。

3. 运用具有吸附、吸收功能的多孔物质作载体以除去药物的异味，如张爱丽等采用活性炭吸附法能够很好地除去金振口服液中的人工牛黄及水牛角的臭味。

4. 药物矫味与掩味技术的运用通常随着药物性质及剂型选择的不同而不尽相同，并随着学科融合和新技术的开发，药物矫味与掩味技术已逐渐由单一技术向联合运用多种技术的趋势发展。例如在制备掩味银黄口腔崩解片时，王志等先选用流化床底喷技术对金银花提取物应用尤特奇 E100 乙醇溶液进行包衣掩味，然后与黄芩提取物混合后加入乳糖、甘露醇、橘子香精等矫味剂，通过直接压片制得银黄口腔崩解片，口味和各项指标均达到设计要求。

第三节　中药矫味与掩味辅料

一、矫味剂

矫味剂是指药剂中用以混淆味蕾和嗅神经对味觉的感受而使患者难以觉察药物不良口味（如苦味、辛辣等）的药用辅料。

其作用机制是，多种味道相混合时，味道或者味的强度可能发生变化。如在甜味溶液中添加少许食盐，会使甜味明显增加；在苦味溶液中添加酸味，可使溶液更苦；在咸味溶液中添加酸味物质，可使咸味减少；甜味对酸味、咸味、苦味都有缓解作用。所以添加甜味剂是最简单、方便的矫味方法，其在中药矫味中应用广泛且效果显著。

药剂生产中常用的矫味剂有：甜味剂、芳香剂、氨基酸、胶浆剂、泡腾剂、矫味增强剂、酸味剂、鲜味剂、清凉剂以及蛋白质类矫味剂。

（一）甜味剂

1. 背景资料

早在《伤寒杂病论》中就有用蜂蜜制备丸剂进行掩味的记载，现今大多制剂也适用该掩味方式。所有的甜味剂均在一定程度上对苦味有抑制作用。对于苦味较弱或微有不良味感（如咸味、酸味），单用甜味剂即可达到很好的矫味效果。研究表明，甜味剂与苦味可竞争性地与味感受器上的G蛋白结合。因此，添加甜味剂，增加对甜味的感应，能在一定程度上掩盖药物的苦味。

甜味是最受欢迎的基本味型，碳水化合物是最典型的甜味来源物，碳水化合物还是我们日常食物中常见的一种能量来源，甜味更是一种重要的营养信号。然而，过量摄入碳水化合物可能会导致与生活方式相关的疾病。当前的营养危机推动了低卡路里糖替代品的开发，一些蛋白质，如 Monellin 和 Thaumatin，被认为具有强烈的甜味。这些甜味蛋白质可能被用作低卡路里甜味剂，因为人类认为它们非常甜，但几乎不产生热量。

2. 分类

（1）天然的甜味剂　包括蔗糖、蜂蜜、甘露醇、山梨醇、甜菊苷、单糖浆、芳香糖浆（橙皮糖浆、枸橼糖浆、樱桃糖浆、甘草糖浆、桂皮糖浆）。

（2）合成的甜味剂　糖精钠、阿斯巴甜等。

3. 甜度区分

山梨醇和甘露醇的甜度为蔗糖的 0.7 倍，由于其溶解时吸热，具有清凉感，多用于含片的矫味。

甜菊苷的甜度是蔗糖的 300 倍，有一定的清凉感，且甜味持久，但其甜中带苦，有一定的后苦感。

糖精钠的甜度是蔗糖的 200~700 倍，易溶于水，甜度高，但也有一定的后苦感。

阿斯巴甜（蛋白糖）是一种二肽类甜味剂，甜度是蔗糖的 150~200 倍，无后苦感，且其毒性低，无不良反应，目前广泛用于口服制剂的矫味。

山梨醇、甘露醇、甜菊苷、糖精钠和阿斯巴甜分解后均不产生单糖，因而均适用于糖尿病和肥胖症患者。

甜度排序：糖精钠＞甜菊苷＞阿斯巴甜＞山梨醇、甘露醇。

4. 新型甜味剂

新型甜味剂植物甜味蛋白，其与蔗糖类甜味剂比较有很多优点，例如甜度高、热量低、不引起龋齿以及可供糖尿病患者食用等。

迄今已知的植物甜味蛋白和矫味蛋白有 7 种，即沙马汀、莫乃灵、马宾灵、潘塔亭、布拉齐因、库克灵和神秘果素。

沙马汀已投入商业市场。沙马汀是一类甜味极强的蛋白质，存在于热带植物非洲竹芋的果实中。这种植物产于西非热带雨林，在塞拉利昂至刚果一带。目前，沙马汀已通过毒理学试验和安全试验，经有关国家批准，用于食物和饲料的增甜剂或调味剂。

（二）芳香剂

1. 背景资料

在制剂矫味中，多选用水果味香精。水果味香精大众接受程度高，而且香味柔和，适用于中西药口服制剂的矫味。

甜味剂和芳香剂联合使用，通常可以达到较好的掩味效果。甜味剂与盐或氨基酸、有机酸合用也具有较好矫味作用。Harry T 等报道将氯化钙与蔗糖和枸橼酸或氯化钠混合可掩盖氯化钙的苦味。

2. 机制概述

人的味觉和嗅觉有着密切关系，芳香的香精香料可给人带来愉悦嗅觉感受的同时，也可适当掩盖药物的不良味觉。难闻的挥发油成分，会在口腔中加重苦味感觉，引起恶心、呕吐等不良反应。加入芳香剂可以改善制剂的气味，降低苦味。

3. 分类

芳香剂通常分为动植物中提取到的天然挥发油香料和人工合成的合成香精香料。

（1）天然挥发油香料　通常为动植物中提取到的挥发油，如柠檬挥发油、樱桃挥发油、茴香挥发油、薄荷挥发油、麝香挥发油等，以及此类挥发性物质制成的芳香水剂、酊剂、酯剂。

（2）合成香精香料　是由人工香料添加一定量的溶剂调和而成的混合香料，如苹果香精、桂皮香精、香蕉香精、橘子香精、葡萄香精、草莓香精等。

（三）氨基酸

1. 背景资料

一些氨基酸加入药物中，会缓解药物的苦味程度或缩短苦味在口腔中的滞留时间，从而达到掩味的目的。如味精（谷氨酸钠）可以缩短各种苦味在口腔中的滞留时间；Tazuko 等发现，L- 精氨酸可以抑制奎宁氢氯化物、L- 异亮氨酸、L- 苯丙氨酸的苦味程度，如与氯化钠合用，可加强抑制 L- 异亮氨酸和 L- 苯丙氨酸的苦味程度。

2. 种类

味精（谷氨酸钠）、L- 精氨酸（与氯化钠合用抑制苦味效果更好）。

（四）胶浆剂

向制剂中加入胶浆剂，可以增加液体黏度，延缓药物在唾液中向味蕾的扩散，从而达到掩味的目的。常用的胶浆剂有海藻酸钠、阿拉伯胶、明胶、甲基纤维素、羧甲基纤维素钠等的胶浆。常于胶浆中加入甜味剂，增加其矫味作用。

（五）矫味增强剂

包括碱土金属氧化物、碱土金属氢氧化物或碱性氢氧化物。另外，还包括磷酰化氨基酸，如磷酸酪氨酸、磷酸丝氨酸、磷酸苏氨酸及它们的混合物。丁香油和碳酸钙已被发现具有显著的掩味效果，用于咀嚼，在口中溶解或服用前溶解的剂型。

（六）酸味剂

酸味剂指可调节制剂 pH，维持或调节制剂酸味感的添加剂。除调酸味以外，兼有矫味、防腐、防褐变、缓冲、螯合等作用。作为酸味剂使用的主要有有机酸，如酒石酸、草酸、苹果酸、柠檬酸、抗坏血酸等。无机酸使用较多的仅有磷酸。对于一些溶解度随酸碱度变化而变化的药物来说，在制剂中加入酸味剂不仅可以使药物在制剂中的溶解度降低，也可以减缓药物在唾液中的溶解速度，从而达到掩味的目的。特定的有机酸，如酒石酸还可与碳酸盐发生反应，产生二氧化碳气体，通过麻痹味蕾神经而矫味。

（七）鲜味剂

鲜味剂又称风味增强剂，是一类可以增强制剂鲜味的化合物。通过增加味蕾对非苦味的感知强度，进而弱化对苦味的感知，从而达到掩味的目的。根据化学成分的不同，可将食品鲜味剂分为氨基酸类、核苷酸类、有机酸类、复合鲜味剂等。其中 5’－肌苷酸二钠（IMP）作为鲜味剂，对甜味有增效作用，于咸味、酸味、苦味、腥味、焦味有消杀作用。

（八）清凉剂

清凉剂是用于加入各种制剂中，使其产生清凉效果且药性不强的化学物质的总称，主要为薄荷脑及其衍生物，包括各类薄荷酰胺、薄荷酯、薄荷缩酮等。清凉剂作为制剂的重要辅料，能掩盖中药苦涩味，使服用者感觉清新，提高中药制剂口服时的协调性和柔和性，降低口腔和喉部刺激，在制药工业应用广泛。

（九）蛋白质类矫味剂

1. 调节机制

目前为止，对蛋白质类矫味剂的结构和突变研究很少，因此味觉调节机制尚不清楚。甜味蛋白的不稳定性、温度、pH 及更长的余味，使它比天然甜味剂更难以利用，为解决这一问题，在酵母或细菌中培育这些新的"超级蛋白质"，采取氨基酸序列并在 DNA 水平上改变其中的一部分，使甜蛋白变得更加稳定；在其食品工业方面，甜味特性的植物蛋白越来越多地被用作低卡路里甜味剂的替代品。

缺陷：植物蛋白大都是由植物病原微生物、真菌感染植物后合成能力大大增强的病程相关蛋白（PR 蛋白）组成。甜味蛋白与过敏原的序列和结构相似性（布拉扎因的 Artv1，他马菌素的 Musa4 和 Olea13，马比林的 Anao3 和 Pisv1，以及莫奈林的 Gly m Kunitz 胰蛋白酶抑制剂），针对 7 种软化蛋白，它们都是高度结构化的蛋白质，往往富含硫化物桥，因此具有抗热变性和消化性。

2. 种类

甜味蛋白具有非常高的应用价值。虽然人们对天然存在的甜味蛋白已有一定的研究，但要大批量开发和利用还有较长的路要走。因为含有甜味蛋白的天然植物资源少、产量低，且果实采摘和运输等不方便，使得从天然植物中提取甜味蛋白的大规模商业化生产难以实现。但随着生物技术和计算机科学的发展，可用 X 射线衍射、氨基酸测序和计算机模拟分析甜味蛋白的结构及构型，从天然植物中分离出甜味蛋白的 cDNA，然后根据氨基酸序列人工合成甜味蛋白基因，再利用基因工程技术将人工合成的甜味蛋白基因转入微生物或高等植物中表达，为甜味蛋白大规模生产提供可能。

（1）Miraculin（神秘果素、神秘果蛋白） 由西非植物 Richardella dulcifica Baehni 的浆果中分离提纯出。

性质：碱性糖蛋白；本身并没有甜味，但在人的口腔内可将酸味转变成明显的甜味，且甜味感觉可持续数小时；100℃以下、pH 3~12 范围内比较稳定；本身并无甜味，遇到酸性物质后可改变人的味觉，产生类似蔗糖的甜味；对于不同的酸，产生的甜度不同。

结构：蛋白单体由 191 个氨基酸和 N 连接寡糖组成的单一多肽链，相对分子质量为 24600，整个分子中碳水化合物占 13.9%，肽链通过 42 与 186 位上的天冬酰胺残基与碳水化合物链以糖苷键方式结合在一起，等电点约为 9，由单体间以二硫键相连的 2 对二聚体构成。

适用对象：天然非糖类甜味剂，很有希望成为碳水糖类化合物的替代品，成为新型保健食品的甜味剂；是糖尿病、肥胖症患者食物中理想的甜味剂。

（2）Brazzein（布拉奇因、巴西甜蛋白） 由非洲西部野生植物 Pentadiplandra brazzeana Baillon 的果实中分离提纯出。

性质：与其他甜味蛋白相比，Brazzein 的分子量最小，水溶性最好，且水溶液在 80 ℃下经 4 h 的热处理仍然保持甜味，有着良好的热稳定性和 pH 稳定性。

结构：蛋白单体由 54 个氨基酸残基组成的单链多肽，含有 8 个半胱氨酸，形成 4 对分子内二硫键。Brazzein 的相对分子质量为 6500，等电点为 5。该甜味蛋白分子骨架 CS-α/β 与蝎毒、昆虫防卫素和植物抗菌蛋白 γ-硫素的分子支架基本相同。

（3）Thaumatin（索马甜、奇迹蛋白、沙马汀） 由西非热带雨林中的一种竹芋科多年生灌木非洲竹芋（Thaumato-coccus daniellii Benth）中分离提纯出。

性质：淡黄褐色至灰褐色粉末，无臭，味极甜，甜味阈值为 1.1 mg/kg，即在甜味达到阈值浓度时甜度为蔗糖的 5500~8000 倍；在低于甜味阈值 1.1 mg/kg 的情况下，可增强食品风味。如加 0.5 mg/kg 的 Thaumatin，可使薄荷类香味阈值下降 1/10~1/3。天然存在的 Thaumatin 由一多基因家族编码，最少存在 6~7 种关系相近的蛋白，主要是 Thaumatin Ⅰ和 Thaumatin Ⅱ，提取物中 Thaumatin Ⅰ约占 96%；等电点为 11.5~12.5，属碱性蛋白，加热可发生变性而失去甜味。在 80~100 ℃条件下加热，甜度可下降 50% 以上；100 ℃以上短时间加热，对其甜度影响不大，但可与鞣酸结合而失去甜味。

结构：由一条直链多肽链组成，含有氨基酸残基 207 个，分子量为 22 kD。晶状体结构研究表明，Thaumatin 由 3 个结构域组成，核心结构域

是一个平滑的 β－折叠桶，含有 11 个 β－折叠片层，除 N 端和 C 端片层相互平行外，其他片层均为反向平行。

发展前景：甜味爽口，没有不良气味或苦涩味，且具有增强产品风味和掩盖不良味觉的作用，是一种很有发展前途的天然食品甜味剂。

（4）Monellin（莫内林、莫奈林、应乐果甜蛋白） 由西非防己科植物 Dioscoreophyl–lum cumminsii 的浆果中分离得到。

性质：相对分子量为 10.7 kD，等电点为 9.0~9.3，甜度为等质量蔗糖的 3000 倍，甜味来得慢，去得也慢，持续时间较长，味觉延绵。温度和 pH 对其影响很大，其水溶液加热至 55~60 ℃，甜味就会丧失。室温下 pH 小于 2 或大于 9，甜味也会丧失。天然的 Monellin 对热处理和酸处理比较敏感，容易引起蛋白变性。

结构：分子由 94 个氨基酸残基组成；不含胱氨酸、组氨酸及游离的巯基，也不是一条单一的多肽链，而是由 A、B 两条链组成，其中 A 链包含 44 个氨基酸，B 链包含 50 个氨基酸，这两条链通过非共价相互作用结合在一起，将 Monellin 分子的 A、B 两条肽链拆分后其甜味丧失，可见完整的天然结构是其甜味产生的必要条件。

前景发展：将 Monellin 2 条肽链的 2 个末端连接，形成一条稳定且具有与天然 Monellin 一样甜味的单链蛋白，这是 Monellin 商业化应用的主要方向。

（5）Mabinlin（马槟榔甜蛋白） 来自中国云南等省的高海拔地区白花菜科植物马槟榔（Capparis masaikai Levi）的种子储存蛋白。

性质：能引起持久甜味，相对分子质量为 11700，等电点为 11.8，在 280 nm 波长有最大吸收峰，其引起甜味感觉的最低浓度为 0.1%，甜度是等质量蔗糖的 100 倍；热稳定性与 B 链 47 位上的氨基酸有关：如是精氨酸则为热稳定型，如是谷氨酸则为热不稳定型。

5 种同工蛋白，马槟榔Ⅰ、Ⅰ-1、Ⅱ、Ⅲ和Ⅳ，其中马槟榔Ⅱ的热稳定性最高，其热稳定性在所有已知甜味蛋白中也是最高的，其甜味可在 80 ℃下保持 48 h，而其他 4 种在 80 ℃下保持 0.5 h 甜味则丧失，可见马槟榔Ⅱ具有较高的开发价值。

结构：由 A 链和 B 链组成，A 链含 33 个氨基酸残基，B 链含 72 个氨基酸残基，B 链含有 2 个分子内二硫键，并通过 2 个分子间的二硫键与 A 链相连。

（6）Pentadin（培它丁） 由非洲热带植物 Pentadiplandra Brazzeana 中分离出来的。Pentadin 和 Brazzein 来自同一种植物，Pentadin 是果实经热干燥后提取得到的，Brazzein 是从鲜果中提取得到的。

性质：分子量约为 12 kD，甜度是蔗糖的 500 倍，甜度明显低于 Brazzein。

结构：非天然形态的交联 Brazzein 分子，分子量约为 Brazzein 的 2 倍，整个分子是以亚结构通过二硫键相连的。

（7）Curculin（仙茅甜蛋白、库克灵；NBS—NBS 同型二聚体） 由马来西亚石蒜科仙茅属植物光叶仙茅（Curculigo latifolia）的果实中提取。

性质：同大多数蛋白质一样，对热敏感，50 ℃以上活性降低，甜度是蔗糖的 430~2070 倍。甜味在口腔中能够停留 5 min 左右消失，在喝水后又会恢复 5 min 左右；纯水、柠檬水、0.5 mol/L 氯化钠可诱导出甜味；Ca^{2+}、Mg^{2+} 对甜味有抑制作用；一价离子不会对甜味产生影响。

结构：不含糖基的单纯蛋白，有 2 个亚基聚合而成的二聚体，该二聚体通过 3 个二硫键相连，含 114 个氨基酸残基，等电点为 7.1。

（8）Neoculin（NAS—NBS 异形二聚体） 由马来西亚石蒜科仙茅属植物光叶仙茅（Curculigo latifolia）的果实中抽提获得。

结构：Neoculin 是 NAS—NBS 异形二聚体，即 Curculin 由 2 个相同的含有 114 个氨基酸残基的亚基（NBS）组成，而 Neoculin 是 1 个由 1 条含有 113 个氨基酸残基的糖基化的酸性亚基（NAS）和 1 条碱性亚基（NAS）组成的异型二聚体。

发展前景：目前尚未有成功表达 Curculin 的报道，但 Neoculin 已被成功表达。Nakajima 等人利用带有 KEX2 剪切位点的 α－淀粉酶分别与两个蛋白亚基融合，成功获得与天然 Neoculin 具有同样活性的重组 Neoculin。

（9）魔芋蛋白（MCL） 由原产于西非的灌木杜氏里查德拉（Richadella duccifica）的果实中分离出来

性质：同源二聚体蛋白，在中性 pH 下味道平淡，但它具有改善味道的活性，在酸味刺激下会产生甜味。一旦 MCL 进入口腔，接触到酸液时，都能检测到持续 1 h 以上的强烈甜味。

结构：由 191 个氨基酸残基组成的多肽组成的同源二聚体蛋白。这 2 个亚基通过分子内二硫键结合在一起。也证实了每个亚基都存在 2N- 连接的寡糖。

作用机制：MCL 进入口中后，每次进食酸性溶液都会引起甜味，这种酸性条件下甜味诱导行为的基础是检测甜味的受体膜对 pH 依赖的构象变化。MCL 与人的甜味感受器（hT1R2-hT1R3）直接而强烈地结合，并随着周围 pH 的降低而激活该感受器，即随后在每次品尝到酸溶液时都会起到激动剂的作用。当 pH 恢复到中性时，MCL 成为拮抗剂，抑制其他甜味剂对受体的激活。

新研究：以米曲霉、生菜或西红柿为宿主成功生产出活性 MCL，这是一种安全的、新型的、味道甜美的无卡路里物质，将是那些患有与生活方式有关的疾病的人矫味剂的理想选择。

二、苦味阻滞剂

苦味阻滞剂通过阻滞味觉信息从口内传至脑内来干扰味觉传导达到矫味目的。不同传导机制的苦味要通过不同的阻滞剂掩味。目前，已有 20 余种具有全新作用机制的苦味阻滞剂被开发用于药物的掩味，应用较广的有苯乙烯酸衍生物（咖啡酸、阿魏酸等）、单磷酸腺苷及其类似物、蛋白 – 磷脂酸复合物等。其中美国 Linguagen 公司开发的腺苷酸已被美国食品药物监督管理局（FDA）在 2003 年批准为食品及极苦药物的矫味添加剂。某些来源于天然植物化合物的苦味抑制剂，如黄烷酮类高圣草素钠盐，既能减轻水杨素、苯酸铵酰糖化物、苦龙胆酯苷等的苦味，又不会破坏药物成分，是一种有效的苦味抑制剂，在保健食品中具有广泛的应用前景。

如吸附沸石、活性炭、微粉硅胶等具有多孔的物质，也可以作为载体。药物进入载体空隙，降低唾液中的药物浓度，同时可以控制释药速率，达到缓释控效果。添加了抗菌药的饲料由于有苦味，动物不爱吃，通过以沸石为载体吸附药物，干燥后，再进一步与饲料预混制备可持续释放药物且无苦味的颗粒。将伪麻黄碱吸附在微粉硅胶上再制成咀嚼片，服用时没有药物的不良味道。

三、味蕾麻痹剂

味蕾麻痹剂能使味蕾被短暂可逆地麻痹，麻痹期间感觉不到药物的味道。

制剂常用的味蕾麻痹剂有：苯酚钠、丁香油（轻微麻痹，针对香辣味）、CO_2。

泡腾片在应用过程中，颗粒遇水可产生一定量的CO_2，可使味蕾麻痹，从而起到遮盖苦味的作用。这是一种适合于中药的矫味技术。某些苦味的中药，采用泡腾技术制成颗粒，再加入适宜的香精香料（如可乐型香精），可冲服成一杯略带苦味的可乐型饮料，显著改善中药的口感。国内有学者分别将味微苦的中药柴胡和极苦的苦瓜乙醇浸提物制成泡腾片，都达到了溶解迅速、口感良好的目的。如果单从口感角度考虑，将一些服用量较大、口感不佳且无合适矫味手段的液体制剂制成充气碳酸类型，也是一种改善口感的方式。

四、新型配方掩味药品

处方中加入大量的卵磷脂或类卵磷脂物质可以抑制苦味。硅酸镁铝和大豆卵磷脂联合使用常用于掩盖盐酸酞氨苄西林的不良味道。将药物溶解或分散在氯仿等有机溶剂中，加入卵磷脂，搅拌，再向混合液中加入其他辅料（如硅酸铝、乳糖、甘露醇等）干燥，制粒即可得到掩味处方。

磷脂酸和大豆、牛奶中提取出的 β－乳球蛋白的匀浆混悬液可以掩盖奎宁、L－亮氨酸、异亮氨酸、咖啡因和盐酸罂粟碱的苦味。值得指出的是，这种混悬液不掩盖甜味、酸味、咸味，可能是因为磷脂酸只选择性与苦味受体相结合，阻止了药物与味蕾的接触。

参考文献

[1] Temussi P A . Natural sweet macromolecules： how sweet proteins work[J]. Cellular and Molecular Life Sciences CMLS， 2006， 63（16）：1876–1888.

[2] Kant R . Sweet proteins: Potential replacement for artificial low calorie sweeteners[J]. Nutrition Journal, 2005, 4(1): 5.

[3] Lawless H T, Rapacki F, Horne J, et a1.The taste of calcium chloride in mixtures with NaCl, sucrose and citric acid[J].Food quality and preference, 2004, 15(1): 83–89.

[4] Suzuki M, Kunmoto E, Nirasana S, et al.Recombinant curculin heterodimer exhibits taste–modifying and sweet–tasting activities [J]. FEBS Letters, 2004, 573(1) 135–138.

[5] Kinoshita Y, Shibuya M.Preparation Composition for Suppressing Bitterness: JP, 62, 265, 234[P].1987–11–11.

[6] 沈慧风，吴梦菲 . 药用辅料在掩盖苦味中的应用技术 [D]. 全国第 11 次片剂生产暨新技术新辅料交流大会，2003.

[7] 王瑜真，张卫星，谭晶 . β – 环糊精包合穿心莲内酯方法比较 [J]. 实用医药杂志，2004，21（1）：45.

[8] 陈路林，王洛临，林绍平 . 用 N–LOK 变性淀粉代替 β –CD 制备挥发油包合物研究 [J]. 中成药，1999（11）：3–4.

[9] 曹英东，李方方，张勇，等 . 苦味受体的生物学特征、信号转导机制及苦味剂和苦味抑制剂对苦味受体的影响 [J]. 动物营养学报，2017，29（3）：769–775.

[10] Ley J P . Masking bitter taste by molecules[J]. Chemosensory Perception, 2008, 1(1): 58–77.

[11] Suzuki H , Onishi H , Takahashi Y , et al. Development of oral acetaminophen chewable tablets with inhibited bitter taste[J]. International Journal of Pharmaceutics, 2003, 251(1–2): 123–132.

[12] Shiino K, Iwao Y, Miyagishima A, et al.Optimization of a novel wax matrix system using aminoalkyl methacrylate copolymer E and ethylcellulose to suppress the bitter taste of acetaminophen [J].International Journal of Pharmaceutics, 2010, 395: 71–77.

[13] Tao T . The progress and applications of flavoring and taste masking technologies in new oral dosage forms[J]. Shanghai Medical & Pharmaceutical Journal, 2011.

[14] 李雪，郭桢，郝结兵，等 . 脂质包裹与环糊精包合的协同矫味研究 [J]. 药学学报，2014，49（3）：392–398.

[15] 刘英 . 中药制剂掩味方法概述 [J]. 亚太传统医药，2012，8（8）：214-215.
[16] 王优杰，冯怡，章波 . 模糊数学在中药口服液矫味中的应用 [J]. 中国中药杂志，2009，34（2）：152-154.
[17] 康倩，张庆，李辉，等 . 模糊数学在复方双花口服液矫味工艺中的应用 [J]. 世界科学技术 - 中医药现代化，2015，17（1）：192-196.
[18] Masuda T，Kitabatake N. Developments in biotechnological production of sweet proteins[J]. J Biosci Bioeng 2006，102(5):375-389
[19] Yamashita H，Akabane T， Kurihara Y. Activity and stability of a new sweet protein with taste-modifying action，curculin[J]. Chem Senses 1995，20(2)：239-243
[20] Ming D ，Göran Hellekant. Brazzein，a new high-potency thermostable sweet protein from Pentadiplandra brazzeana B.[J]. Febs Letters， 1994， 355（1）.
[21] Misaka T. Molecular mechanisms of the action of miraculin，a taste-modifying protein[J]. Seminars in Cell and Developmental Biology，2013，24（3）.
[22] Temussi P A . Natural Sweet Macromolecules：how Sweet Proteins work[J]. Cellular and Molecular Life Sciences CMLS， 2006， 63（16）：1876-1888.
[23] Ito K，Asakura T，Morita Y，et al.Microbial production of sensory-active miraculin[J]. Biochemical and Biophysical Research Communications 2007，360(2)：407 - 411.
[24] 陈丹丹，平其能，蒋曙光 . 儿童药物制剂掩味技术研发进展 [J]. 药学进展，2018，42（8）：615-621.
[25] Keating A V，Soto J，Tuleu C，et al. Solid state characterisation and taste masking efficiency evaluation of polymer based extrudates of isoniazid for paediatric administration[J]. Int J Pharm， 2018， 536（2）： 536-546.
[26] 刘玲，李小芳，文怡静，等 . 穿心莲颗粒矫味的成型工艺研究 [A]// 中华中医药学会中药制剂分会，世界中医药学会联合会中药药剂专业委员会 . “好医生杯”中药制剂创新与发展论坛论文集：上 [C]. 中华中医药学会，2013：5.
[27] 闫志刚，李喆，曾环想 . 离子交换树脂在口服液体制剂矫味中的应用 [J]. 中国新药杂志，2009，18（2）：132-135.
[28] 吴飞，赵春草，冯怡，等 . 中药口服制剂矫味研究的探讨 [J]. 中国新药杂志，2015，24（8）：893-899.
[29] 梁晓光，吴飞，王优杰，等. 基于现代电子舌技术的传统苦味中药黄连的

苦味物质基础研究 [J]. 中国中药杂志，2014，39（17）：3326-3329.

[30] 陶涛. 矫味和掩味技术在口服新剂型中的应用 [J]. 上海医药，2011，32（5）：252-255.

[31] 刘娟. 掩味技术在儿科常用口服固体制剂的应用 [J]. 天津药学，2014，26（1）：59-63.

[32] Koizumi A, Nakajima K, Asakura T，et al. Taste-modifying sweet protein，neoculin，is received at human T1R3 amino terminal domain[J]. Biochemical and Biophysical Research Communications，2007，358（2）：585-589 .

[33] Jain S，Mehta D，Shah S，et al. Melt-in-Mouth pellets of fexofenadine hydrochloride using crospovidone as an extrusionspheronisation aid[J]. AAPS PharmSciTech，2010，11（2）：917-923.

[34] Khankari R K，Hontz J，Chastain S J，et al. Rapidly dissolving robust dosage form US 6221392[P]. 2001-04-24.

[35] Nakajo S, Akabane T, Nakaya K，et al. Anenzyme immunoassay and immunoblot analysis for curculin，a newtype of taste-modifying protein：cross-reactivity of curculin andmiraculin to both antibodies[J]. Biochim. Biophys 1992，1118（1992）：293 - 297.

[36] Amrutkar P P，Patil S B，Todarwtal A N，et al. Design and evaluation of taste masked chewable dispersible tablet of lamotrigine by melt granulation[J]. Int J Drug Del，2010，2（2）：183-191.

[37] Venkatesh G M，Palepu N R. Process for manufacturing bitedispersion tablets：US 6475510[P].2002-11-05.

[38] Xu J，Bovet LL，Zhao K. Taste masking microspheres for orally disintegrating tablets[J]. Int J Pharm，2008，359（1-2）：63-69.

第七章

中药制剂工程设计与制造产业化

第一节　智能制造的核心基础

一、全球制造业发展大趋势及智能制造基础概念

（一）全球制造业发展大趋势

在全球制造业大国中，美国、德国、中国先后提出了“工业互联网”“工业 4.0”“中国制造 2025”，都不约而同地对制造业提出了智能化的发展规划。如图 7–1 所示。

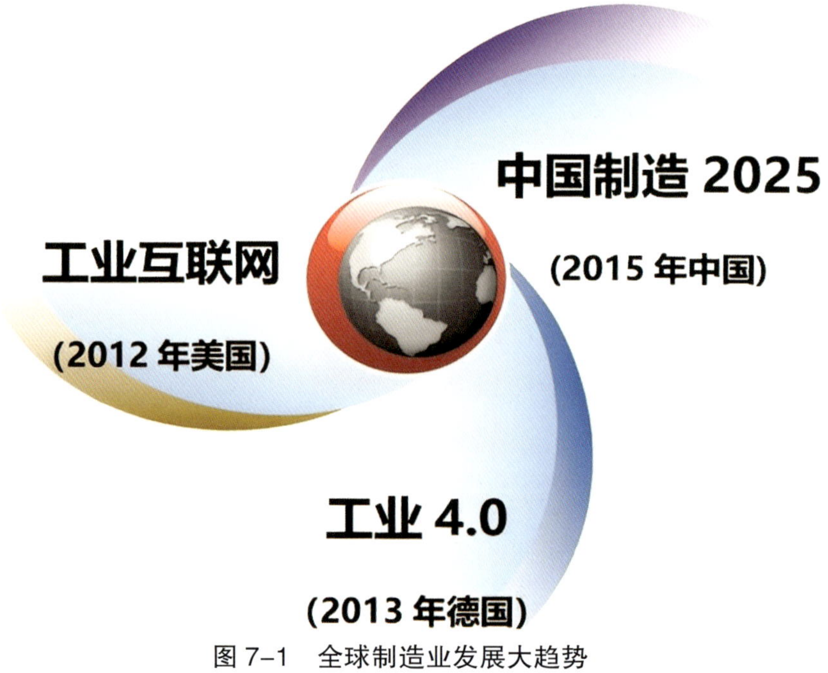

图 7–1　全球制造业发展大趋势

1. 美国先进制造伙伴计划及其工业互联网

美国为了捍卫其在先进制造业的霸主地位，提高创新能力，利用信息互联技术与物理设施的融合（CPS）塑造新的制造产业链，提出了“先进制造伙伴计划”，其中工业互联网是其先进制造战略的重要内容，旨

在鼓励创新，利用信息技术重塑工业格局，并明确提出三大优先领域：一是制造业中的先进传感器技术、先进控制技术和平台系统。建立制造技术测试床（MTTs）来测试新技术的商业案例应用水平，包括智能制造能力；针对高耗能和数字信息制造，建立一个聚焦于先进传感、控制、平台制造技术（ASCPM）能源优化利用的研究所，制定新的产业标准，包括关键系统和供应商供货之间的数据交叉标准。二是虚拟化、信息化和数字制造技术。建立制造卓越能力中心（MCE），聚焦于前沿技术开发层面的基础研究以及包括数字设计和能效数字制造工具等方面的数字化；聚焦于制造过程中的安全分析和决策中涉及的量大、综合的数据集，建立一个大数据制造创新研究所（现有数字化制造和设计创新研究所之外）；制定部署“网络－物理”系统的安全和数据交换的制造政策标准；激励创造和推行系统提供商、服务机构或者系统集成商的辅助制造商业化。三是先进材料技术。推广材料制造卓越能力中心（MCEs）以支持制造创新研究所（MIIs）的研发活动，以及支持国家战略中的其他制造技术领域；利用供应链管理国防资产，促进创新和研发中的关键材料再利用；为先进制造材料领域（如生物医疗制造领域）的博士生设立制造业创新奖学金。

2. 德国工业 4.0

德国工业 4.0 是一个高科技战略计划。它旨在提升制造业的智能化水平，将生产中的供应、制造、销售信息数据化、智能化，最终实现快速、有效、个性化的产品供应。以推动传统制造业模式向智能化转型。主要包括三大主题：一是“智能工厂”，重点研究智能化生产系统及过程，以及网络化分布式生产设施的实现；二是“智能化生产”，主要涉及整个企业的生产物流管理、人机交互及 3D 技术在工业化生产中的应用等；三是“智能物流”，主要通过互联网、物联网、物流网，整合物流资源，充分发挥现有物流资源供应方的效率，而需求方则能够快速获得服务匹配，得到物流支持。

3.《中国制造 2025》及智能制造

中国国务院 2015 年 5 月份发布的《中国制造 2025》发展规划中也明确提到，新一代信息技术与制造业深度融合，正在引发影响深远的产业变革，形成新的生产方式、产业形态、商业模式和经济增长点。各国都在加大科技创新力度，推动三维（3D）打印、移动互联网、云计算、大数据、生物工程、新能源、新材料等领域取得新突破。基于信息物理系统的智能装备、智能工厂等智能制造模式正在引领制造方式变革；网络众包、协同设计、大规模个性化定制、精准供应链管理、全生命周期管理、电子商务等正在重塑产业价值链体系；可穿戴智能产品、智能家电、智能汽车等智能终端产品不断拓展制造业新领域。

（二）智能制造概念

美国“工业互联网”、德国“工业 4.0”和中国“中国制造 2025 ”这三大国家战略虽在表述上不一样，但本质上异曲同工，核心都是智能制造。

1. 智能制造的概念

2015 年 5 月 8 日，国务院印发关于《中国制造 2025》的通知。通知中明确提出要“以推进智能制造为主攻方向，以满足经济社会发展和国防建设对重大技术装备的需求为目标，强化工业基础能力，提高综合集成水平……实现制造业由大变强的历史跨越”。通知中明确了五大工程来推动《中国制造 2025》的落地，智能制造工程为五大工程中的其中之一。

为了进一步落实《中国制造 2025》，2016 年 12 月 8 日，工业和信息化部、财政部联合制定了《智能制造发展规划（2016—2020 年）》，对智能制造给出了较为明确的定义，“智能制造是基于新一代信息通信技术与先进制造技术深度融合，贯穿于设计、生产、管理、服务等制造活动的各个环节，具有自感知、自学习、自决策、自执行、自适应等功能的新型生产方式”。推动智能制造，能够有效缩短产品研制周期、提高生产效率和产品质量、降低运营成本和资源能源消耗，并促进基于互联网的众创、众包、众筹等新业态、新模式的孕育发展。智能制造具有以智能工厂为载体，以关键制造环节智能化为核心，以端到端数据流为基础、以网络互联为支撑等特征，这实际上指出了智能制造的核心技术、管理要求、主要功能和经济目标，体现了智能制造对我国工业转型升级和国民经济持续发展的重要作用。

2. 智能制造的发展目标

《智能制造发展规划（2016—2020年）》明确了智能制造的发展目标。

2025年前，推进智能制造发展实施“两步走”战略：第一步，到2020年，智能制造发展基础和支撑能力明显增强，传统制造业重点领域基本实现数字化制造，有条件、有基础的重点产业智能转型取得明显进展；第二步，到2025年，智能制造支撑体系基本建立，重点产业初步实现智能转型。

由于我国制造业发展水平参差不齐，有的处于2.0阶段，有的处于3.0阶段，有的正在走向4.0阶段。所以我国实现智能制造必须2.0、3.0、4.0并行发展，既要在改造传统制造方面“补课”，又要在绿色制造、智能升级方面“加课”。对于制造企业而言，应着手完成传统生产装备网络化和智能化的升级改造，以及生产制造工艺数字化和生产过程信息化的升级改造。对于装备供应商和系统集成商，应加快实现安全可控的智能装备与工业软件的开发和应用，以及提供智能制造顶层设计与全系统集成服务。鉴于此，智能制造的发展目标是：①推进传统制造业重点领域基本实现数字化制造。②在有条件、有基础的重点产业，建立智能转型的试点示范企业。

3. 智能制造系统架构

为落实国务院《中国制造2025》的战略部署，加快推进智能制造发展，发挥标准的规范和引领作用，指导智能制造标准化工作的开展，工业和信息化部、国家标准化管理委员会共同组织制定了《国家智能制造标准体系建设指南（2015年版）》。该标准于2015年12月29日正式发布。该标准为智能制造系统架构给出了一个认知度较高的模型。

智能制造系统架构通过生命周期、系统层级和智能功能三个维度构建完成，主要用于智能制造标准体系结构和框架的建模研究。如图7-2所示。

（1）生命周期　生命周期是由设计、生产、物流、销售、服务等一系列相互联系的价值创造活动组成的链式集合。生命周期中各项活动相互关联、相互影响。不同行业的生命周期构成不尽相同。

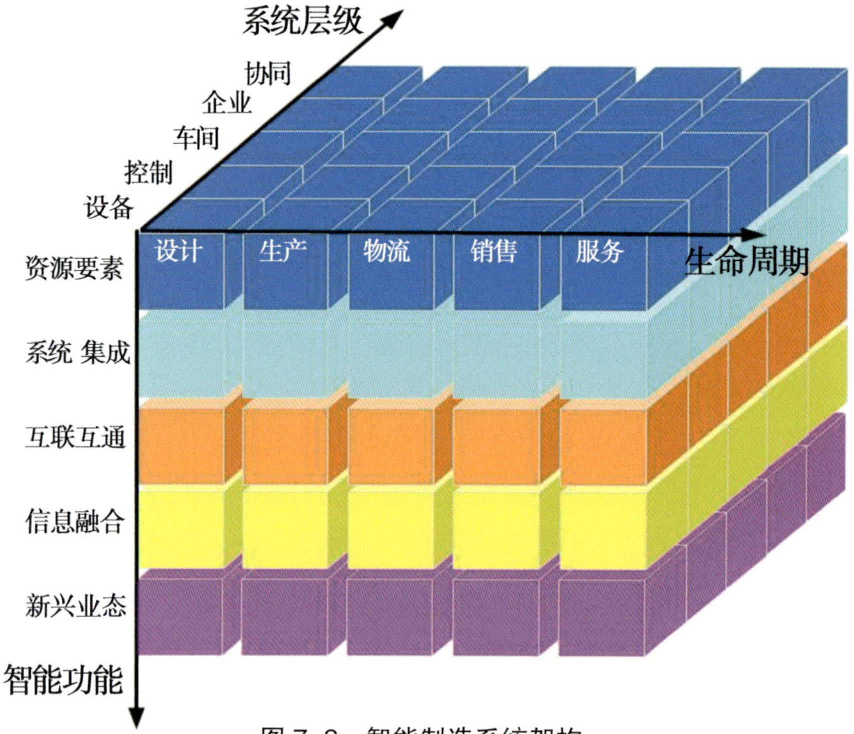

图 7-2 智能制造系统架构

（2）系统层级　系统层级自下而上共分五层，分别为设备层、控制层、车间层、企业层和协同层。智能制造的系统层级体现了装备的智能化和互联网协议（IP）化，以及网络的扁平化趋势。具体包括：

①设备层级：包括传感器、仪器仪表、条码、射频识别、机器、机械和装置等，是企业进行生产活动的物质技术基础。

②控制层级：包括可编程逻辑控制器（PLC）、数据采集与监视控制（SCADA）、分布式控制系统（DCS）和现场总线控制系统（FCS）等。

③车间层级：实现面向工厂 / 车间的生产管理，包括制造执行系统（MES）等。

④企业层级：实现面向企业的经营管理，包括企业资源计划（ERP）、产品生命周期管理（PLM）、供应链管理（SCM）和客户关系管理（CRM）等。

⑤协同层级：由产业链上不同企业通过互联网络共享信息实现协同研发、智能生产、精准物流和智能服务等。

（3）智能功能　智能功能包括资源要素、系统集成、互联互通、信息融合和新兴业态等五层。

①资源要素：包括设计施工图纸、产品工艺文件、原材料、制造设备、生产车间和工厂等物理实体，也包括电力、燃气等能源。此外，人员也可视为资源的一个组成部分。

②系统集成：是指通过二维码、射频识别、软件等信息技术集成原材料、零部件、能源、设备等各种制造资源。由小到大实现从智能装备到智能生产单元、智能生产线、数字化车间、智能工厂，乃至智能制造系统的集成。

③互联互通：是指通过有线、无线等通信技术，实现机器之间、机器与控制系统之间、企业之间的互联互通。

④信息融合：是指在系统集成和通信的基础上，利用云计算、大数据等新一代信息技术，在保障信息安全的前提下，实现信息协同共享。

⑤新兴业态：包括个性化定制、远程运维和工业云等服务型制造模式。

（4）工业互联网　工业互联网位于智能制造系统架构生命周期的所有环节、系统层级的设备、控制、车间、企业和协同五个层级，以及智能功能的互联互通层级。如图 7–3 所示。

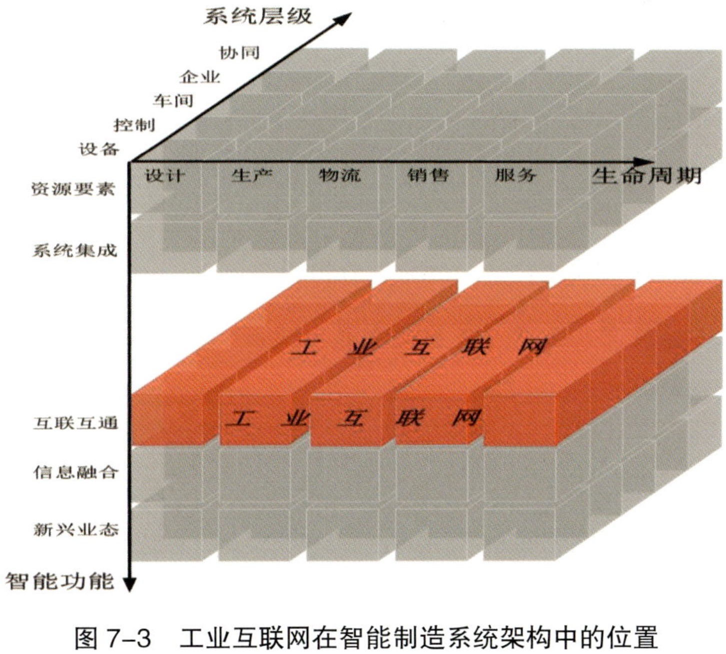

图 7–3　工业互联网在智能制造系统架构中的位置

（5）智能制造策略框架　从生命周期维度看，智能制造包括设计（PLM）、生产、物流、销售、服务（部分）的解决方案；从系统层级维度看，智能制造包括车间层（MES）、企业层（ERP、PLM、SCM、CRM）、协同层（部分）的解决方案；在 MES 层面，流程型制造业、离散型制造业可采用不同的细分解决方案及推进策略。如图 7–4 所示。

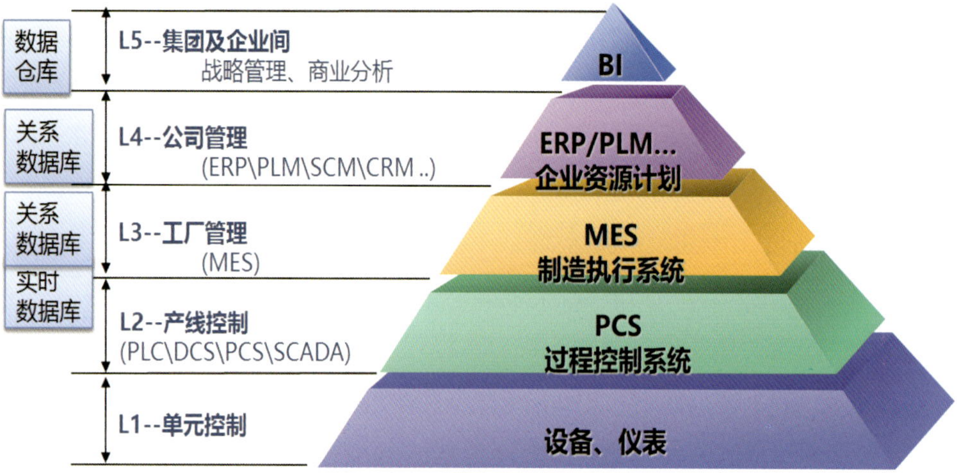

图 7–4　智能制造策略框架

流程型制造业的智能制造策略如图 7–5 所示。

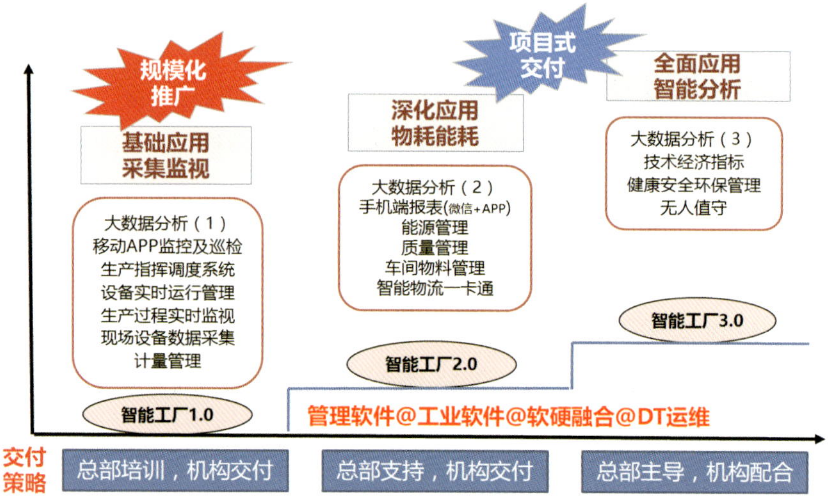

图 7–5　流程型制造业智能制造策略

离散型制造业的智能制造策略如图 7-6 所示。

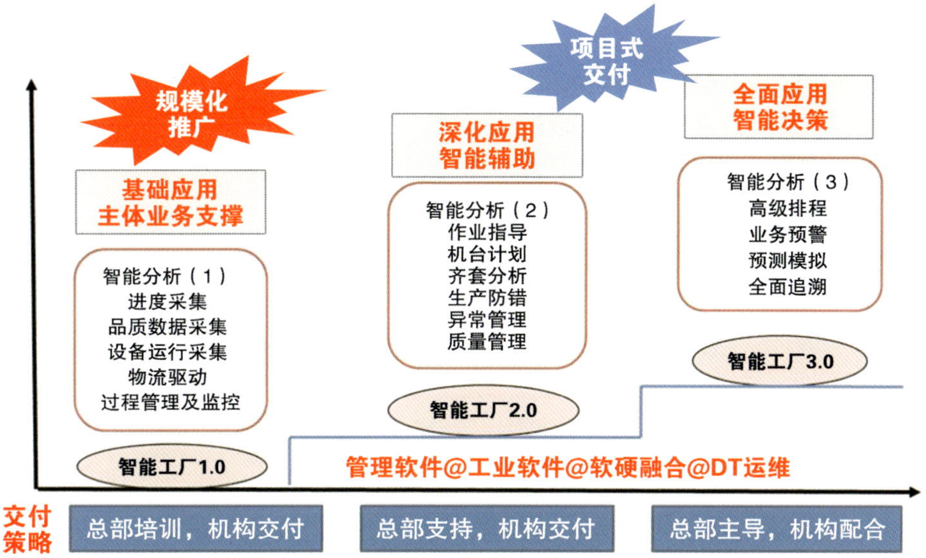

图 7-6 离散型制造业智能制造策略

二、中国制药工业及其智能化发展现状

《中国制造 2025》战略规划发布以来，制药工业采用先进制药技术成为新的趋势，制药工程技术创新驱动力正在逐渐形成。只有以更高的站位和更宽的视野谋划制药工程科技创新发展战略，牵引产业技术创新升级，建立全面提高国家药品标准的支撑技术体系，运用创新的制药工程技术，智能制造才能促使传统的制药工业不断转型升级，建设我国智能化、现代化的制药工业体系，才能实现“制药强国”建设目标。

（一）我国制药工业发展历程

第一阶段：始于 20 世纪 70 年代，以“机械化和半机械化”为技术特征；第二阶段：20 世纪 90 年代开始，以“管道化、自动化和半自动化”为技术特征；第三阶段：21 世纪初随着高新技术在制药工业中的运用，大力发展中药制药工程技术，运用数字化、网络化、自动化及智能化等技术手段，提高产品质量及资源利用度并降低物耗（即提质增效），从传统制药工业迈上先进制造的新台阶。随着“云计算”和大数据时代的到来，新一代的制药工艺以“精准化、数字化及智能化”为主要技术特征；第四阶段：随着工业化和信息化深度融合的逐步深入，智能化技术的不断发展，未来制药工业将从数字制药时代迈向智慧制药时代。

然而，由于我国制药工业起步较晚，受制于药品原研时代在医药知识、工艺技术、制药设备以及药品监管政策等诸多方面的历史局限，尤其是大部分中成药品种的制药技术较落后，存在粗放、缺控、零乱、低效、高耗等问题，导致相关药品标准难以提升，严重影响制药工业智能制造的进程，并形成了目前先进与落后并存的局面。

（二）制药工业智能制造现状及发展方向

《中国制造 2025》发展规划中关于大力推动重点领域突破发展的章节对制药行业有如下描述：大力推动生物医药及高性能医疗器械领域突破发展。发展针对重大疾病的化学药、中药、生物技术药物新产品，重点包括新机制和新靶点化学药、抗体药物、抗体偶联药物、全新结构蛋白及多肽药物、新型疫苗、临床优势突出的创新中药及个性化治疗药物。提高医疗器械的创新能力和产业化水平，重点发展影像设备、医用机器人等高性能诊疗设备，全降解血管支架等高价值医用耗材，可穿戴、远程诊疗等移动医疗产品。实现生物 3D 打印、诱导性多能干细胞等新技术的突破和应用。

工业和信息化部《国家智能制造标准体系建设指南（2015 版）》将“智能装备”“智能工厂”“智能服务”“工业软件与大数据”“工业互联网”定义为智能制造的 5 个关键技术领域。目前我国制药行业的智能化工厂的探索工作实际上还只局限在物理层、信息层。其中包括物理层的制造单元自动控制水平的提升、制药装备的智能化改造与集成、智能化装置的应用[包括机器人、自动导引运输车（AGV）的应用]和制剂车间部分 MES 的应用；信息层还处在包括 ERP 在内的传统信息化管理阶段。建立在“大数据 + 工业云”基础上的真正智能决策与智能制造模式远没有形成。

三、智能制造的核心内涵

（一）使能技术

作为制造业发展的高级阶段，智能制造是技术推动，其中所应用到的使能技术主要包括四个方面：操作技术（OT）、信息技术（IT）、通信技术/5G（CT）和数据技术（DT）。借助OT，企业可以将工业领域的Know-how变成可靠、可执行、可重复的知识和行动；借助IT，包括ERP、APS（高级计划和排程系统）、MES、WMS等IT系统和技术，企业可以实现基于流程的有序运营和业务集成。当然，在智能制造中，还强调IT与OT的融合，以打破信息化与自动化之间的隔阂；借助DT，尤其是高级分析和机器学习等数据技术，企业可以实现预测性业务场景，比如预测性设备维护、预测性质量管控，实现基于数据驱动的业务运营；借助CT，尤其是以5G为代表的高速度、大容量、低时延通信技术，设备与设备之间，设备与人之间，人与人之间，OT、IT和DT之间，可实现更可靠、更快速的通信，这对于数字化车间中的边缘计算尤其重要。

（二）能力载体

智能制造的本质是一种能力，其着力点要落实到能力构成的三要素"PPT"：人员（people）、过程（processes）、技术和工具（technology and tools）。

1. 人员

在智能制造中，要求企业所在的生态链中人与人之间能够实现跨团队、跨职能、跨层级、跨组织的高效协同，这种协同的形态应该是网状的。

2. 过程

对于过程（或流程）而言，智能制造的主体要求是三项集成，即纵向集成、端到端集成和横向集成。纵向集成包括企业年度经营计划、销售与运作计划、主生产计划、车间生产排程和现场作业的双向集成，集成的主要内容是各种计划、指令和结果反馈。端到端集成指的是从市场到研发，再到采购和供应链，再到生产制造，再到发运和服务的集成，集成的内容主要有需求和功能结构，以及各种类型的产品结构表（BOM）。

横向集成指的是企业与上游供应商和下游经销商之间，在需求和供应，或计划、订单和库存等之间的集成。

3. 技术和工具

在技术和工具层面，智能制造的主要要求是互联和智能，即所谓的互联智能技术和设备（SME）。

人员、过程、技术和工具等能力要素的融合，如果用统一的数据视角来看，就是 DIKW [date（数据），information（信息），knowledge（知识），wisdom（智慧）] 数据生命周期管理和能力进化。

（三）表现域和进化路径

智能制造中的使能技术和能力要素，体现在现实业务场景中，可以用表现域和进化路径来表示。

1. 智能制造表现域

智能制造的表现域可以从 2 个维度来看：作业维度和职能维度。作业维度是指离散型作业、流程型作业和重复型作业，这 3 种作业形式对智能制造的要求和智能制造的表面形式是不一样的。职能维度指的是生产运营中的计划管理、物流管理、设备管理、质量管理、安全管理、成本管理等；同样，不同的职能维度，智能制造的主要内容和表现形式也是不同的。

2. 智能制造进化路径

智能制造的成熟度或进化路径维度，可以按互联化、可视化、透明化、可预测、自适应等层级层层递进和进化。互联化指的是制造场景中人、机、料、法、环、测等生产要素之间的互联互通和实时协作；可视化是制造场景中各业务活动的实时监测和数字化展现；透明化则是可视化基础上对业务活动的“知其然”，以及“知其所以然”；可预测则是根据对当前业务活动的实时监测来推断其未来的发展趋势；自适应是根据企业所期望达成的目标或环境的变化，对业务活动和生产要素进行自动调整和适配。

将表现域和进化路径综合起来看，智能制造主要由三个内涵构成，即操作的自动化、运营的数字化和决策的智能化。

（四）建设导向

在企业智能制造的建设过程中，智能制造是手段，不是目的。智能制造的建设一定要有明确的工作导向，主要可概括为问题导向、结果导向和目标导向，否则，就可能异化成为智能制造而智能制造。首先，企业一定要明确智能制造可以并应该帮助企业解决什么样的问题。不同行业，不同企业，当前所面临的问题可能不一样，智能制造的侧重点也不一样。当前所需解决的现实问题，也是企业推进智能制造建设的出发点。其次，企业智能制造的建设一定要讲究管理效果和经济效益。智能制造不能是“形象工程”，不只是“锦上添花”，更应该是“雪中送炭”，应该从投资回报的角度看，帮助企业实现更大的收益。最后，企业智能制造的建设要围绕企业整体的发展战略和目标来展开，通过智能制造的建设来提升企业的核心能力和竞争力，支撑企业关键业务活动的开展，并助力业务目标的达成。

第二节 连续生产

一、连续生产发展历史

早在 1900 年工业革命前后，就已经出现了最早的连续制造雏形，被用在生铁的高炉冶炼当中。将矿石、燃料和助熔剂连续填充进高炉，连续接触熔化的生铁和炉渣，去除硅和硅氧化的化学反应同时在炉里连续发生。随着现代技术的发展，制造业已用多种形式实现了连续制造，目前常见的连续工艺包括：石油精炼、基础化工、合成纤维、化肥加工、制浆造纸、冶金精炼、天然气加工、中水处理、浮法玻璃等。涉及加工工艺和产业投资结构，制药行业与化工石油等有着巨大差别，但近年来随着控制技术的推进，“邻居行业”食品工业也逐渐向连续制造的阶段迈进，制药业有其在产品特征和监管环境上的独特之处，但相比之下，在加工和控制技术上，制药行业的进展仍稍逊于其他制造业。

制药行业对于连续制造的探索从未停止过，20 世纪 90 年代初，为了规避工艺方法带来的各种问题，德国就已有连续制粒和连续干燥的注册专利，并且尝试投入生产。而当时在化工厂的连续合成技术，也使得不少原料药工厂开始了“半连续”加工进程。2000 年前后，在线清洗和在线除菌的技术让药品生产向在线继续过渡。2010 年前后，在线控制和监测方法在设备上的嵌入与整合技术发展快速，质量源于设计（QbD）概念也让建模预测和实验设计等方法更好地与制药生产过程联结起来。

二、药品连续生产概述及案例

（一）概述

“连续生产”工艺是指将物料连续地投入并在工艺中完成转换，同时加工后的物料被连续地从系统中移除；连续生产是由两个或多个操作工序组成的整体工艺。

连续生产是一项新兴技术，在药品生产方面具有以下优势：使用更少的操作步骤和更短处理时间的整合工艺；设备占用空间更小；支持更多的质量控制新技术和方法的应用[如质量源于设计（QbD）、过程分析技术（PAT）和模型的使用]；促进实时产品质量监控；并提供灵活的操作来进行工艺放大、工艺缩小和工艺扩展，以适应不断变化的供应需求。采用连续生产可以减少药品的质量问题，降低生产成本，使患者获得优质药品的可能性增加。

药品连续生产和传统批次生产都是基于加深工艺的理解，对工艺和产品质量进行科学有效的风险控制。

与批次生产工艺不同，连续生产工艺是动态的。在正常操作中，关键工艺参数和/或质量属性保持接近目标值，而不是处于稳定不变的状态。在正常操作过程中可能发生瞬时工艺波动。这种工艺波动通常较小且易于控制（即保持在所需范围内）。当工艺处于过渡状态时，工艺参数和质量属性发生更大变化。例如在启动和停机期间，从一个操作条件转换到另一个操作条件，或者由于设备故障、物料性质意外发生变化导致的重大偏差。根据投入物料性质（例如：效能，物料流动特性）、工艺条件（例如：质量流量）或设备设计元素（例如：连续搅拌器的叶片类型）来理解工艺过程，在生产期间和之后实现物料可追溯性，即在整个系统中保留和获得物料标识和属性。这将有助于识别和减少产品质量风险。因此，由于连续工艺的动态属性，连续生产工艺的风险评估应考虑每个操作工序以及整体系统的工艺理解。

各个操作工序和整体系统的停留时间分布（RTD）是描述质量或流体元素在工艺中保留的时间概率分布，并且可以通过跟踪实验、产品属性的在线过程检测和/或工艺建模来测量。RTD图形反映了该系统内的轴向扩散或反向混合的程度，这个参数影响干扰的传播、物料可追溯性和控制策略（例如：物料转移和取样频率）。RTD取决于多种因素，例如投入物料属性、质量流量、工艺参数以及设备设计与操作。

对于连续生产，可以根据生产周期、物料加工数量、生产的物料数量或生产变化（例如，不同批次的原料）来定义，并且可以通过不同时间段内连续生产的优势来灵活调整批量以满足不同的市场需求。亚批（lot）也可被视为子批。应在每次生产运行开始之前确定实际批次（batch）或亚批（lot）的批量。

（二）连续生产案例

以片剂生产为例，传统片剂生产的基本单元操作如图 7-7 所示。突出的特点为：物料 / 产品在每一步单元操作后统一收集，转至下一单元操作。目前已有部分设备能够实现某些单元操作的半连续制造，如部分湿法制粒和压片操作。所有操作完成后获得的最终制剂，在离线的实验室中进行检验。实际生产用时（每批）几天到几周不等。

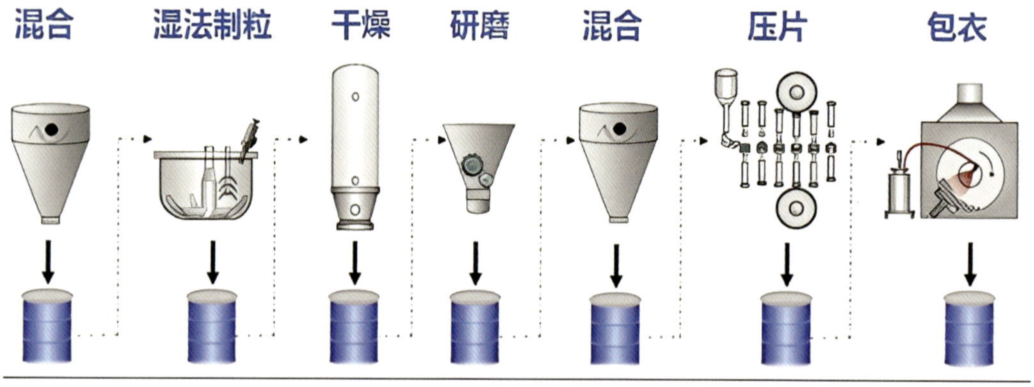

图 7-7　传统片剂生产的基本单元操作

如果采用连续生产的方式生产片剂，基础操作单位同样为混合、制粒、压片和包衣，但通过设备和控制系统设计，使得物料 / 产品不间断地通过每一单元操作。如图 7-8 所示，实时监测和控制将制粒操作后测得的粒度分布、最终混合操作后测得的多组分含量均匀度，以及压片操作后测得的片重和硬度构成实时联动的反馈控制系统，并结合物料的物理和化学性质，生成用于放行的溶解度模型，并对包衣后的制剂进行实时放行检验。片剂连续生产的特点如下。

（1）物料 / 产品在每个单元操作之间持续流动。

（2）生产过程中实时监测原料、中间体、产品的质量。

（3）整个工艺的实时微调基于在线检测结果的数据分析与评估。

（4）实际生产用时几分钟到几小时，生产周期对比传统生产模式大幅缩短。

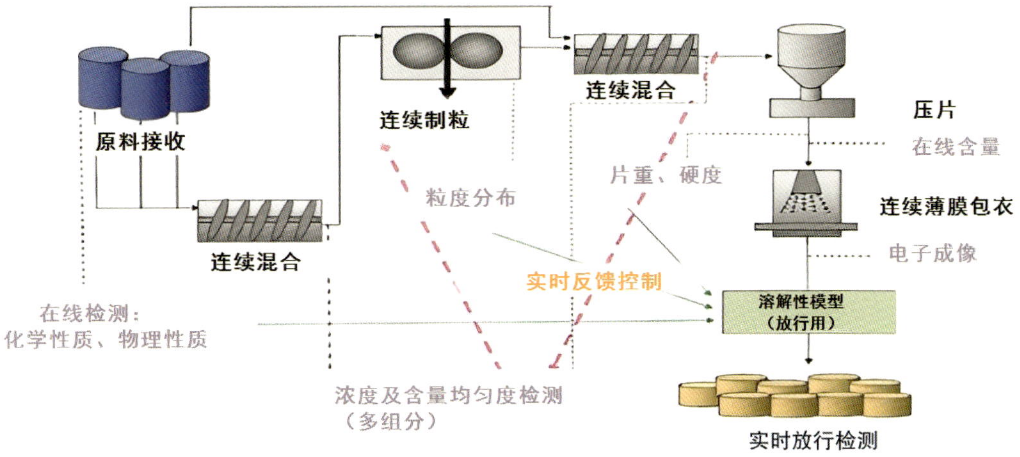

图 7-8 片剂连续生产流程

三、连续生产的控制方法和策略

一般而言，药品连续生产在正常操作过程中，投入物料属性、工艺条件或环境因素可能存在瞬时工艺波动。为了在连续生产过程中将工艺保持在可控状态，检测实时的工艺波动，并将产生的不合格物料与系统隔离，应从以下几个方面开展控制。

（一）投入物料控制

连续生产工艺在生产运行期间，通过进料系统（例如用于固体粉末的重力进料器或用于液体的加料泵）连续添加投入物料。可以在不同的工艺时间点将不同批次的投入物料投入系统，投入物料属性的差异可能影响进料，将工艺差异引入系统，影响 RTD 模型，并可能影响成品质量。另外，整体系统中的转运过程可能引起一定程度的转变（例如粉末的分离或聚集）。在产品的整个生命周期中，包括在药物研发期间，应考虑合适的风险分析、实验研究和 / 或建模与模拟，以评估物料属性的潜在影响（例如粒度分布和活性药物成分 API 的密度和赋形剂）。从批次生产转为连续生产时，应重新评估原料现有的质量标准及其在特定连续工艺设计中的使用情况。

（二）过程监控与控制

1. 过程监控的内容和方法

实施合理的过程监控方法是连续生产的关键。对于连续生产工艺，PAT 的过程监控和利用，可在生产过程中得到有关投入物料、中间体和成品的工艺参数和属性的实时信息。这些信息可以实现瞬时干扰和工艺偏差的有效检出，主动工艺控制、物料分流和实时放行检测。过程监控的内容和方法如下。

（1）在工艺的适当位置监控变量　例如工艺参数、投入物料和中间物料属性，以及取样计划，包括取样位置、取样或检测频率、要采集和检测的样本量，以及适用于评估过程监控数据的统计标准。

（2）过程监控数据的分析类型　例如基于控制限度的单变量分析，多变量的工艺模型，以及批间和批内趋势分析（例如移动均值和方差分析）。

（3）过程监控数据的预期用途　例如支持其他控制策略要素（例如主动工艺控制、物料转移、RTRT、批放行），评估工艺和设备性能，持续开展工艺验证，持续监控工艺以确保其仍处于受控状态等。

2. 过程监控的测量体系和取样计划

制订过程监控的测量体系和取样计划需要考虑几个因素。要确定监控哪些变量，应了解物料属性和工艺参数与产品关键质量属性（CQA）之间的关系。取样计划应考虑过程监控数据的预期用途以及工艺动力学对测量频次的影响。应评估测量设备（例如传感器的位置）完成代表性取样，并避免干扰该工艺。

3. 风险控制

过程监控方法的开发应包括风险评估，其中要考虑过程监控数据收集过程中的意外 [例如重新校准近红外（NIR）探头或重新填充进料器] 对产品质量的影响。所选择的过程监控方法应包括替代的或额外的质量控制，以降低这些情况带来的产品质量风险。

4. 主动工艺控制

主动工艺控制要求系统中的某些参数能够实时调整，以降低不合格物料的风险。在这种情况下，既定的工艺调整不一定代表偏离控制状态。实施主动工艺控制的方法可以包括人员的操作、增加取样频率，以及自动前馈 / 反馈控制等。建立适当的控制限度（例如报警或行动限）对于稳健的工艺控制非常有必要，实际生产中应规定控制的可接受限度，以确保监测的关键工艺参数和关键物料属性保持在所需范围内。

（三）不合格品控制

连续生产工艺的目标是使生产保持受控状态并生产出预期质量（合格）的产品。生产过程中设备启动、停机或临时性的工艺波动会产生不合格的产品，需要通过建立物料追溯、过程监控和不合格物料剔除的程序和方法，确保不合格产品被及时识别并剔除，从而不影响本批次其他合格产品。如果物料由于无法解释的差异而被剔除，则必须对差异的原因进行调查。

（四）实时放行检测

使用 PAT 工具监控连续生产工艺，可以在生产过程中生成大量实时工艺和质量数据，这些数据可用于支持实时放行检测（RTRT）。

开展实时放行检测时，取样方法特别重要，取样量和取样频次要有代表性，并采用合适的统计方法对取样结果进行分析处理。对于高频收集的数据，应采用大样本量的统计方法来得到批次的改进内容。RTRT 计算还应考虑在多批次阶段性生产中观察到的 CQA 差异，以确定批内和批间的差异。实时放行检测开展成品鉴别实验时，应该能够有效识别产品并关注特殊标识对检测方法的影响；对中间体进行鉴别时应采取控制措施，以防止在后续的处理步骤中出现潜在的人为和 / 或系统错误；通过 NIR 进行片剂含量测定和含量均匀性检测时，应重点关注取样量、取样频次和建模方法，用于 RTRT 的 PAT 模型应该根据离线分析方法在大生产的运行条件下进行开发和验证（例如高效液相色谱法）。近红外模型应使用合理的统计学方法和相应的放行检验方法进行验证，并证明其检测不合格产品的能力。

（五）质量标准

应当建立满足连续生产的质量标准，采用 RTRT 代替线下分析方法进行最终产品检测时，该质量标准还应包括监管线下分析方法和相关的验收标准，用于评估有效期内的产品质量。

（六）设备

使用连续生产工艺生产药品时，可能需要长时间运行设备以达到预定的批量大小。由于结垢或正常磨损，在相同运行期间或经过多次重复运行后，设备性能可能逐渐发生变化，所以，用于连续生产的设备需要在确认、维护和清洁方面进行以下考虑。

设备确认应能解决单个操作工序和整体系统。确认方案应是具有代表性的预期运行条件，包括流速、压力、速度和连续运行的持续时间等。并建立设备性能和稳定性的验收指标。应根据对设备性能和其他可用信息的持续监控制定和更新设备维护与校准程序；过程监控策略应包括基于确认经验和对潜在故障模式理解的设备性能指标；确定整体生产线的最长运行时间。

从工艺放大研究中开发和定义清洁方法，同时考虑整体生产线的维护和清洁要求，包括后期的定期验证以确认持续的有效性。作为设备生命周期管理的一部分，应定期评估和更新清洁程序中的预防性维护时间表。

（七）系统集成、数据处理和管理

为实现实时过程监控和决策，集成设备和控制策略需要一个强大的自动化平台来协调生产，并将常规操作和物料分配决策整合到自动控制系统中。

自动化系统的设计和验证包括集成设备确认和培训，过程控制功能和质量部门监督都是系统和软件设计的一部分。当集成的设备和软件来自多个厂家时，应注意系统之间单个参数的编码一致性。在自动化系统和生产设备的整体确认过程中，最重要的是要证明整个系统的功能，包括引入干扰或诱导故障模式以确保系统按设计进行响应。

精心设计的软件和相关的验证、设备确认、综合的质量决策以及自动化维护使得连续生产能够以最少的人员干预水平进行操作。作为控制策略的一部分，应在自动化系统中实施报警，以确保系统在既定的限度内持续运行。响应报警所采取的措施应与触发事件的严重程度相匹配。质量部门应事先针对具体报警或警报类别确定适当的行动，可包括操作员观察、操作员干预或物料的自动转移。应事先建立标准操作规程（SOP），以响应报警或警报类别并对其做出反应，以及调查触发报警的潜在问题。

电子数据应符合以下要求：

（1）准确复制生产或控制记录。

（2）完成每个重要步骤的文件内容，包括但不限于中间体结果以及检查自动化设备执行重要步骤的人员身份、网络安全性、系统完整性/功能性检查、用户身份识别和审计追踪、软件版本控制、生产批记录版本控制以及启动期间加载生产工艺的完整性、计算速度和容量、本地和远程存储以及通信保证、数据归档和撤销、软件维护和变更控制。

（3）自动控制系统是批记录的主要来源，用于连续生产工艺的批记录审核，自动控制系统生成的数据报告和审查考虑因素应包括（但不限于）：生产批记录，要具有初始设定点和范围以及模型版本的报告；审计追踪报告（包括子系统）、工艺参数和中间物料属性的控制图表、物料收集报告（记录物料收集、转移或开始收集时所达到的条件），以及其他任何特定工艺的性能指标报告；偏差报告（包括报警报告、物料转移期限和纠正措施报告）；物料台账和物料收集、分离与转移报告，以及实际的和理论的收率。

第三节　智能化连续生产关键技术与装备

一、智能化连续生产关键技术与装备发展规划

《医药工业发展规划指南》提出了以坚持创新驱动为基本原则，以智能制造为主要目标，对制药工业智能制造关键技术和装备提出了明确规划要求。

1. 高端设备

重点发展缓控释、透皮吸收、粉雾剂等新型制剂工艺设备，大规模生物反应器及附属系统，蛋白质高效分离和纯化设备，柔性化无菌制剂生产线，连续化固体制剂生产设备，先进粉体工程设备，异物光学检测设备，高速智能包装生产线，适用于特殊岗位的工业机器人等。

2. 装备技术

提高制药设备的集成化、连续化、自动化、信息化、智能化水平。发展系统化成套设备，提供整体解决方案。加强在线检测、在线监控、在线清洗消毒、高密闭和隔离等技术的应用，提高设备的自诊断、自适应和网络通信能力，改进设备的开放性和合规性。扩大工业以太网技术、数字信号处理技术和可编程控制器的应用，为过程控制、优化操作、智能管理创造条件。

二、制药行业智能制造的重点研究方向

（一）建立和完善智能制造设备层与控制层基础

提升原料药生产过程的自动化控制水平，并在改进制药装备（尤其是制剂设备）本身基本性能的基础上，进一步提升制药装备的集成化、连续化、自动化、数字化与网络化水平，改进制药装备的合规性与开放性、增强制药装备信息上传下控和网通互联功能，形成真正的智能化制药装

备，为实现药品生产自动化与柔性化的批控制与批管理，为建立真正的MES、实现智能制造和智能工厂创造良好的底层基础。

（二）积极拓展智能制造协同层建设

充分采用包括工业互联网、物联网、大数据和云计算等新一代的信息化技术，建立以这些技术为基础的数据中心和支撑服务平台，挖掘数据与信息资源，实现制药企业全范围的信息化管理，药品全生命周期的质量监控与追溯体系以及跨企业、跨行业、跨平台的信息化共享，实现企业的智能决策、优化管理、协同发展和服务，并创新开拓制药行业的新业态。

（三）研究智能制造模式下各类智能化设备与系统的合规性，开展计算机化系统验证

在智能工厂模式下，制药行业从生产设备的形式、生产控制与管理的模式、企业管理的模式到制造系统的结构都会发生极大变化，各类智能化设备与系统的合规性要求更加复杂和严格。因此，在智能制造模式下如何确保智能化设备与系统的合规性和如何科学、合理地进行计算机化系统验证（包括研究制定相应科学、完整与可操作的计算机化系统验证标准），是实现制药行业智能制造过程中一个重大课题。

三、过程分析技术（PAT）概述

（一）概念

过程分析技术（PAT）是以实时监测（例如在加工中）原材料、中间体和过程的关键质量和性能特征为手段，建立起来的一种设计、分析和控制生产的系统。PAT早就成熟运用于精细化工产品的分析与制备，这几年国际上正逐渐应用于制药工业。

（二）PAT分类

PAT大致可分为：多变量数据获得和分析工具，现代工艺过程分析工具，工艺过程、终点监控和控制工具，持续性改进和信息管理工具。

已经发展成了应用最普遍的 PAT 技术之一。

在国外，近红外检测技术在制药领域的应用已经非常成熟。《欧洲药典》《英国药典》《美国药典》均已把该项技术作为一种标准的检测方法，其检测数据也得到美国 FDA 的认可。其中美国 FDA 重视制药 PAT 过程检测，首推近红外技术，并已建立相关国家标准。从药物的定性、定量分析，到生产过程各个阶段（包括合成、混合、干燥、菌检、加工、制剂、压片及包装等过程）的在线检测都体现出近红外光谱的巨大潜力。

国内在近红外光谱分析领域也取得了重要进展，《中国药典》2005 年版和 2010 年版已将“近红外分光光度法指导原则”列入目录。《中国药典》2010 版附录对近红外技术有相关指导内容。

近红外光谱分析仪发明于 20 世纪 50 年代后期，经过 60 多年的发展，到目前形成了光栅扫描型、傅里叶变换型、声光可调滤波型等不同类型的近红外光谱分析仪器，不同类型的仪器的技术特点及适配的应用场景各异，实际生产中应当根据应用场景的工况、外部影响因素及实际工艺需求选择合适的仪器类型。不同类型近红外光谱分析仪器特点及应用场景适配性见表 7–1。

表 7–1　不同类型近红外光谱分析仪器的技术特点及应用场景适配表

	技术特点	应用场景	实物照片
光栅扫描型	①连续光谱仪 ②单探测器可避免因温度、时间变化而产生漂移 ③测量距离远、多通道 ④分辨率和灵敏度低 ⑤杂散光影响结果 ⑥波长准确度差 ⑦扫描速度慢	适合远距离在线检测，如在石油、化工等领域对危险品的检测 适合在药品生产中温度较高的环节使用	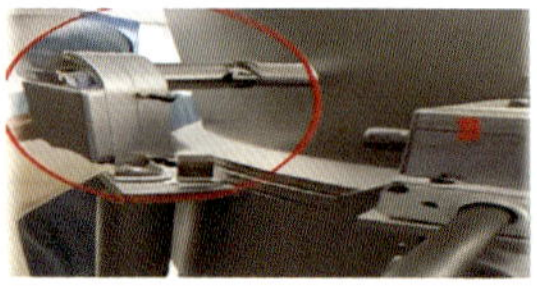
傅里叶变换型	①光通量大，灵敏度高 ②分辨率高 ③波长准确度高，无须人工校准；扫描速度快 ④不受杂散光干扰；扩展灵活 ⑤含移动部件，环境对设备影响较大	仪器受检测环境（移动和振动）影响较大，不适合在生产现场应用，一般用于实验室	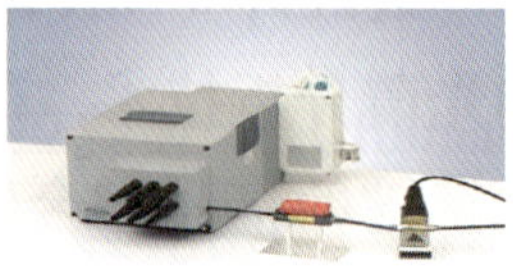

续表

	技术特点	应用场景	实物照片
声光可调滤波型	①没有可动部件 ②扫描速度较快 ③双光路双检测器设计，自动校正 ④ TeO_2 晶体一致性差，仪器之间分辨率不一致 ⑤自然界的杂散光会影响测试结果 ⑥波长准确度差	适合对运动的设备进行在线检测，比如在混合、包衣等生产过程中应用	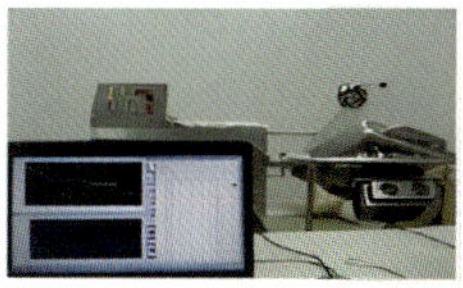

（2）在线光谱分析的平台　在线光谱分析的平台：多点取样→多路复用技术→近红外光谱分析→模拟与评估→信号的形成→通过 DCS 转换信号。在光谱分析中，尤其是在 NIR 区域，其吸收到最高点将会出现强烈的误差与重叠。因此，用最简单的最高点作为评估值是不确切的，这就需借助化学计量来模拟，可使用标准软件来分析模拟的信号，把分析数据转换到 DCS 中去，形成生产控制信号，最终控制执行元件（如温控仪 / 阀）。

2. 色谱法

（1）色谱法分类　色谱法通常分气相色谱（GC）和液相色谱（LG）2 种。

可按流动相物态、固定相物态来分类，可按流动相使用形式来分类，还可按分离过程的机制来分类，不同分类方法可以分成多种类型。色谱法因为分离效率高、灵敏度高、分析速度快而被广泛应用。其中：①气相色谱检测常有热传导、氢火焰离子、火焰光度、电子捕获等方面。气相色谱适用于在 500 ℃以下、热稳定性好、相对分子质量在 400 以下物质的检测。②液相色谱中高效液相色谱法应用广泛，其采用高压泵、高效固定相和高灵敏度检测器等，具有色谱柱可反复使用、流动相可选择范围宽、流出组分容易收集、分离效率高、分析速度快、灵敏度高等特点。

（2）色谱在 PAT 的应用　①气相色谱（GC），依靠温度程序、压力程序与显示器的应用。②高效液相色谱（HPLC），主要通过有等强度

（isocratic）与梯度（gradient）来分析。③凝胶渗透色谱（GPC）。④生物色谱。

（3）在线色谱分析平台　建立在线色谱分析平台，其运行过程如图7-11所示。生产过程在线取样→稀释、衍射、过滤、萃取等在线前处理→通过气相色谱（GC）、高效液相色谱（HPLC）、凝胶渗透色谱（GPC）在线测得结果数据→数据分析并转化为设备控制逻辑→上传至DCS→反馈控制生产过程。在整体过程中，过滤、萃取等在线前处理会造成一定的时间滞后，可以考虑在受控生产过程中按照时间需求增加缓冲/暂存点，以保证过程控制的实时性及精准性。

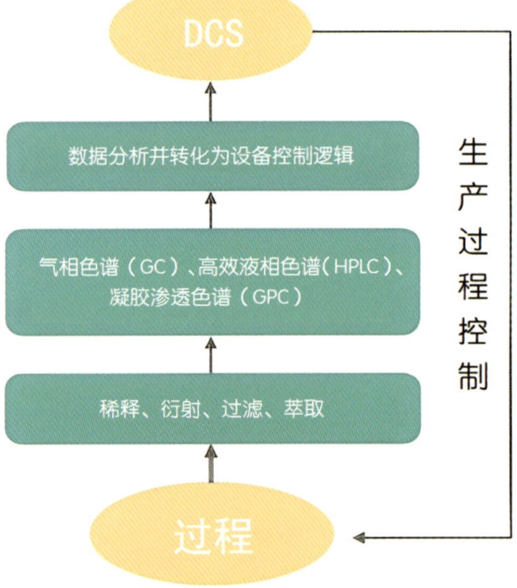

图7-11　在线色谱分析平台运行过程图

在线色谱分析平台主要用于杂质检测（ppm范围）、异构体分析、分子组成质量分析、蛋白质分析等。

（四）在线检测技术在制药工业生产中的实际应用案例

中药生产包括中药提取和制剂两个部分，中药生产过程中各个工序应用合适的技术手段开展在线质量检测与控制，构建了中药生产在线检测技术网络。中药生产在线检测技术网络如图 7-12 所示。

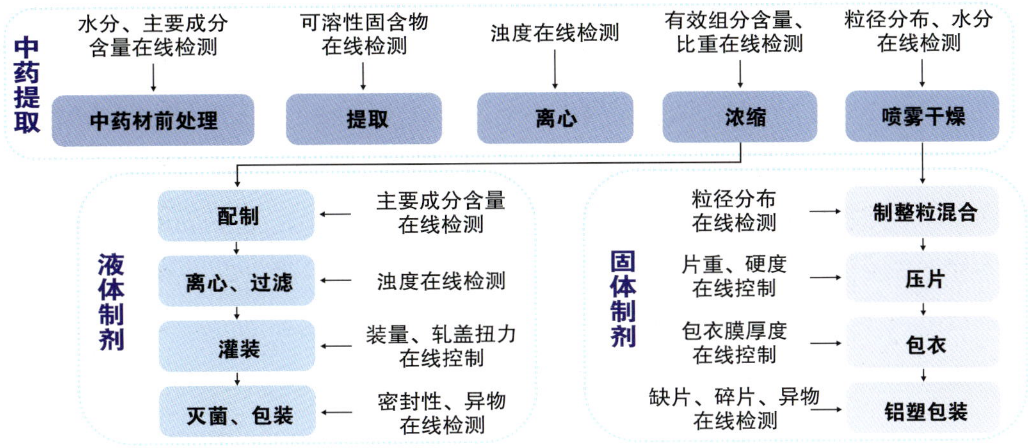

图 7-12　中药生产在线检测技术网络

1. 中药提取在线检测与质量控制

在中药提取生产过程中，在线检测技术可以对饮片的真伪、水分及含量，提取过程中有效组分、可溶性固形物含量，浓缩比重及含量，干燥过程中的水分及溶剂残留，中药浸膏粉成品的成分含量、水分含量及溶剂残留进行在线检测。

2. 液体制剂在线检测与质量控制

在液体制剂的生产过程中，在线检测技术对生产过程中主要成分含量、pH、浊度、装量、轧盖扭力、容器包装密封性、异物等关键质量指标进行在线检测。

3. 固体制剂在线检测与质量控制

在固体制剂的生产过程中，在线检测技术对制粒干燥后的水分、含量及粒径，压片的硬度、片重，包衣的均匀性及包衣膜厚度，最终成品的含量均匀度、有效成分含量以及内外包装外观指标（缺片、碎片、异物、三期等）进行在线检测。

四、中药智能化连续生产关键技术与装备及其应用

（一）中药提取生产中常用的在线检测技术与装备

1. 建立基于近红外光谱分析技术的中药提取在线检测硬件系统

中药所含成分十分复杂，既含有多种有效成分，又含有无效成分，还包含有毒成分。中药的提取是中药生产过程中重要的单元操作，其工艺方法、工艺流程的选择和设备配置都将直接关系到中药的质量和临床效果。因此，对中药提取工艺过程中的有关参数和质量指标进行在线检测显得尤为重要。根据近红外光谱分析技术的特点，可对中药提取、浓缩、逆流萃取、大孔树脂、醇沉、混合等各个工艺过程，提供优秀的在线解决方案。中药提取在线检测硬件设计系统如图 7-13 所示，近红外在线检测系统在中药提取工艺中的安装方式如图 7-14 所示。

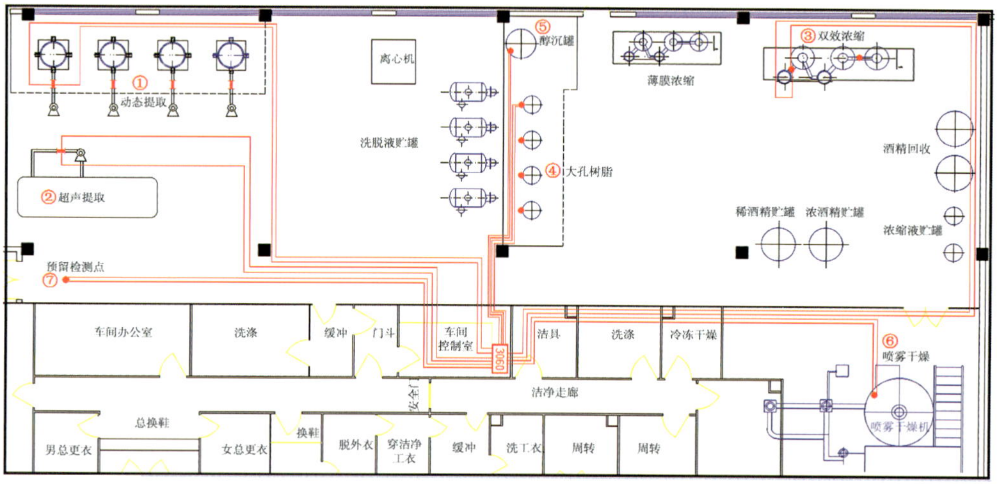

图 7-13 中药提取在线检测硬件设计系统

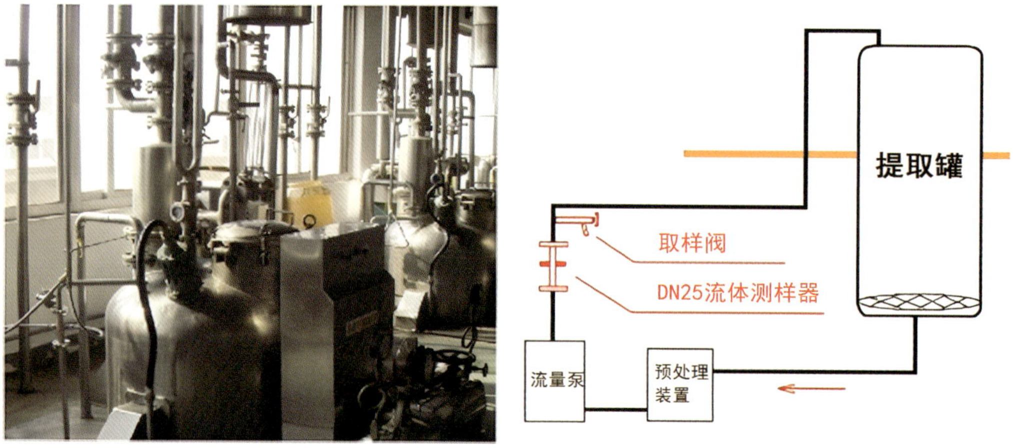

图 7-14 近红外在线检测系统在中药提取工艺中的安装方式

在实际应用中，为避免药渣及杂质对检测采样的干扰影响，设计了一种全自动清洗过滤装置，对取样、检测通路进行自动清洗，使之保持清洁，具体如图 7-15 所示。

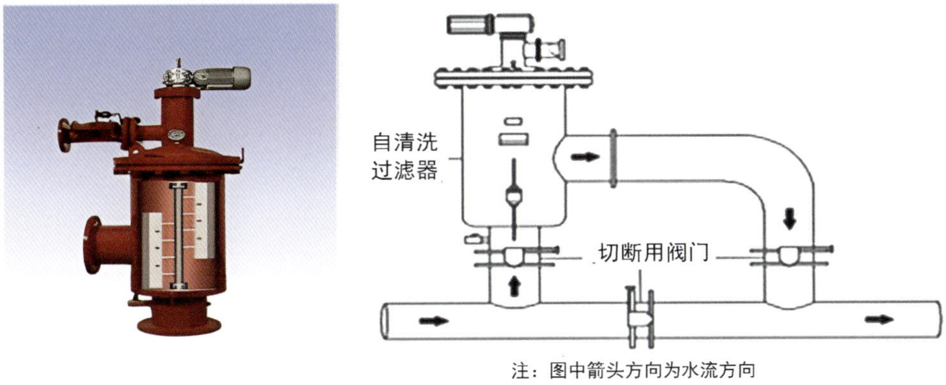

全自动清洗过滤装置

过滤精度：4000~20 μm　　清洗方式：电动刷式
控制方式：压差、时间、手动及远程　　清洗时间：10~1000 s 可调

图 7-15　全自动清洗过滤装置

2. 建立模型

选定中药保健品（参灵草口服液）浓缩液有效成分含量作为被检对象，并选取不同批次的 70 份生产过程中的浓缩液样品作为建模样品，以保障后期建模的有效性和代表性。通过前期对在线检测设备的被检物适应性考察，在此场景中运用近红外在线检测浓缩液有效成分含量（浓缩液原始透射光谱图如图 7-16 所示）。为获得良好的光谱数据，实验中采用“Ratio mode”扫描模式，因为这种模式可以有效地去除背景变化带来的影响。图中的样品光谱排列比较紧密，光谱与光谱之间的相似性较强，采集到的光谱信息量大。

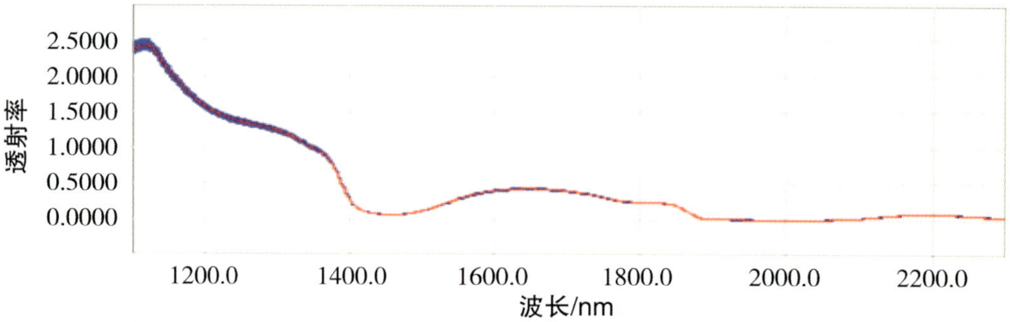

图 7-16 浓缩液原始透射光谱图

将以上光谱导入化学计量学软件，通过选取合适的方法（如求导、线性化等）进行光谱预处理，一定程度上过滤采样过程扫描获得的异常信息。再根据光谱信息与对应被检指标的相关性选取对应的算法或算法组合，如：PLS（最小二乘法）适用于线性关系；ANN（人工神经网络）、SVM（支持向量机）适用于非线性关系。结合交叉验证法得到均方根误差（RSEV）、相关系数（R^2），并根据这两个统计量进行建模样本的检验剔除。经过异常值的剔除，最终获得较为理想的校正模型。浓缩液中有效成分腺苷、皂苷含量与近红外光谱数据关系的数学模型如图 7-17、图 7-18 所示。

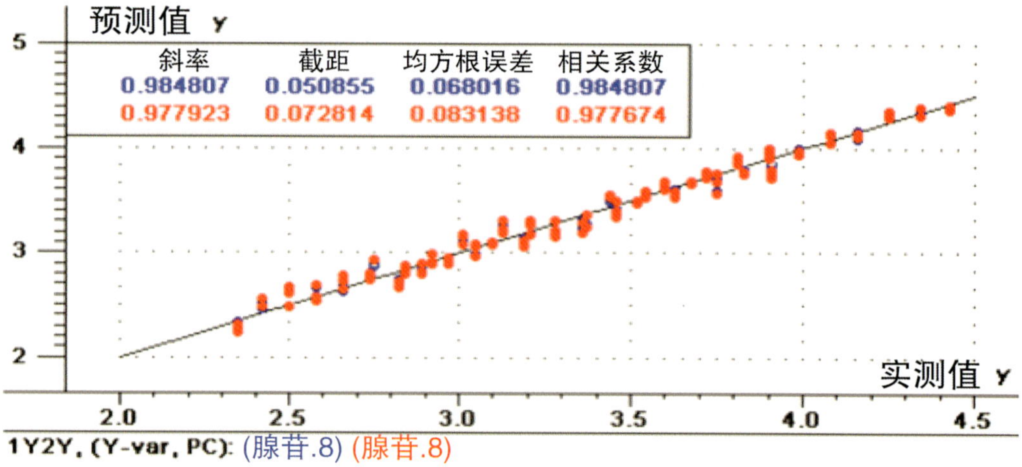

图 7-17 浓缩液中腺苷含量与近红外光谱数据关系的数学模型

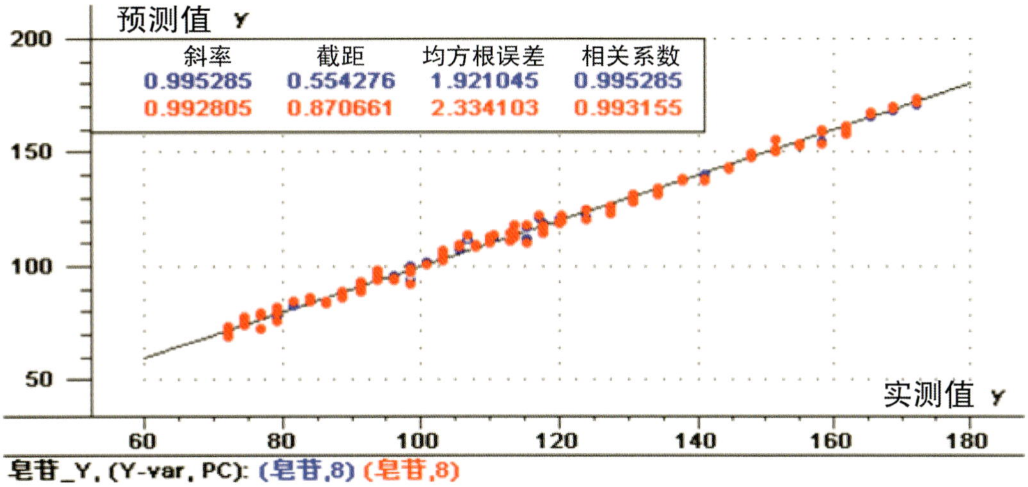

图 7–18　浓缩液中皂苷含量与近红外光谱数据关系的数学模型

模型分析：从以上建模结果可以知道，腺苷含量和皂苷含量与近红外光谱数据之间呈现明显的线性关系（见表 7–2），这充分显示了采集到的近红外光谱数据含有大量与腺苷和皂苷两种成分相关的信息，采用近红外光谱技术进行分析检测是完全可行的。

表 7–2　模型参数汇总

模型	样品	建模方法	主成分数	模型相关性
腺苷	浓缩液	PLS1	8	0.9848
皂苷	浓缩液	PLS1	8	0.9626

3. 模型验证

利用以上腺苷和皂苷的数学模型，对验证集样品进行预测，结果见表 7–3、表 7–4。其验证曲线如图 7–19、图 7–20 所示。

表 7–3　腺苷含量预测结果

浓缩液	预测值 /（mg·100 mL^{-1}）	化验值 /（mg·100 mL^{-1}）	相对偏差 / %
1Y08	3.98	4.12	3.46
1Y14	3.65	3.76	3.01
2Y08	3.25	3.30	1.57
2Y14	2.83	2.78	1.62
	——	平均偏差	2.42

表 7-4　皂苷含量预测结果

浓缩液	预测值 /（mg·100 mL^{-1}）	化验值 /（mg·100 mL^{-1}）	相对偏差 / %
1Y08	149.05	147.00	1.40
1Y14	104.86	101.00	3.82
2Y08	104.29	103.00	1.25
2Y14	78.69	75.00	4.92
	——	平均偏差	2.85

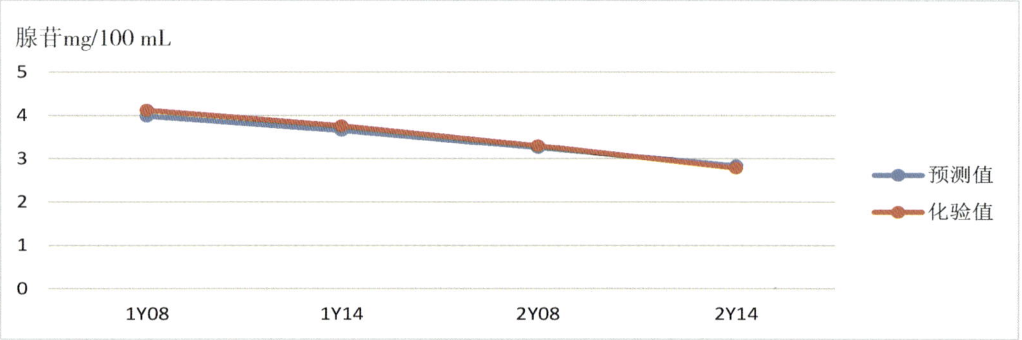

图 7-19　浓缩液腺苷模型的验证曲线

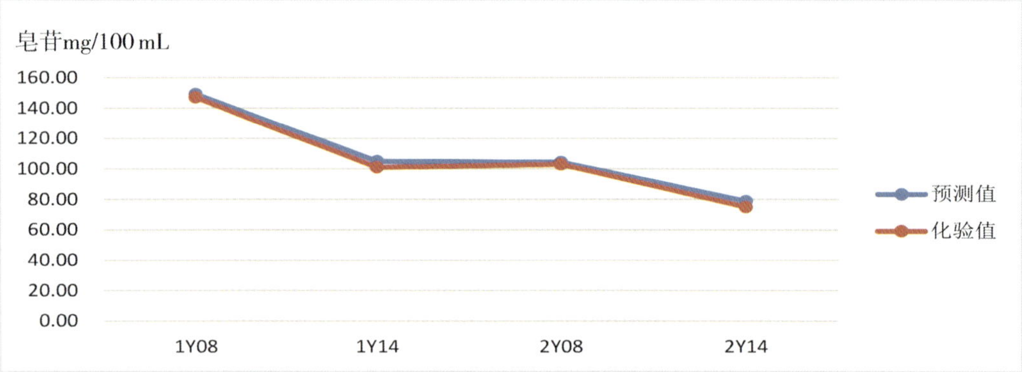

图 7-20　浓缩液皂苷模型的验证曲线

通过以上模型验证可以发现，利用近红外光谱数据和校正模型完全能够有效预测浓缩液中腺苷和皂苷成分的含量，将该方法用于中药提取生产过程中的在线检测，可以实时知道产品质量数据，避免等待实验室离线 HPLC 检测结果导致的生产停滞，为工序实时放行、连续生产创造了条件。

（二）固体制剂生产中常用的在线检测技术与装备

1. 近红外在线检测仪实时检测颗粒水分及粒径

颗粒所含水分的多少和粒径的大小，均会使其对近红外光的吸收产生变化。近红外（NIR）在线检测仪，利用该特性检测颗粒的水分含量和粒径，该仪器特点如下：

（1）检测不接触产品或样品。

（2）检测的是粉粒表面水分（穿透深度仅为几微米）。

（3）检测结果虽不是很精确，但能反映百分比与趋势。

基于 NIR 的水分检测数据为多元矩阵，一般运用 PLS 偏最小二乘法、PCA 主成分回归法等方法建立在线检测模型、近红外在线检测仪在沸腾干燥机上的应用场景及其实时检测颗粒水分、粒径的建模如图 7–21 所示：

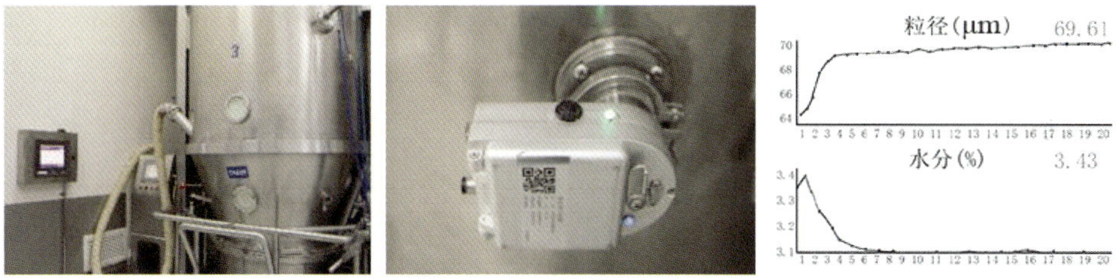

（a）近红外在线检测仪在沸腾干燥机上的应用场景

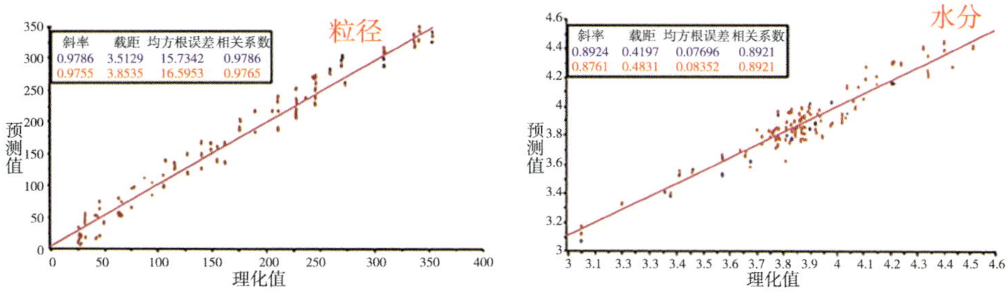

**产品制粒粒径在线检测模型　　**产品制粒水分在线检测模型

（b）近红外在线检测仪实时检测颗粒水分、粒径的建模

图 7–21　近红外在线检测仪在沸腾干燥机上的应用场景及其实时检测颗粒水分、粒径的建模

2. 在线粉碎粒径分析仪

现在制药生产所涉及粉碎工艺正向超细化发展，对粉碎物粒径的在线分析也显得越来越重要。德国新帕泰克公司 MYTOS 系统把 HELOS 激光衍射系统和功能强大的 RODOS 干法分散系统相结合，其能对粉碎后颗粒粒径大小与粒径分布进行在线检测。将该系统装在气流粉碎机出料口处，将旋风取样装置安装在管道直径 38~150 mm 的取样代表位，取样装置依次扫过管道整个横截面上各个点，有效地避免了取样误差，满足了对生产过程实时监控的要求。

3. 基于近红外化学成像技术快速测定混合过程中的细微差别

混合生产过程中有很多指标需及时检测，Spectral Dimensions 公司开发了一款 PAT 混合分析设备——混合监视器，这套设备可以实时检测，并应用到工艺的控制中，而不需要停止生产、采样、检测并重启设备等一系列操作。与传统混合的 NIR 分析设备不同，这套混合监视器采集近红外图像而不是点测量。NIR（近红外）测量平均的混合特性，而 Spectral Dimensions 公司的超光谱或化学成像能够迅速对混合组分的排列和尺寸进行鉴定并成像，从而得到混合更完整的信息，而这些信息的采集都不需要打开混合设备进行取样。NIR 化学成像可以快速地确定固体药物用量成分的分布以及胶囊中赋形剂与活性药物成分的分布。

对比简单的光谱只能提供不同波长的每一点的测量信息，化学成像可以在很多不同的波长或者在有选择的一系列波长中捕捉所有的图像。这有利于快速有效地确定混合物质中细微的区别，而这种细微的区别往往有可能对最终产品的性质产生重大影响。

4. 压片生产中常用的在线检测仪器

基于 NIR（近红外）开发的片剂在线分析仪进行分析是一种非破坏性的测试分析，主要用于片剂的活性成分、有效成分或指标性成分以及水分的测定。具有分析快速（< 2 min）、分析精确度在 0.1% 之内、没有破坏性的特征。

IMA 公司开发了一款 Kilian-RQ100 片剂专门分析仪，可用于压片后的成分测定，并能在线直接检测片剂压制后的质量，该结构是把一个特制的反射探测器安装在分析仪转台的检测位。检测过程：片剂由真空输送至振动输送盘，每一片片剂在跟踪开关控制下通过倾斜道至检测位进行检测。其特点是无损、不破坏，能更好地统计连续压片中有效成分的含量，更快地检出压片参数的偏差。

近年来，瑞士 Pharmatrom 公司开发了一款全自动片剂硬度、脆碎度检测仪 Auto Test 4，如图 7-22 所示。该仪器符合现行《欧洲药典》（EP）2.9.8 章节“片剂破碎阻力”及《美国药典》（USP）1217 章节“片剂脆碎力”的规定，还集成了片重、片厚等检测参数。该仪器可以很好地和菲特等品牌的国际主流压片机进行联机应用，用户可以根据实时的检测结果及时调整对应压片冲头的参数。菲特公司在其最新型号的压片机上集成了该项检测技术，以满足用户在生产过程中实时检测压片质量，并在线对压片机参数进行监控和调节的需求，提高了压片的质量稳定性和效率，减少了压片不合格品的产生，为片剂连续化生产扫平了障碍。

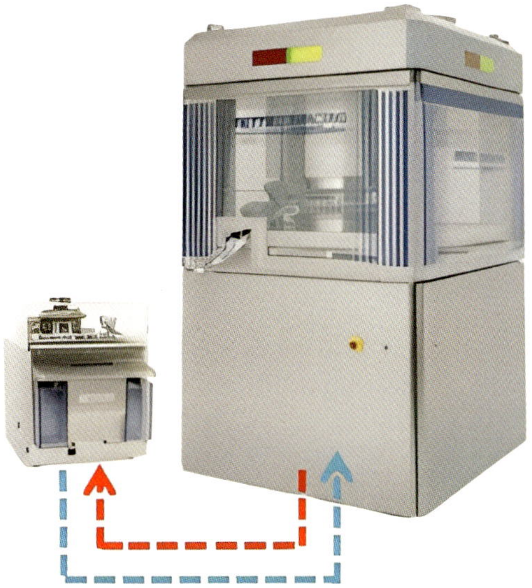

（a）

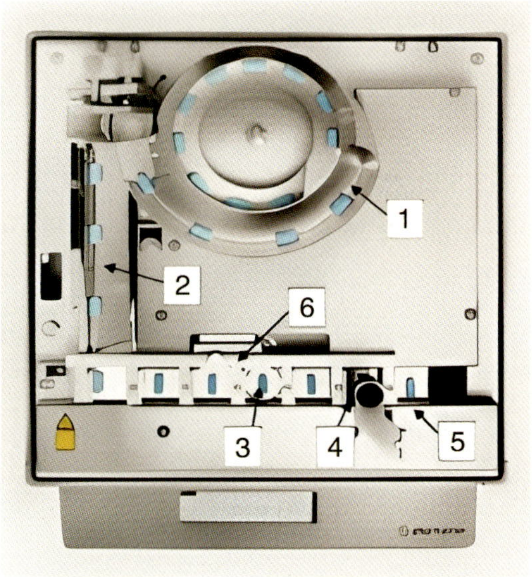

（b）

1—振动盘式给料系统；2—线性给料轨道；3—重量检测；

4—厚度检测；5—直径硬度检测；6—智能清扫 TM。

图 7-22　全自动片剂硬度、脆碎度检测仪结构示意图

此外，在片剂生产中成熟应用在线检测技术和装备的还有如下几种。

（1）片剂溶出度检测仪　溶出度检测仪是利用高效液相色谱（HPLC）仪进行实时取样检测，一般 20 min 能出结果。

（2）片剂质量 NIR 光谱分析的应用程序　随着对片剂光谱分析研发的深入，人们发现片剂质量对粉粒密度的依赖性，而对这种密度可建立一种多元性模型，利用此模型可提高片剂质量检测的精确性。其特点：无损伤、无破坏，可提高统计精度，能提供实时信息，也能进行连续的含量均匀性检测。

（3）片剂外观在线检测技术　目前应用比较广泛的片剂在线检测技术还有运用成像技术进行缺片检测并剔废，通过 X 射线进行金属异物检测并剔废。

以上技术手段使片剂压片过程的质量得到全方位在线检测控制，对比传统的离线实验室检测方法，能够更好地实时控制片剂质量。

（三）液体生产中常用的在线检测技术与装备

1. 在线浊度仪在线检测控制液体制剂澄清度

在对澄清度有要求的液体制剂生产中，引入浊度指标并对每一个关键生产工序建立过程浊度控制标准，运用在线浊度仪对各个工序的浊度进行实时检测和控制，使得最终成品的浊度稳定且符合质量标准。

2. 在线折光仪在线检测药材提取生产中可溶性固含物的变化

在中药饮片提取生产中，除了运用近红外在线检测有效成分含量以外，还可运用在线折光仪测定提取过程中可溶性固含物的变化，用于辅助判断提取终点，尤其在工艺要求对提取溶出物进行整体控制的情况下该方法将更加直接。

3. 密封性检测技术与装备

液体制剂灌装密封性是否完好非常重要，这将决定药品在储存、流通、使用环节是否有发生泄漏并导致染菌的风险。常用的密封性检测方法有如下几种。

1）传统概率性的检测方法

微生物挑战法、色水法，即色水喷淋 + 抽真空的方式，泄漏的安瓿瓶经过色水会改变颜色，在灯检环节被剔除。

2）无损检测法

随着药品质量控制设定的技术门槛越来越高，部分 FDA 及欧盟审计官甚至明确推荐采用国际先进的无损测试技术替代传统的破坏性测试技术，《美国药典》（USP）1207 章节提出了常见的三大确定性的检测方法：真空衰减法、高压放电法和激光法。

（1）真空衰减法　美国材料试验学会（ASTM）于 2009 年推出了真空衰减法作为包装无损检漏的测试标准《ASTM F2338-09》，该测试标准得到了美国 FDA 的批准和认可。

真空衰减法的原理是将包装容器置于专门的测试腔体中，对测试腔体抽真空，容器内外压差使得容器内部气体通过漏孔泄漏进入测试腔体，主机压力传感器监测到压力的变化，将压力变化值和参考值做比较，以判定容器是否合格。

真空衰减法的测试步骤主要包括抽真空、保压和测试 3 个阶段。在抽真空阶段，如果在指定的时间内，实际真空度无法达到参考真空度，那么包装有大漏；在保压阶段，如果在指定的保压时间内，实际真空度无法达到参考真空度，那么包装有中漏；在测试阶段，如果实际压力差大于参考压力差，那么包装有小漏。通过上述 3 个阶段，可以将不同程度的泄漏分别识别出来，从而保证了该方法既能测大漏，又能测小漏。真空衰减法的测试步骤如图 7-23 所示。

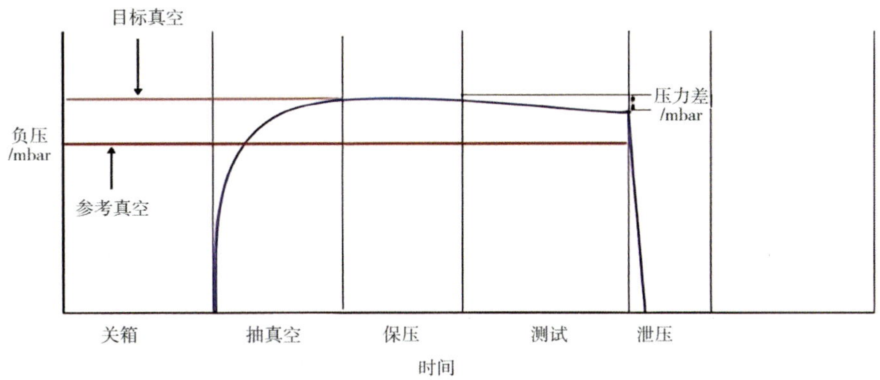

图 7-23　真空衰减法测试步骤示意图

真空衰减法分为只有绝对压力传感器的单传感器技术和具有绝对压力和差压传感器的双传感器技术，单传感器技术通常精度为 15~25 μm，双传感器技术的精度一般为 1.5~10 μm。绝对压力传感器和差压传感器可以看作 2 把具有不同分辨率的标尺，绝对压力传感器的分辨率低，差压传感器的分辨率高。因而，单传感器的精度要比双传感器的精度差。该方法的适用范围很广，既适用于常压、微负压和高真空的各类容器检漏，也适用于粉体、液体填充容器的检漏。既可以测软包装容器，也可以测硬质容器。通过采用双循环的测试技术，真空衰减法可以避免小顶空容器出现大泄漏时的漏检。该方法应用于预注射器、西林瓶和安瓿瓶等硬质容器的精度高达 1.5 μm。因此，完全可以满足药品生产无损干法测试的要求。

（2）高压放电法　高压放电法是在待测容器表面外加高压电，根据泄漏容器和合格容器产生的电压差异判断是否泄漏及泄漏程度。高压放电法一般适用于容器本身绝缘但容器内填充物导电的容器，其检漏精度高达 1.0 μm。典型的应用是水针西林瓶、液体安瓿瓶、液体填充预注射器和卡式瓶的完整性测试。

测试时需要用夹具夹住待测容器，将待测容器按照一定速率旋转，然后用 2 根探针对容器（比如预注射器）两侧进行扫描，探测泄漏出来的电压。图 7–24 是测试夹具，图 7–25 和图 7–26 是预注射器的测量结果。

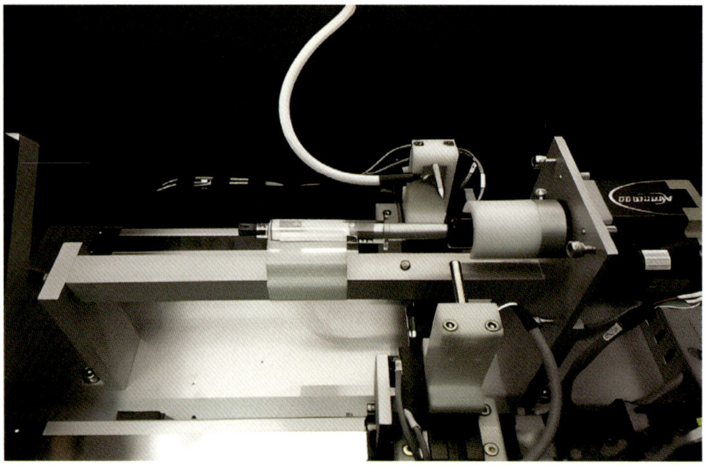

图 7–24　高压放电法的测试夹具

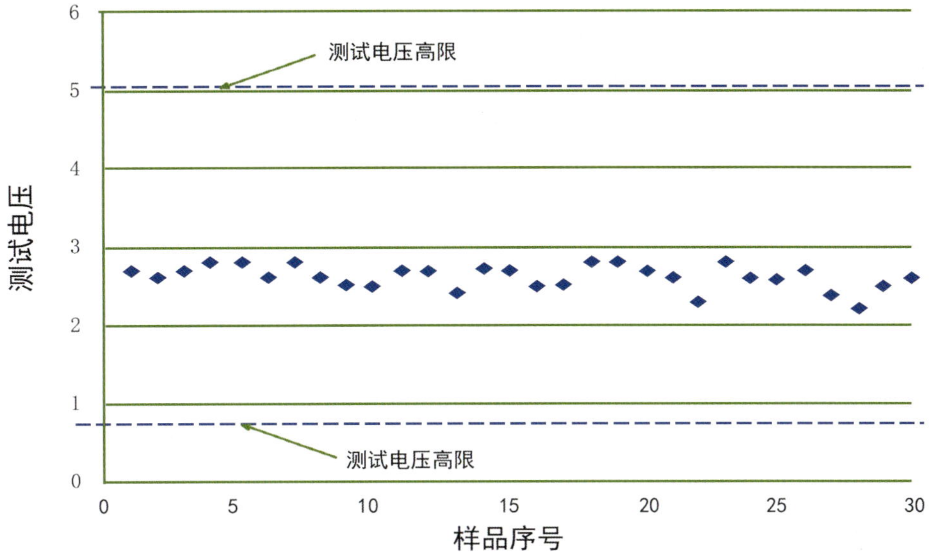

图 7-25　合格品的测试电压（样品数量 30 个）

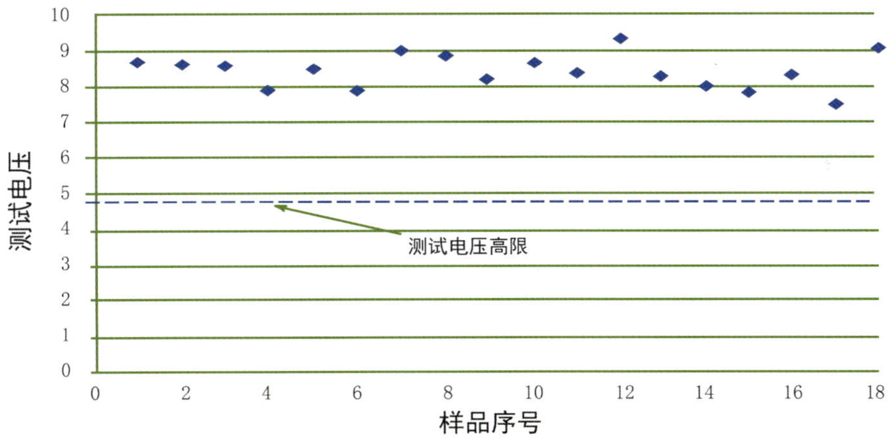

图 7-26　缺陷样品的测试电压（样品数量 18 个）

（3）激光法　激光法是通过监测容器顶空压力、水汽和氧的变化来判定容器的完整性。其测定原理是，发射的激光穿透容器顶空，容器顶空的水汽和氧对激光有吸收，激光吸收量和对应的物质含量成正比（如图 7-27 所示）。通常顶空水汽的测定波长是 1400 nm，顶空氧的测定波长是 760 nm。顶空水汽的吸收峰宽度和顶空压力成正比（如图 7-28 所示），因而可以通过测定顶空水汽的吸收峰宽度来获得顶空压力。因此，如果顶空水汽含量过低，可能会影响顶空压力的测定。事实上，对于绝大多数负压冻干粉西林瓶，其内部都有一定含量的顶空水汽，因而顶空压力可以测定得到。

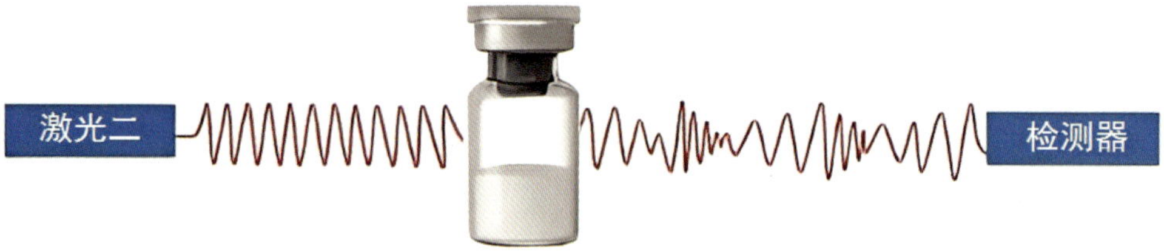

图 7-27　激光法原理图

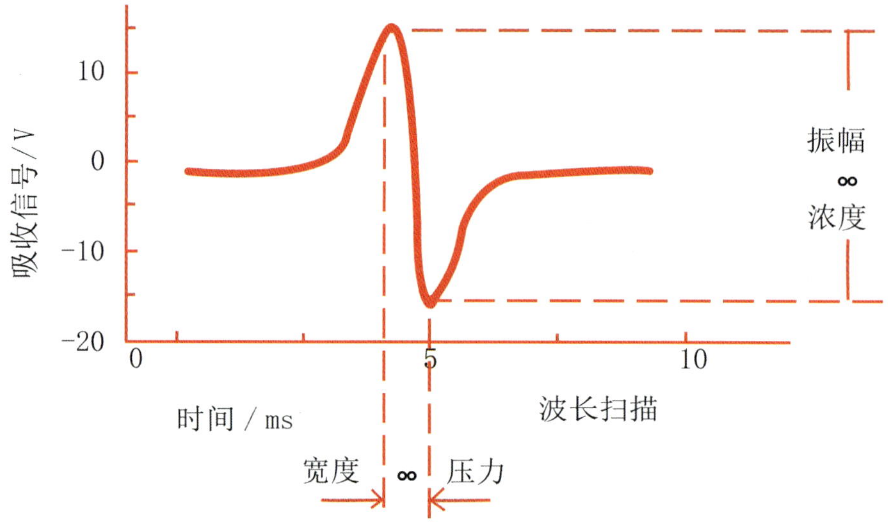

图 7-28　顶空水汽与顶空压力的关系

对于充气（液氮、二氧化碳）正压灌装的工艺，一般通过检测罐（瓶）内压力的方式来判断是否存在泄漏。

3）其他检漏方法

超声波打检法适合正压或负压灌装的产品。挤压式罐内压检查法适合正压灌装的金属容器（铝瓶、马口铁瓶）的密封性检测。

4. 在线灯检技术与装备

在线灯检机采用高速视觉相机对产品内容物进行快速识别，灯检机工作的时候将每个瓶子高速旋转，突然停下来，使瓶子停在光电系统前时，杂质（颗粒）还处在运动状态，以便获取成像，检测过程见图 7-29。处理器（每个光电系统都含有 1 个）将它们进行比较，然后监测液体中的悬浮物质。成像的数量可以根据不同产能机器的变化而变化，速度越快，成像的数量越少。

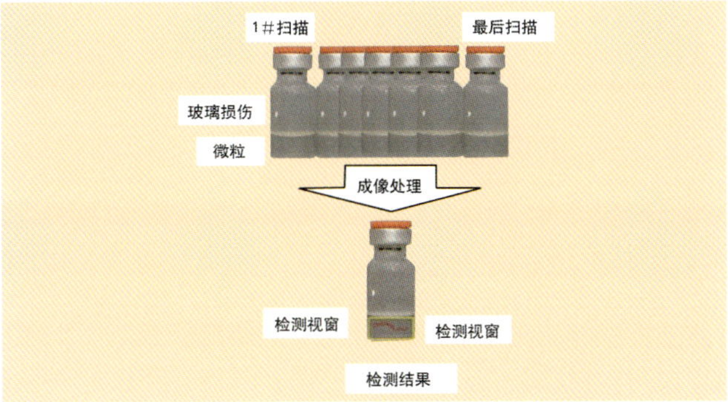

图 7-29　灯检机检测过程示意图

所有的成像系统都有电荷耦合器件图像传感器（CCD）矩阵感应头。感应头由上千个元件构成，每个元件按比例向它接收的光源提供电能。成像系统的线路可测量感应头元件提供的电压值，然后转化成国际无线电咨询委员会（CCIR）标准的成像信号。该信号通过 SP 接口和处理板发出，记忆系统便会出现一个表格，并按照转换的编号将表格存档。每个编号代表在特定的点取像时灯的数量。这种方式称为数字转化或数字化，如图 7-30 所示。

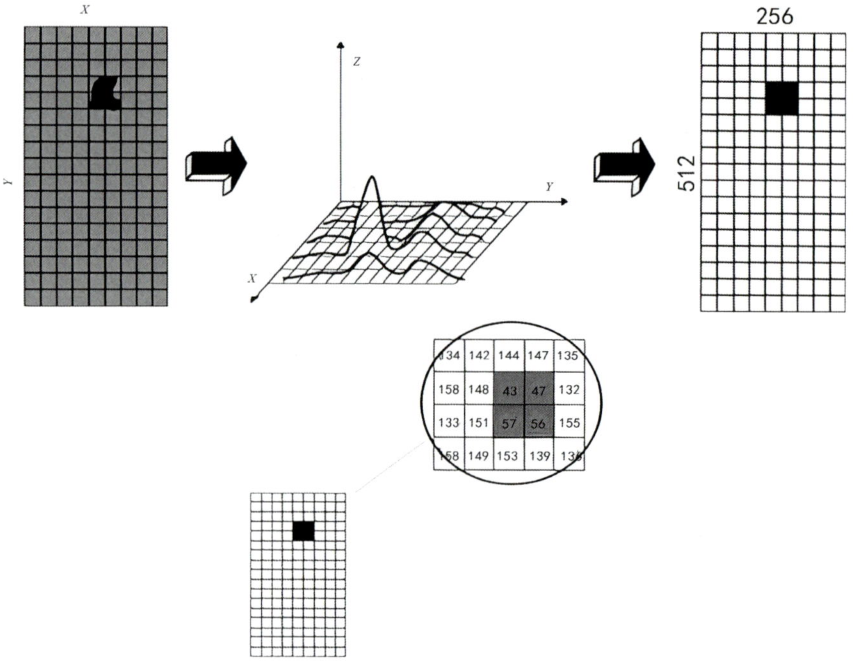

图 7-30　CCD 矩阵感应数字转化

利用液体运动的惯性，瓶子静止时微粒和液体还处在运动状态。光从底部照射，若在黑色背景下，便会看到白色微粒；若在白色背景下，则看到的是黑色微粒。针对不同性质的微粒，采用组合照明系统，以便达到最有效的检测效果。不同光源检测原理见图 7-31。

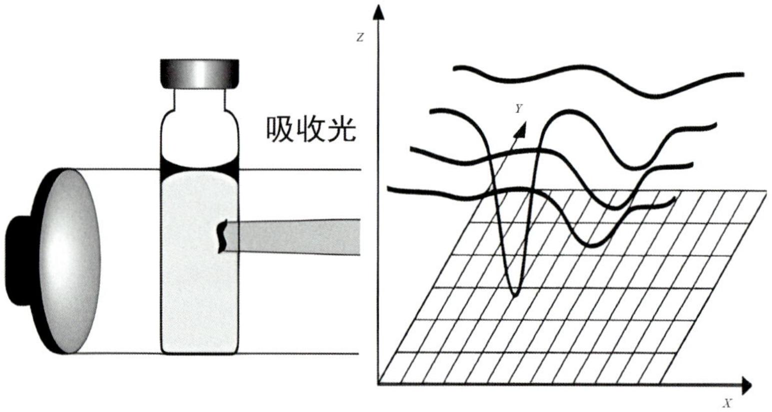

（a）从瓶身侧面照射的光源的检测原理

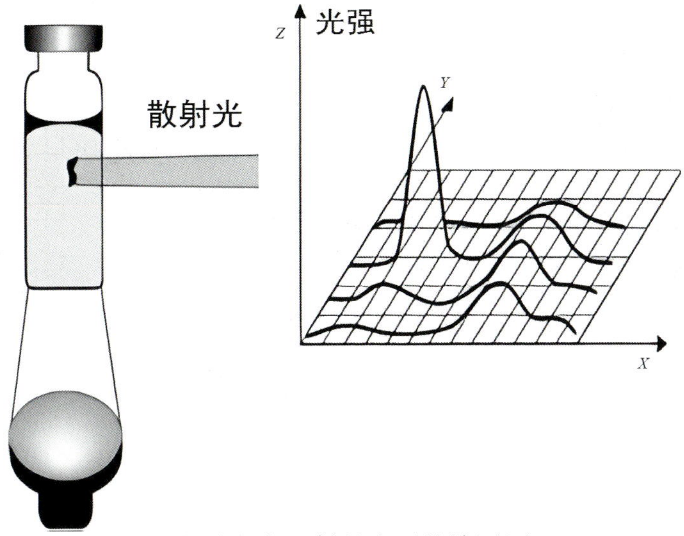

（b）从瓶底照射的光源的检测原理

图 7–31　不同光源检测原理

在线获得被检测物的实际影像，并在屏幕上实时显示出来，同时显示检测结果。如图 7–32 所示。

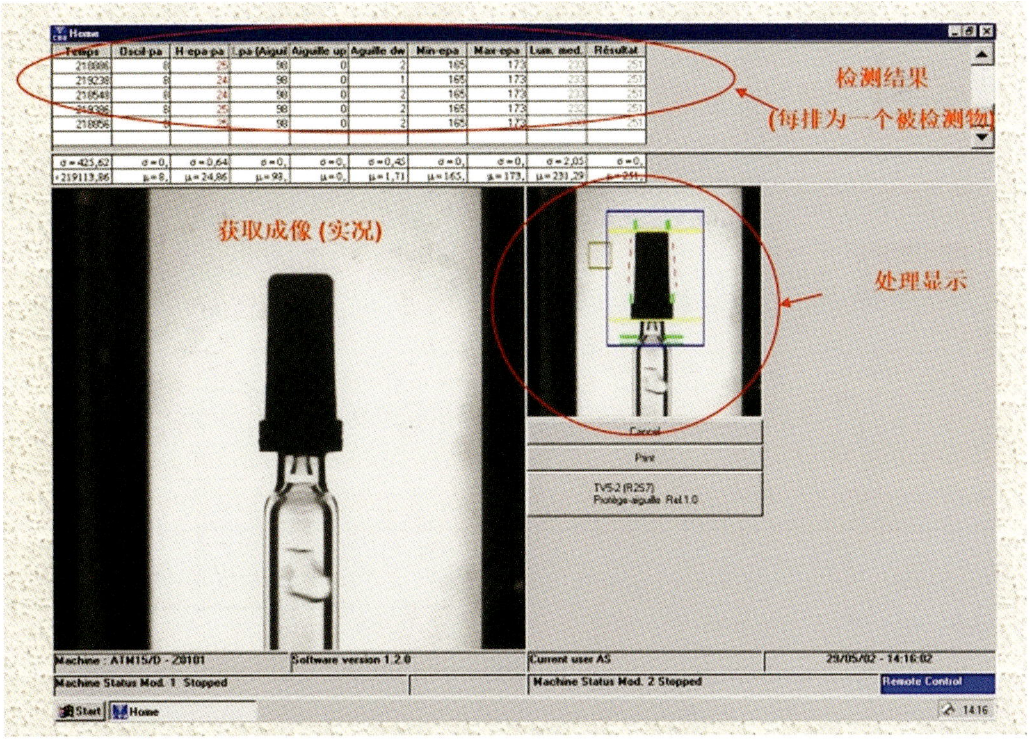

图 7–32　灯检机显示的检测结果

对比人工灯检的方法，采用在线灯检机具有以下明显的优势：

（1）效率高　一台 Brevetti A50 自动灯检机的生产效率相当于工人正常水平下的灯检效率的 12 倍。

（2）可靠性好　经过 Knapp 测试对比，自动灯检机的漏检率为人工灯检正常水平下的漏检率的 1/20。

（3）稳定性好　可避免人工灯检结果受视力水平、长期工作后眼疲劳以及人员情绪等的不利影响。

（4）数据完整性　所有的机器灯检图像及统计数据实时储存在硬盘上或输出至 MES，也可形成电子批纪录或者用于灯检质量大数据分析。

（四）洁净区环境检测中常用的在线检测技术与仪器

1. 法规要求

《药品生产质量管理规范（2010 年修订）》（GMP）附录 1“无菌药品”第三章“洁净度级别及监测”中对洁净区环境明确要求如下：

（1）应对洁净区的悬浮粒子进行动态监测。

（2）应对微生物进行动态监测，评估无菌生产的微生物状况。监测方法有沉降菌法、定量空气浮游菌采样法和表面取样法（如棉签擦拭法和接触碟法）等。动态取样应避免对洁净区造成不良影响。成品批记录的审核应同时考虑环境监测的结果。

2. 洁净区在线环境监测系统

为了满足 GMP 法规对生产环境的要求，传统的做法是动态生产过程靠人工定期取样进行检测，该方法存在以下问题：

（1）浪费人工成本。

（2）人工取样检测的过程中容易对环境造成二次污染。

（3）取样后的检测结果存在一定的滞后性，导致风险存在。

针对以上问题，近年来业内已经开发出基于网络控制、远程自动采样的洁净区环境检测系统，其中代表性的有在线设备监控系统（TSI），其结构如图 7–33 所示。

TSI 配备了领先的在线设备监控软件 FMS 5.0，TSI 全部软件开发活动遵循 ISPE 在 GAMP 生命周期模型，符合国内、国际所有 GMP 标准。集成了空气粒子计数器、温度和湿度传感器、压差计、液体粒子计数器、防静电设备、悬浮分子污染等检测模块。

运用TSI可对无菌洁净区进行全方位的在线监测，很好地满足了GMP法规的要求。同时对于其他口服剂型洁净区的环境控制，运用该系统可实现环境的在线检测，为药厂搭建MES，建立生产环境监测数据库。因而洁净区环境检测系统也是智能化制药工程不可缺少的一部分。

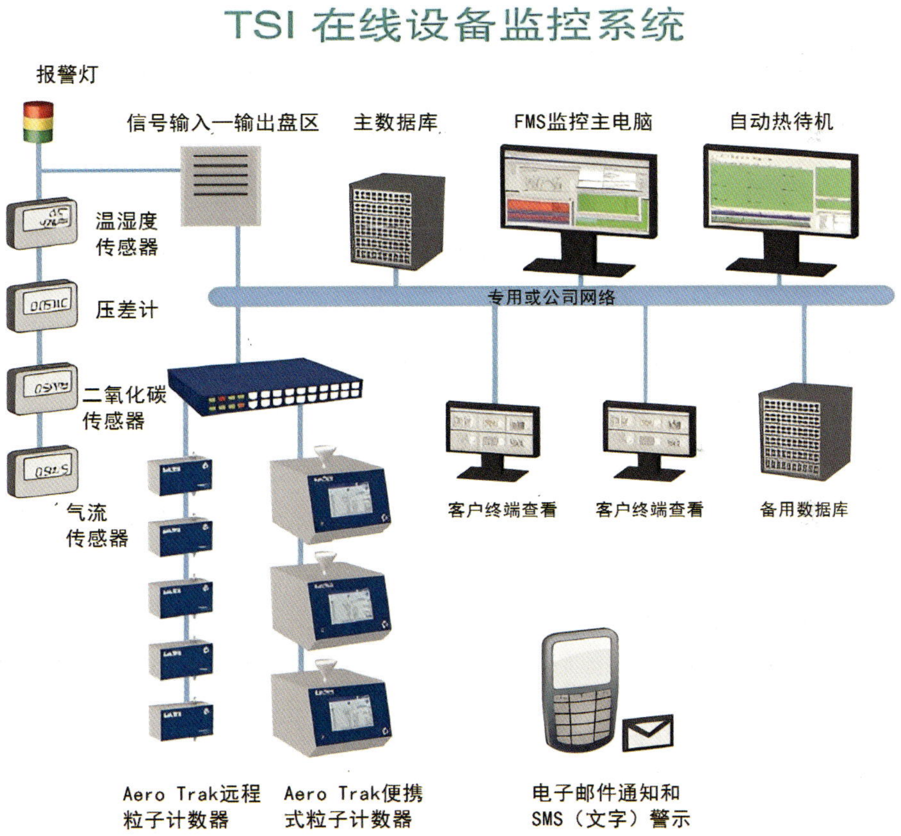

图7–33　在线设备监控系统结构示意图

第四节 建设智能化制药工厂

一、智能化制药工厂的定义

智能化制药工厂是面向药品生产从原料到仓储全流程环节，以高端智能装备为基础，利用信息化、大数据、云处理等先进技术，与药品生产工艺要求高度集成，实现智能化生产的新型工厂。

二、建设智能化制药工厂的目标

（1）实现设备、生产过程、产品、管理全方位满足 GMP 要求。

（2）利用智能化设备实现更高效、更高质量的生产。

（3）利用自动化及机器人技术实现去人工化，提高效率的同时将人为差错降到最低。

（4）智能化管理系统与设备的融合，实现柔性化、定制化生产。

（5）利用云及互联网技术实现远程智能服务。

（6）智能物流实现工厂间、工厂内部生产全流程高度集中。

（7）实现产品全生命周期可追溯（防窜货、防伪追溯系统或药品电子监管码系统）。

（8）利用大数据分析、优化生产。

三、智能化制药工厂的体系构架

（一）制药工厂的自动化、信息化系统架构

如图 7-34 所示，制药工厂的自动化、信息化系统架构主要可以分为控制层、监控层、执行层、计划层四个层级。

1. 控制层

控制层是最底层，由仪表、阀门、传感器、可编程逻辑控制器（PLC）

组成，这些都是具体元器件或产品，直接与设备连接，只负责某一台设备或设备的某个功能；其中 PLC 可单纯地实现逻辑功能和控制，实现单台设备的简单自控和自动化功能；仪表、阀门、传感器在 DCS、SCADA 的控制下完成某个控制回路操作，或实时向系统采集、传送设备的某个关键控制参数。

2. 监控层

监控层是第二层，由分布式控制系统（DCS）、数据采集与监视控制（SCADA）或批处理系统（In Batch）组成，某些自动化软件厂商针对制药行业的特点也开发了批处理系统（In Batch），无论 DCS、SCADA 还是 In Batch，都是一个概念，是一个完整系统。这个系统把各个设备孤岛连接协调起来，同时，起到承上启下的作用，重点是在监视、控制，也可以实现部分逻辑功能，基本用于上位。这个系统把所有跟自动化设备相关的数据实现了水平层面的互联互通。同时，这个系统如果实现了工艺生产过程的配方管理，并能够采集各个设备的关键参数及行程，就形成了电子批记录。

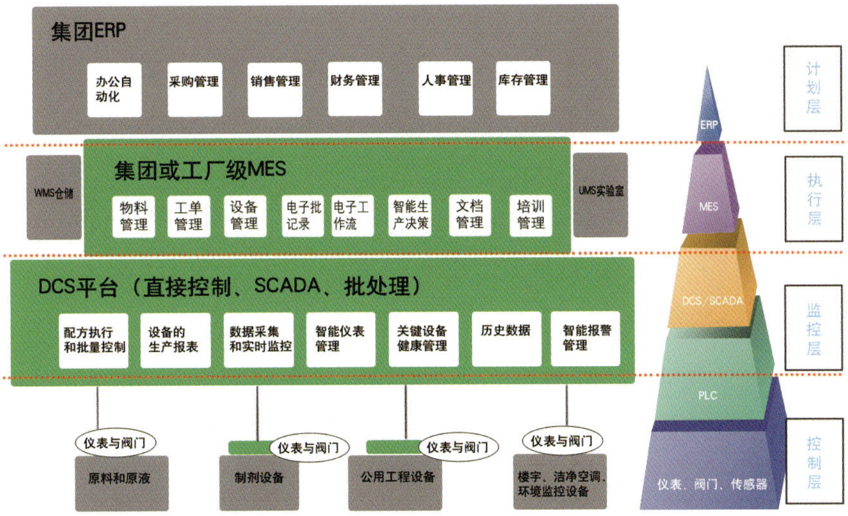

图 7-34　制药工厂的自动化、信息化系统架构图

3. 执行层

执行层是第三层，主要由制造执行系统（MES）、仓储管理系统（WMS）、

实验室信息管理系统（LIMS）等系统组成。MES 就是把面向商务、财务和销售的数据分解到生产执行的层面。比如说，原来一个月的物料计划需要多少，现在可以按照班次或者批次分解到生产过程当中，与生产工单相关联，起到承上启下的作用。MES 还可以把生产过程当中消耗的物料实时反馈给 ERP，实现物料平衡。在垂直方向，MES 向下连接监控层的系统平台（DCS、SCADA 或 In Batch），向上连接 ERP，可以实现的功能非常多，如物料管理、设备追踪、工单管理、智能生产决策、文档管理、培训管理等，最终实现电子批记录和电子工作流。在横向，MES 侧面还可以跟 WMS、LIMS 相连接，打通药品制造全流程的部门墙，实现工厂真正透明化、智能化地从水平到垂直层面的互联互通。

4. 计划层

计划层是第四层，即 ERP 系统，ERP 系统主要是面向商务、销售和财务，帮助企业做计划，每个月需要生产什么样的产品，需要什么物料，按照销售计划来做。

（二）MES 的系统结构与功能模块

1. 制药企业 MES 结构与功能模块

MES 由现场采集数据的 SCADA 系统、手持扫码、读码设备、工业电脑、无线终端以及用于人工数据输入的标准 PC 来完成生产数据的采集工作。同时，通过条码或 RFID 技术实现生产流程中物料信息的电子化识别及信息传递，实现生产过程中物料信息的实时追踪、状态标识管理。一个完整的 MES 由现场的控制网络、产品生产网络、MES 网络、数据网络等各种功能不同的网络组成，同时，各种各样的服务器分别负责数据的储存、报表输出以及与其他不同系统层级之间的互联互通。不同的网络层级之间的互联互通经过防火墙来保证数据交互的安全性。

2.MES 的功能模块

MES 的功能模块很多，对于一般的制药企业来讲，主要有以下几个常见的功能模块：第一部分是资源方面：包括物料管理、称重与分配、设备追踪、GMP 培训管理。第二部分与质量相关：如偏差管理模块、文件管理模块以及权限管理模块。第三部分与运营相关：如大配方管理，

MES里面管的是大配方，只有批处理系统管的是运行系统的小配方，还有工单管理、电子工作指引/指导。在制药工业，MES的终极目标是实现电子批记录，形成电子工作流。第四部分是绩效，如设备综合效率（OEE）、设备绩效、能源管理信息系统、管理质量绩效。这部分不会直接干预生产过程，主要是集团和企业管理层用于评比绩效、考核时用，理论上可以不做验证。前面三部分由于直接参与生产过程，都有验证要求。MES结构如图7–35所示。

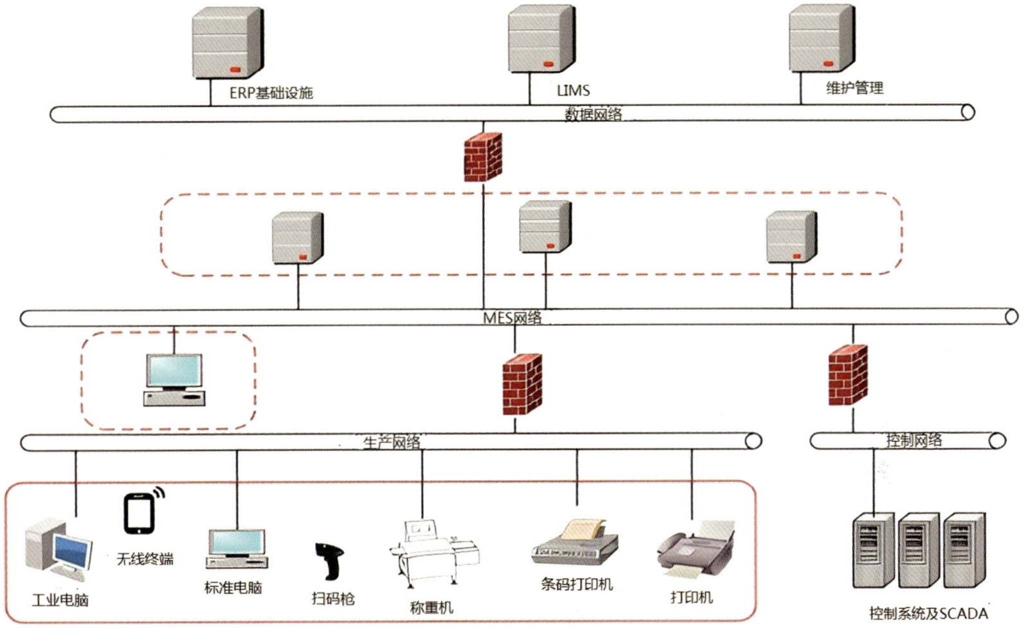

图7–35　制造执行系统结构示意图

四、智能化制药工厂的实现路径

智能化制药工厂实施路径如图7–36所示。

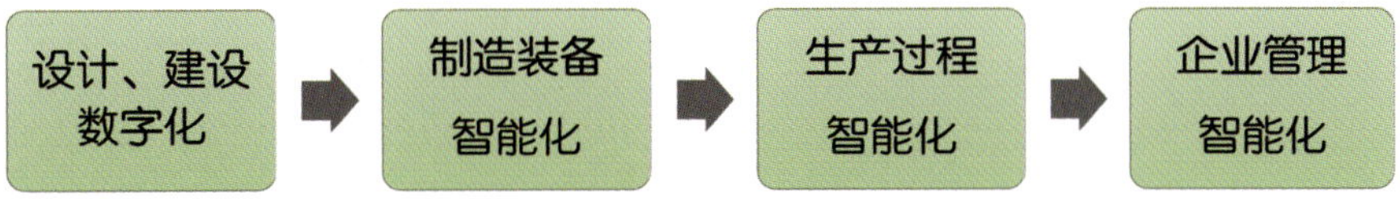

图7–36　智能化制药工厂实施路径

（一）设计建设数字化

在医药工程项目中运用数字化手段，开展3D设计，设计成果交付数字化，具体包括以下内容：①三维数字模型。②碰撞检查。③相互关联配合检查。④虚拟安装。⑤3D工厂沉浸式逼真效果展示。⑥员工培训平台。

在设计建设数字化的基础上，新建工厂规划、实施一体化全生命周期管理软件，能够帮助制药企业建立工程设计一体化平台和工厂设备运营维护管理平台，确保整个工厂生命周期内数据的一致性。采用一体化全生命周期管理软件，设计院交付给用户的方式发生变化，不单单是CAD图纸，而且是和新建的实体工厂完全一致的，包含各个专业设备原始设计参数、制造图纸、工艺设计参数及工艺管线的数据库，以及今后在全生命周期内运营维护管理的平台。在一体化工程设计平台的基础上可以实现科学的项目进度管理、完整的项目成果交付，并可以搭建制药行业GMP验证管理平台、工厂设备运营维护管理平台、工厂文档管理平台等。

（二）制造装备智能化

制造装备智能化的重点方向有高效绿色智能化装备、数字化监控、信息化远程管理等，包括中药提取智能化投料系统、处方管理系统、机器人智能转运技术、物料自动输送技术、智能配料系统；制剂及包装设备通过自动化技术和过程分析技术（PAT）结合，形成具有感知、分析、推理、决策和控制功能的智能装备。

（三）生产过程智能化

生产过程智能化的重点方向有工艺模型化和定量化、过程参数在线检测、过程分析技术、数字化仿真和优化、虚拟现实等，包括如下几方面。

（1）以关键工艺为主线，对生产过程中的关键参数实现在线检测分析和进行精确实时控制。

（2）采用近红外光谱、色谱等快速分析技术，建立药品生产全过程的在线、离线检测控制方法及标准。

（3）结合新型药物制剂技术，实现过程在线检测分析和智能化生产。

（4）制剂及包装设备通过自动化技术和PAT结合，形成具有感知、分析、推理、决策和控制功能的智能装备。

（5）应用条码、RFID、无线网络技术同软件结合，实现生产过程物料追踪及定位管理自动化，容器追踪及状态管理智能化。

（6）开发基于 PAT 的管理系统。

（四）企业管理智能化

企业管理智能化重点方向为建立基于数字化、满足《药品生产质量管理规范》（GMP）要求的企业数字化管理系统。包括如下几方面。

（1）从药品生产研发、中试到大生产的生产工艺信息数字化。

（2）根据要求，实现工程及设备系统从设计到运输全生命周期的数字化。

（3）利用 GMP 实现各种数据的集成，对生产车间数据信息自动采集和分析，实现产品质量的在线监控和质量、工艺参数智能分析；形成完整的电子批记录，保证药品生产过程数据的完整性。

（4）建立满足 GMP 要求的药品生产各个环节管理追踪和智能化偏差管理系统。

（5）实现设备互联互通。

（6）药品生产的远程监控、报警。

（7）从车间的单元操作到 ERP、MES、LIMS 等过程，达到数据的完全透明。

五、运用自动化、信息化技术提升制药企业智能制造水平

为满足制药企业新版 GMP 验证要求而进行的技术升级改造、搬迁、新建企业过程中，自动化、信息化技术给制药企业带来一些重要的改进和提高。自动化、信息化技术是提高企业产品质量控制和管理水平的有效手段，因此 GMP 新标准的实施为制药企业的自动化、信息化技术建设提供了新契机，促使制药企业加大自动化、信息化技术投资力度。制药企业对于自动化、信息化技术需求具有鲜明的行业特色，要结合企业自身实际情况，通过实施制药企业自动化、信息化技术，全方位提升企业管理水平，更有效地保证和贯彻新版 GMP 法规的实施。

在技术升级改造、新建的过程中，大部分制药企业都认识到自动化、信息化技术的重要性，都希望应用新技术、新工艺提升企业竞争力，通过应用自动化、信息化技术，保证生产过程的可重复操作性、合规性，实现柔性化高效率的多品种生产。

（一）信息化技术提升制药企业智能制造水平

在新建制药生产线的过程中，楼宇管理系统（BMS）、生产环境监测系统（environmental monitoring system，EMS，包括在线粒子监测系统、在线微生物自动采集监测系统等）、第三方生产设备数据采集系统（SCADA系统）、生产视频监控系统、门禁控制系统、立体化自动仓库等都得到广泛应用。

制药企业通过加热、冷却、加湿、减湿、过滤、通风换气等手段使生产环境的温度、湿度、洁净度、气流速度、压力、成分、气味、噪声等达到一定标准，简称HVAC（heating，ventilate，airconditioning，cooling）。对HVAC的控制监视系统称为设备管理控制系统（FMCS）或楼宇管理系统（BMS）。

用于洁净工艺生产环境的BMS系统和用于改善工作环境的舒适性空调系统，在控制精度和控制策略上有很大的区别。两者的普及率在这几年的更新改造及新建项目中得到非常大的提升，大部分企业都抛弃了传统的应用数字技术（DDC）、小型可编程逻辑控制器（PLC）的模式，采用大型DCS，把这部分融入整个生产控制系统体系规划当中。对于空调机组、排风机组、回风机组相关的风速、温湿度、风压、加热加湿及降温、风机变频等实现全自动化控制及控制模式的自动切换，采用定风量变风量控制技术保证房间温湿度、房间压差，实时监测初中效、高效过滤器的压差，保证房间洁净度。简单的单回路比例–积分–微分控制器（PID控制器）很难满足要求，通常采用串级控制及行业专用的多输入多输出的空气质量品质控制器，来保证整个系统的精度与稳定性。可靠、稳定、精确的洁净空调控制系统，是满足药品生产环境的重要保证。

EMS是通过对关键区域、关键房间实时监测温湿度、差压、臭氧、氧气、二氧化碳等参数，以及采用在线粒子监测系统及在线微生物自动采集系统，保证生产环境实时符合工艺要求。安装在洁净区域的传感器应首先选择符合洁净要求的嵌入式不锈钢面板，以减少污染源。

SCADA系统，即数据采集与监视控制系统。由于制剂生产线有大量的药机设备，大部分都分布在无菌区域，通过SCADA系统，管理人员可以实时了解关键设备运行参数及其状态、生产运行情况。以生产线上药机设备自带的PLC控制器为从站，以生产监控室内的SCADA服务器为主站，以PROFIBUS、OPC、工业以太网等通信网线为架构，组建车间级数据采集与监视系统，实现对全车间范围内所有工艺设备生产运行参数的采集、监视、管理功能。

MES 和实验室信息管理系统（laboratory information management system, LIMS）项目实施过程中，必须考虑制药行业合规性的特点，针对自身企业的需求，选择适合制药行业的 MES 开发商，才能减少二次开发的难度，保证项目实施的质量。

（二）应用 PAT 实时发布质量报告，实现中药智能化、连续化生产

目前制药企业普遍采用的是间歇生产：每一步生产操作完成后需要停下来，等中间体检验合格后方可进行下一步生产。PAT（过程分析技术）的应用使得制药企业获得了向“连续生产”这一新型药品生产方式转变的契机。近红外技术、在线澄明度检测仪等新技术与新设备在生产中的应用，可使一切检测工作均在生产过程中完成，同时利用 PAT 可以提供实时且连续的质量信息这一特点，实现将药品“间歇生产”转变为“连续生产”。即在生产过程中不间断地进行质量检测控制，而不必进行最终质量检查，如此，产品生产出来后，可马上放行到市场上去。

未来，采用连续生产方式的药企可以采用足够多的原材料并集中生产出大量药品满足市场需求，其优势在于提高设备使用效率，实现更高的生产率并确保药品的高质量。

应用 PAT 可以大大缩短生产检验周期，实时指导生产过程，实时发布质量报告（如图 7-37 所示）。

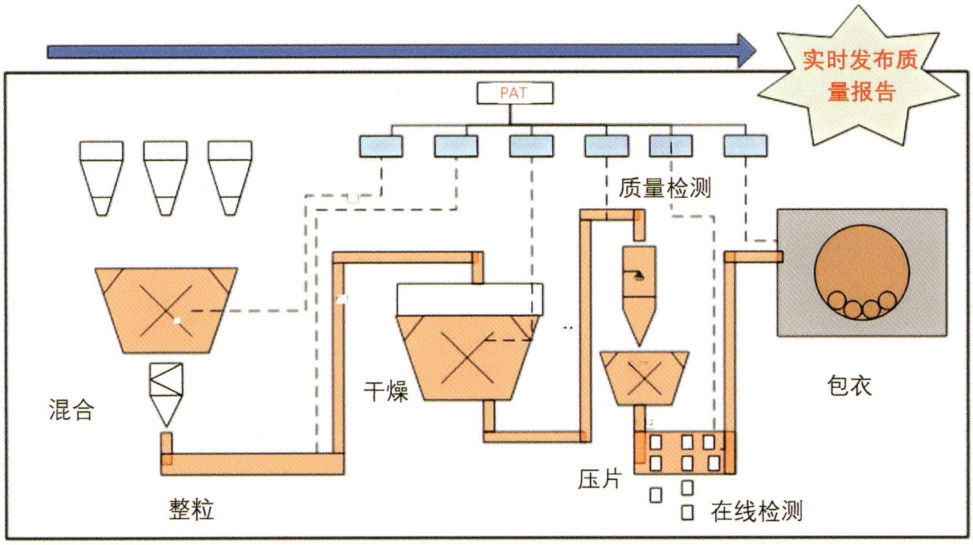

图 7-37 应用 PAT 实时发布质量报告示意图

第五节 绿色制造

一、绿色制造概述

绿色制造是指在保证产品的功能、质量、成本的前提下，综合考虑环境影响和资源效率的现代制造模式。它使产品从设计、制造、使用到报废整个产品生命周期中，不产生环境污染或使产生的环境污染最小化，符合环境保护要求，对生态环境无害或危害极小，节约资源和能源，使资源利用率最高，能源消耗最低。将绿色制造概念用于制药产业，对一些药品生产的传统工艺进行改革，提高反应收率，减少有毒、有害物质排放量，达到绿色工艺的要求。

绿色制造模式是一个闭环系统，也是一种低熵的生产制造模式，即原料—工业生产—产品使用—报废—二次原料资源，从设计、制造、使用一直到产品报废回收，整个生命周期对环境影响最小，资源效率最高。也就是说要在产品整个生命周期内，以系统集成的观点考虑产品环境属性，改变了原来末端处理的环境保护办法，将环境保护从源头抓起。并考虑产品的基本属性，使产品生产在满足环境保护目标要求的同时，保证产品应有的基本性能、使用寿命、质量等。

绿色制药特征是药品生产路线，与一般的传统生产路线不同，把治理污染作为设计、筛选药品生产工艺的首要条件，研究、发展和推行无害化清洁生产工艺。

以低消耗（物耗和水、电、气的消耗及工耗）、无污染（至少低污染）、资源再生、废物综合利用、分离降解等方式实现制药工业的生态循环和环境友善的清洁生产两大绿色结果。

二、源头减排措施

在绿色制药—源头减排方面，政府出台政策，督促企业实施绿色制药；

医药行业协会助推药企实施绿色制药；生产企业则要主动实施绿色制药、源头减污。

（一）政府出台政策督促企业实施绿色制药

在21世纪初，中国政府意识到国内制药工业产业结构不尽合理，政府从制药行业结构调整、制药工业污染防治技术和行业排放标准、环保税及企业绿色评定等方面，陆续出台了相关支持性政策和行业排放标准，督促、鼓励企业加大转型升级、实施清洁生产和环保治理工作力度。

《产业结构调整目录》《关于加快医药行业结构调整的指导意见》等文件指出，国家重点推进生物医药技术创新与产业化，淘汰制药中高耗能、高耗水、污染大、效率低的落后工艺和设备。2015年，国务院发布《中国制造2025》，把“绿色制造工程”作为重点实施的五大工程之一，部署并全面推行绿色制造，努力构建高效、清洁、低碳、循环的绿色制造体系。

《制药工业水污染物排放标准》是首个专门针对制药工业废水排放发布的环境新标准。该标准规定了发酵类、化学合成类、混装制剂类、生物工程类、中药类、提取类6类制药工业企业水污染物排放标准，同时规定了单位产品基准排水量；《制药工业污染防治技术政策》对制药企业清洁生产、三废排放管理、治理设施运行管理、生物安全性风险防范等提出了要求。《“十三五”挥发性有机物污染防治工作方案》《制药工业大气污染物排放标准》对制药企业挥发性有机物废气的排放设置了更严的标准。

（二）医药行业协会推动药企实施绿色制药

中国化学制药工业协会是政府推进绿色发展的排头兵，积极参与推进行业健康、良性、可持续发展，积极推进绿色制药工艺的认证与认可，组织各类绿色环保发展论坛，为政府、制药会员企业、环保节能产业企业搭建交流、学习、推进平台；起到了推动广大制药企业在绿色发展方面提高认识、扩大眼界、促进进步的作用。近年来已将13个重污染与环境友好工艺，12个具有高污染、高环境风险的药物列入国家《高污染、高环境风险产品名录》《重污染工艺名录》《环境友好工艺名录》和《环境友好产品名录》。

（三）企业主动实施绿色制药、源头减污

在源头减排措施中，企业从产业结构调整、原辅材料替代、工艺优化升级、新装备的应用、废物综合利用等多方面采取措施，实施清洁生产，实现节能、降耗、减污、增效。

1. 原辅材料替代

采用无毒无害或低毒低害的原料替代高毒和难以去除高毒的原料，以减少废物的产生量或降低废物的毒性。

2. 废物综合利用

生产过程中的废弃物经处理后回用于生产，如污水处理产生的沼气、污泥和菌渣，经气化热解，产生可燃气体，转化成热能蒸汽回用于生产。

3. 设备替代与更新

更新替代高耗低效设备，可有效实现节能、节水，减少资源浪费，降低噪声，如改造回收设备结构，安装生产在线检测和监控系统、应用过滤洗涤干燥三合一设备等。

4. 工艺优化升级

采用酶法、生物转化、膜技术、结晶技术、手性技术等新工艺。

5. 绿色技术应用

积极推广应用绿色技术，如酶法、生物转化、膜技术（低温浓缩）、吊篮式循环提取与 MVR 浓缩集成技术、直接燃气式喷雾干燥技术等。

三、末端治理技术

（一）废水治理技术和装置

1. 制药废水特点

废水中污染物成分复杂，有机物浓度高，难降解组分多，毒性大，可生化性差。

2. 目前采取的治理技术

主要有“物化 + 生物法”“水解酸化 + 好氧生物处理法”。近年来随着国家废水排放标准的提高，“物化预处理 + 生物法 + 深度处理”成

为最普遍的工艺。

3. 废水治理装置

见图 7-38。

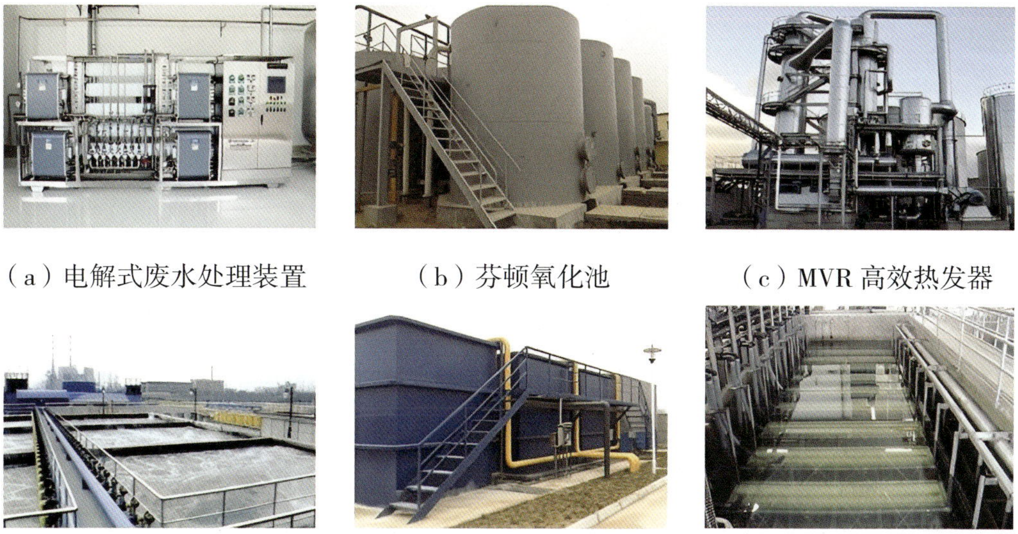

（a）电解式废水处理装置　（b）芬顿氧化池　（c）MVR 高效热发器

（d）CASS 生物反应池　（e）厌氧生物膜反应器　（f）膜生物反应器

图 7-38　废水治理装置

（二）废气治理技术和装置

1. 制药废气特点

废气污染物主要是挥发性有机化合物（VOCs）和恶臭污染物。废气处理技术分为“资源化”和“破坏性”两类，一般情况下需要采取组合工艺才能达到较好效果。

2. 资源化技术

主要有凝（冷冻）法、吸收法、吸附法以及近年开始应用的膜分离等。

3. 破坏性技术

主要有燃烧法、氧化法、生物法、光催化氧化法、低温等离子体氧化法，以及一些情况下的吸收法、吸附法。

4. 废气治理装置

见图 7–39。

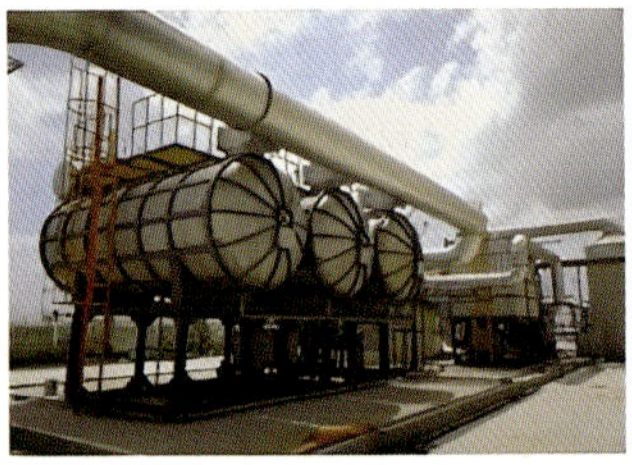

（a）三级碳纤维吸附装置

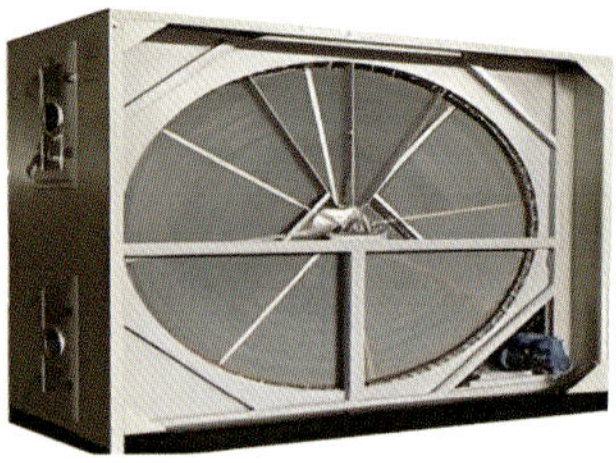

（b）分子筛转轮吸附浓缩装置

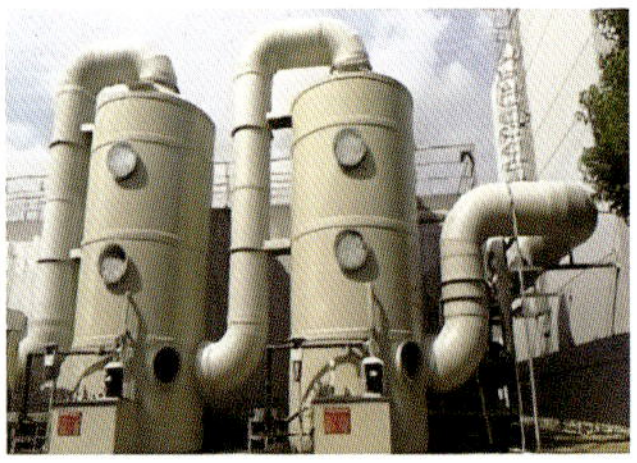

（c）化学废气洗涤塔

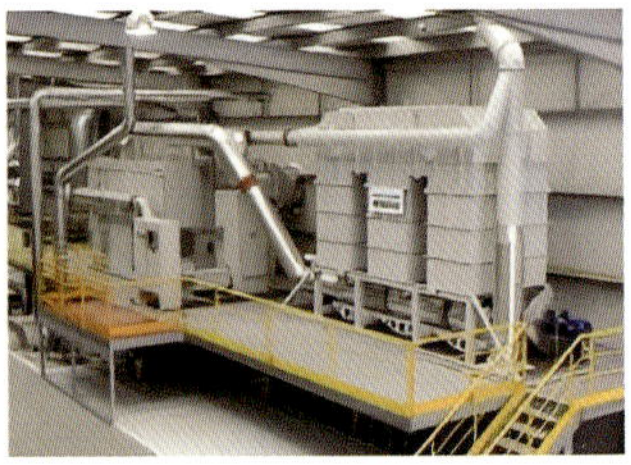

（d）RTO 蓄热式焚烧炉

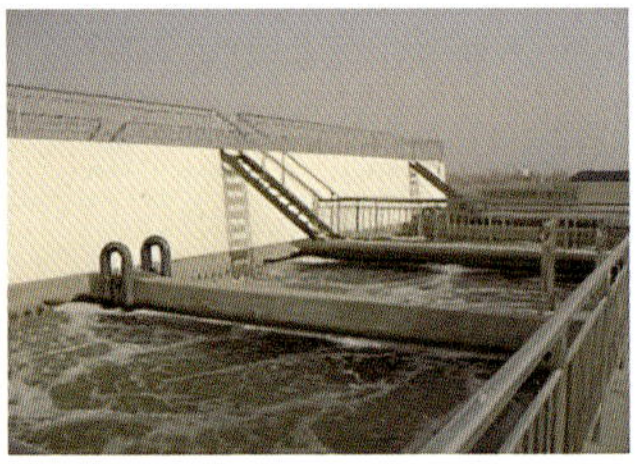

（e）生物滤池

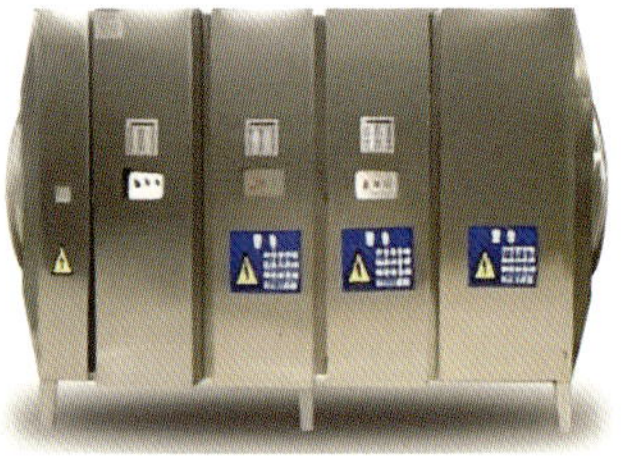

（f）低温等离子废气处理装置

图 7–39　废气治理装置

5. 制药废气治理难点

目前异味因子溯源还不到位，部分技术应用缺乏针对性；VOCs 及恶臭污染物日常检测方法和仪器亟待完善、推广。

（三）固废综合利用技术与装置

1. 制药固废种类

制药企业排放的固废包括：菌渣、污泥、釜残、废活性炭、废树脂、废盐、污粉、废溶媒、废包材等。

2. 固废综合利用技术

（1）无害化技术　热水解、碱解、酶解、水热、热解、焚烧等。

（2）资源化技术　企业菌渣肥料化，沼气能源利用。热解气化作生物质燃料。二次发酵生产工业氮源。

3. 固废资源化利用

生产过程中产生的废物，经收集、提取、精制，回用于生产；废物无害化处理后，作为副产物外售综合利用；企业内部综合利用，热能回用于生产。如菌渣厌氧化产沼气，污泥气化热解，药渣制成生物质燃料颗粒，等等。

4. 固废综合利用装置

见图 7–40。

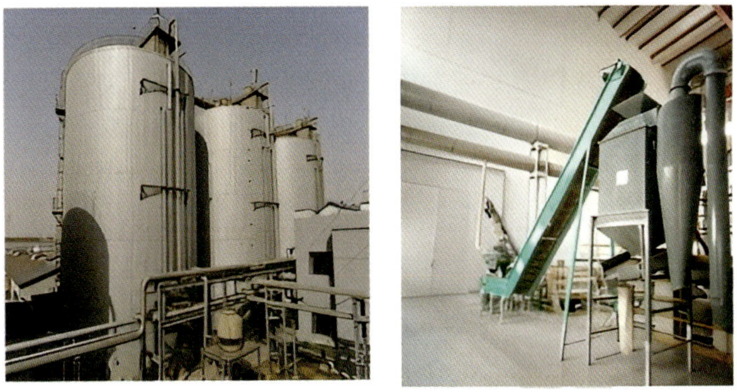

（a）厌氧发酵装置　　（b）菌渣压粒装置

图 7–40　固废综合利用装置

参考文献

[1] 工业和信息化部，国家发展和改革委员会，科学技术部，等. 医药工业发展规划指南 [EB/OL]. [2016–11–08]. https：//www. ndrc. gov. cn/fgsj/tjsj/cyfz/zzyfz/201611/t20161108_1149864.html.

[2] 汤继亮 . 谈制药工业“智能制造与智能工厂”问题 [J]. 自动化博览，2016，（1）：38–39.

[3] 聂晶，刘景灏，果敢 . 浅析制药企业的自动化、信息化发展 [J]. 机电信息，2013（20）：47.

[4] 孙旨义 .MES 在制药行业的应用研究 [J]. 石油化工自动化，2004，40（5）：65–67.

[5] 孙旨义 . 先进控制系统在化工合成制药生产中的应用 [C]. 北京：中国自动化学会，2004：32–36.

[6] 胡剑波，王开力 . 基于 PCS/MES/ERP 信息化模型的完整信息集成平台技术 [C]. 北京：中国自动化学会，2002：33–45.

[7] 孙旨义 . 制药行业自动化信息技术最新应用及展望 [J]. 自动化博览，2008（10）：22–26.

[8] 程翼宇，瞿海斌，张伯礼 . 中药工业 4.0：从数字制药迈向智慧制药 [J]. 中

国中药杂志，2016，41（1）：1-5.
[9] 杨明，伍振峰，王芳，等．中药制药实现绿色、智能制造的策略与建议 [J]. 中国医药工业杂志，2016，47（9）：1205-1210.
[10] 中国电子技术标准化研究院．智能制造标准体系研究白皮书 [R]. 北京：中国电子技术标准化研究院，2015.
[11] 曹姬姬．过程分析技术在制药工业的应用 [J]. 医药工程设计，2006（5）：28-30.
[12] 卞正岗．PAT 过程分析技术及仪器仪表 [J]. 自动化博览，2007（4）：16-18.
[13] 张耀平．冻干过程 PAT 及方案设计 [J]. 机电信息，2009（11）：27-30.
[14] 蒋箭平，黄跃东．瞬间微生物检测技术与应用 [J]. 机电信息，2008（29）：29-31.
[15] 陆婉珍，褚小立．近红外光谱（NIR）和过程分析技术（PAT）[J]. 现代科学仪器，2007（4）：13-17.
[16] 梁毅．新版 GMP 教程 [M]. 北京：中国医药科技出版社，2011.
[17] 荣晓阳，梁毅．浅谈 PAT 在 GMP 管理中的应用 [J]. 机电信息，2010（5）：24-26.
[18] 褚小立，袁洪福，陆婉珍．在线近红外光谱过程分析技术及其应用 [J]. 现代科学仪器，2004（2）：3-21.
[19] 黄潇，陈瑶．自动控制技术在中药制药生产过程中的应用 [J]. 中国医药科学，2012，2（10）：61-62.
[20] 陈雪英．“血必净”注射液生产过程近红外光谱分析技术的应用研究 [D]. 杭州：浙江大学，2010.
[21] 肖潇，梁毅．浅谈 PAT 在在线清洗技术中的应用 [J]. 机电信息，2009（29）：14-18.
[22] 田耀华．过程分析技术及其在制药生产与装备的应用 [J]. 机电信息，2009（20）：5-12.
[23] 董芹，臧恒昌，刘爱华，等．过程分析技术在制药领域的应用及对我国制药行业的启示 [J]. 中国药学杂志，2010，45（12）：881-884.
[24] 杨芳．近红外光谱分析技术应用 [J]. 中国当代医药，2011，18（1）：15-16.
[25] 姚志湘，粟晖，许文强，等．过程分析技术的理念与发展 [J]. 广西工学院学报，2010，21（1）：4-10.
[26] 黎国梁，宋光均，姚志湘，等．拉曼光谱仪在过程监测中的应用 [J]. 广东化工，2008，35（5）：106-109.
[27] 苏松柏，张永萍，张丽丽，等．拉曼光谱在中药质量控制中的应用 [J]. 中国实验方剂学杂志，2011，17（8）：284-286.
[28] 仲小燕，梁毅．浅析 PAT 在实施 QbD 中的作用 [J]. 机电信息，2011（32）：15-18.

第八章

中药制剂质量评价与控制关键技术

第一节　质量评价模式与方法

综合分析中药性状的传统质量评价模式及活性成分的现代质量评价模式，建立科学的中药质量评价体系，是保障中药国际化、产业化的关键。中药（包括中药材、中药饮片、中药复方制剂）作为中医药产业链的物质基础，其活性成分含量和药效作用，与临床用药安全及中医药现代化发展密切相关，为中医药和大健康产业发展提供物质基础，是推动中医药可持续发展的关键。针对中药多成分、多靶点以及中药复方的复杂性等特点，建立全面反映中药内在质量及其有效性、安全性的质量评价体系，仍面临巨大挑战。我国中医药工作者对中药质量评价模式与方法进行了许多前沿性的探索，提出了性状评价、化学成分控制、生物效应评价等质量控制模式，做出了卓有成效的研究。

一、性状评价模式

（一）概述

1. 背景

中医药古籍中，常见以中药形、色、气、味等性状表征判断中药真伪以及品质优劣的描述。我国医药学家依据长期临床应用经验及知识储备，建立了一套基于中药性状表征与其内在品质联系规律的中医药特色中药质量评价体系，概括出“辨状论质”思想。发展至现代，显微镜等精密仪器的出现，使得中药性状鉴定进入细胞、分子水平，一定程度上改善了鉴定者对性状表征的主观因素影响，赋予其准确、科学的内涵。

2. 含义与特点

辨状论质，即依据药材形、色、气、味等外观形状所表现出来的特点进行中药鉴定的方法。“辨状”的内容包括辨药材的形状、大小、色泽、表面特征、质地、断面特征及气味等；“论质”则有两方面的内涵：一是药材真伪评判，二是药材优劣评判。辨状论质是中药传统鉴定方法（性状鉴定）的现代化精练概括。其基本特征是通过感官对中药直接的性状表征进行鉴定，一方面具有操作简单、直接、迅速的特点；另一方面鉴定过程无须过多检验成本，不会造成环境污染。

3. 原理

由于生物遗传上的原因，所有动、植物药种类都有特定的外观性状及某些特性，而药材外观性状与药材内在质量存在一定的关联性。例如三七，经验鉴别指导真品具有“乳包、钉头、铜皮铁骨、菊花心”的特征，认为其品质以身干、个大、体重、质坚实、断面灰黑色（指铁骨）、无裂隙者为佳。以形、色、气、味等外观形状为质量优劣的辨识依据，实际上都是药材内在质量在外部性状上的反映，因而是具有科学依据的。

（二）研究内容

1. 性状研究

中药的宏观性状与质量之间存在一定的关联性，《本草发明》依据黄芪的色、味特征，做出“皮微黄褐色，其中肉色白、味甘，至柔韧为真”的评价。药材的质地性状特征如粉性、柴性、纤维性等是由初生代谢产物体现的，借助显微结构观察和显微组织化学研究可提示微观层面性状研究。中药的微观形态和显微特征可以看作细胞和分子水平的性状表征，而科学的发展和精密仪器的使用为“辨状论质”理念进入细胞和分子水平提供了工具支持，使“辨状论质”与分子生理学、细胞生物学、遗传学等学科紧密相连，赋予“辨状论质”精准客观属性，并且一定程度上促进了中药性状与中药品质的内在规律探索。

2. 性状与化学成分相关性研究

中药活性物质研究是研究其药效的主要形式，通过探索中药活性物质与其性状相关性，可以帮助评价中药质量。以姜黄为例，基于“辨状论质”理论，姜黄以“质坚实、断面色金黄、香气浓厚者为佳”；采用分光测色计对川产姜黄的切片与粉末颜色值进行测量，研究川产姜黄颜色值与其主要化学成分姜黄素类成分（姜黄素、去甲氧基姜黄素、双去甲氧基姜黄素、总姜黄素）含量之间的相关性。应用国际照明委员会（CIE）的 L*、a*、b* 色空间系统。结果表明，主要化学成分含量与颜色值 L*、b*、ΔE*ab 均呈现极显著的负相关关系，与颜色值 a* 呈现极显著的正相关关系；且姜黄素类各成分含量主要受 a* 值影响，影响程度均大于 50%。

（三）适用性

1. 真伪优劣

“辨状论质”的首要作用是可以快速评价中药材的真伪优劣，具有语言简练、通俗易懂的特点。此外，“辨状论质”理论中常用的鉴别术语既可以生动形象地描述药材的性状，又可以简便快捷地评价其真伪优劣。如天麻以有“肚脐眼”者为真，何首乌以具有“云锦花纹”者质优，这些生动的鉴别术语提高了“辨状论质”的实用性。

2. 药材采收时间

中药材的采收时间与药材的品质有直接关系。中药材在不同时期，其外观性状也会有所不同，因此判断药材的采收期时，也可以其外观性状为依据，从而保证药材的品质。

3. 炮制加工

中药经炮制加工后可引起化学成分变化，规范恰当的炮制方法具有增效减毒的作用。关于炮制自古就有“制药贵在适中，不及则功效难求，太过则气味反失”的说法，故炮制时的火候、时间等因素与中药是否能炮制成功有着密切的关联。在炮制过程中药材的颜色、气味等外观性状会发生变化，这些变化不仅是把握炮制火候、时间的重要指标，更是判定炮制终点的主要依据。故可依据“辨状论质”理论，通过观察炮制过程中的颜色变化、火候控制等因素，保障炮制品的质量。

（四）应用案例

传统“辨状论质”质量评价体系具有表现直观、操作简便等特点，在中药质量评价中占有重要地位。但存在鉴定者主观影响强、性状属性客观化表达和质量属性量化困难等局限性。借助电子鼻、电子舌、物性测定仪等现代电子感官仪器已经可以实现部分性状表征的客观数据化表达。以 80 批川贝母为研究对象，应用电子鼻技术测试其嗅觉感官数据，采用利用判别分析（DA）、最小二乘支持向量机（LS-SVM）、主成分-判别分析（PCA-DA）、偏最小二乘法-判别分析（PLS-DA）4 种化学计量学方法分别建立川贝母饮片真伪及商品规格辨识模型，其中 PCA-DA 辨识模型真伪辨识的正确率为 95%，规格辨识准确率为 89.33%，均表现最优。以电子鼻技术结合 PCA-DA 建立的川贝母辨识模型，可以快速、准确评价川贝母品质。

二、化学成分控制模式

（一）概述

1. 背景

基于化学成分的中药制剂质量评价模式，由单一成分控制发展至多指标分析、由简单的色谱技术发展至色谱—质谱联用技术、由指纹图谱发展至“谱—效关系”，近些年，又提出了中药质量标志物（quality marker，Q-marker）的新概念。

2. 含义与特点

基于化学成分评价中药质量是现行中药品质评价的主要模式，通常以活性成分或主要化学成分为标志物，为定量分析的指标。Q-marker 本质是与中药功效属性密切相关的，该中药特有并具有明确化学结构，可以进行定性定量分析的化学成分，具有五项原则：溯源与传递、特有性、可测性、有效性、处方配伍，亦属于化学成分评价范畴。化学成分分析是该评价模式的主要工具和手段，主要分析方法包括用于成分分离的色谱法和用于结构解析的波谱法，高效液相色谱法、气相色谱法、毛细管电泳法、薄层色谱法等各种色谱技术。紫外光谱、红外光谱、磁共振、质谱等技术在各种离子化和品质分析上的进展，使中药复杂成分和水溶性成分的鉴定更为简便。色谱与波谱联用技术的发展，实现了在线分离鉴定，进一步加快了中药化学成分的研究，促进了中药品质评价的发展。

3. 原理

中药化学物质基础研究是开展质量评价、质量控制的关键，现代中药质量评价体系要求体现药品质量的高度集成和全面性。中药化学成分复杂，单一或几种指标成分的检测难以全面反映中药功效，在中医临床整体用药的基础上，需应用多成分综合分析技术以实现质量单指标向多指标过程的转变。基于化学成分评价中药质量是一个相对成熟的模式，相较于“辨状论质”模式更具客观、科学的性质，化学指纹图谱可以宏观反映中药化学成分的种类及含量，对中药进行判别分析和质量评价，应用仪器分析技术和化学计量学科知识，可以以数据形式直观表达评价结果。

药效是中药质量的核心评价项，单纯的化学指纹图谱难以有效评价中药药效，因此将化学指纹图谱与中药药效有机结合，进行中药“谱－效关系”研究极其必要。中药“谱－效关系”是一种将化学指纹图谱与中药药效关联，通过建立中药“谱－效”数学模型，将中药化学成分与药效对应，反映中药内在品质的质量评价方法。

（二）研究内容

1. 多指标化学成分综合分析

中药质量控制是保证中药临床用药安全性和有效性的重要措施，化学指纹图谱可以宏观反映中药化学成分的种类及其含量，全面、科学评价中药质量。应用化学指纹图谱技术和定量分析方法，建立中药产品系统性鉴别方法，以此可对中药系列产品进行归类和综合评价。多指标质控模式虽然能够更好地控制药材质量，但其需要对照品的种类和数量均较多，尤其是不易获得或价格昂贵的对照品，为多指标含量测定增加一定的难度。一测多评技术（quantitative analysis of multicomponents by single marker， QAMS）能通过测定产品中某一有效成分的含量，建立相对校正因子，实现对多种成分含量的同步测定，有效地解决了对照品缺乏的问题，并越来越广泛地应用于中药科研和生产实践中，成为中药质量控制和评价新的发展趋势。

2. 中药“谱－效关系”

药效是中药质量的核心评价项，中药质量指标成分筛选的核心原则即依赖药效物质基础研究。中药“谱－效关系”是一种将中药化学成分信息与中药药效关联，通过建立中药“谱－效”数学模型，将化学指纹图谱与药效对应，反映中药内在品质的质量评价方法。其基本特征是通过化学指纹图谱与药效作用的相互关系研究，揭示中药所含的化学成分与药效之间的相互关系。近年来，国内外学者探索建立了中药“谱－效关系”的研究模式，研究过程包括采用适合的分析方法构建中药化学指纹图谱，并对化学指纹图谱中的成分进行分析；建立药效评价模型，获取药理学数据；采用数据处理技术将指纹图谱数据和药理学数据进行关联、分析，结合中医药专业知识，建立中药“谱－效关系”。其基本特征是整体性和模糊性，整体性是指完整的色谱特征，模糊性强调的是对照品与待测样品化学指纹图谱的相似性。

3. 质量标志物

Q-marker 是中药材和中药产品中固有的，或加工制备过程中形成的，与中药的功能属性密切相关的化学物质，是反映中药安全性和有效性的标志性物质。在中药药材、饮片、复方及其制剂中具备“物质存在性”“物质特有性”“物质可测性”、中医药理论“物质功效关联性”和在产品生产过程中的“物质溯源性和传递性”五大元素。

Q-marker 本质是与中药功效属性密切相关的、某中药特有并具有明确化学结构的、可以进行定性定量的化学成分。其理念是以中医药理论为核心，以多学科知识网络为支撑，针对中药生物属性、中药复方配伍以及中药产品生产制备过程等多层面，构建中药有效性－物质基础－质量控制关联链，用以阐释中药质量关键属性的本质内涵和中药质量共性问题的思维方式。着眼于中药材乃至中药产品生产全过程特定核心质量物质的溯源和传递，对全过程质量的动态进行分析控制，保证中药有效性。目前，以 Q-marker 作为统领中药产业质量评价及控制的核心理念正在不断被探索和完善，现阶段研究实质是对能反映中药及其产品有效性、特有性及安全性相关联的中药化学物质的研究，需要攻克的难点在于 Q-marker 的辨识及“性－物－效”关系链的探索。

（三）适用性

化学成分含量测定技术成熟，以数据形式表现测定结果，具有客观、科学、可控的特性。我国现行质量标准的制定，即主要依据中药活性成分的物质基础，对有效性以及安全性相关成分设置限量范围，以此评价中药质量。

目前中药的质量控制采用“指标成分”，依据标准，以化学成分分析方法进行定性、定量分析，融入化学计量学和数据挖掘技术等方法，对于建立客观的中药质量控制模式、方法也有积极的推动作用。

（四）应用案例

冬虫夏草是中国名贵的滋补中药材，由于冬虫夏草分布地区狭窄、自然寄生率低、生存环境苛刻等因素，其天然资源产量严重不足，必须开发发酵虫草菌粉以满足市场上对虫草资源的需求。目前市场上主要有百令、金水宝、心肝宝和宁心宝四大商业品牌。其中金水宝胶囊与百令胶囊已载入《中国药典》，心肝宝胶囊与宁心宝胶囊收载于原卫生部部颁药品标准。虫草菌粉由多厂家生产，质量标准较为混乱，因此有必要深入开展发酵虫草菌粉产品的质量研究。采用各种色谱与波谱联用技术对发酵虫草菌粉制剂进行了系统分离，得到核苷类、甾醇类和多糖类等化学组分群及 21 个化合物；多层次药理模型揭示发酵菌粉组分群及化合物对机体免疫功能的影响；对采集不同组分群指纹图谱的 23 个指纹峰采用 SAS 软件进行多元回归分析，建立各指纹图谱的药效和峰面积之间的关系，分析建立的 23 个指纹峰与各单体成分药效相关度。采用中国药典委员会中药色谱指纹图谱分析软件（2004 版 A 版），对不同样品色谱峰进行指认共有峰及面积归一化，系统创建了与药效关联的 HPLC 指纹 / 特征图谱；采用化学模式识别方法（主成分分析、偏最小二乘 – 判别分析及系统聚类分析）对数据进行分类，有效区分同类品种。

三、生物效应评价模式

（一）概述

1. 背景

中药具有多成分、多靶点以及复方配伍复杂的特点，生物效应评价是在特定的实验条件下，定性或定量评价供试药物作用于生物体系所表达出的特定生物效应。依据生物效价将中药质量与临床疗效关联，整合生物效价与生物标志物影响，可以摆脱中药物质基础研究的复杂性，实现系统性中药整体质量评价。2006 年肖小河教授研究团队首次提出构建基于道地药材和生物评价的中药质量评控模式，从理念和方法论的层面提出将生物评价作为中药质量评控的研究内容。

2. 含义与特色

生物效应评价是在特定的实验条件下，定性或定量评价供试药物作用于生物体系（整体动物、离体组织、器官、微生物和细胞以及相关生物因子等）所表达出的特定生物效应。对于中药而言，多成分、多功效及整合作用是其重要特点，中药品质生物评价是从整体上对中药成分、中药单味药或中药复方进行总体药效作用评价及表征的方法手段。中药品质生物评价的方法及指标，首先应与临床疗效密切关联，从而提高其质量评控的针对性及对临床用药的指导价值。同时，生物评价的方法指标还应尽量与中药作用机制（作用靶点、作用通路等）相关联，以提高生物评价方法的专属性及质量控制能力。

生物评价具有的特色和优势：从物质内涵看，中药“近”生物制剂而“远”化学药，对于中药产品，从某种程度上讲，生物效价检测比化学成分定量测定更具实际价值和优势。当前生物技术高速发展，中药品质生物评价实施的条件已日趋成熟，应予以高度重视。

3. 原理

生物效应评价是以药理学为基础，采用生物统计方法，运用特定的实验设计，利用药物对于生物整体、离体器官、细胞、酶或分子等所起的作用，在严格控制的实验条件下，通过比较对照品和供试品的生物体或离体器官与组织的特定生物效应，从而控制和评价供试品质量、活性或作用强度。

（二）研究内容

1. 中药有效性

生物效应评价与中药药效关联可以定量表征中药的功效、活性或生物学效应，例如微量热法可评价抗菌作用，测定血小板聚集率可评价抑制血小板聚集活性。基于中医药整体观思想，把握中药有效性，依据中药药理作用选择相应的生物效应评价方法，以评价组成复杂、有效物质尚不明确或有效成分含量测定困难的中药，有助于解决该类中药质量评价困难的情况。

2. 中药安全性

由于中药成分复杂，毒性物质基础尚不明确，中药复方所含中药之间的相互作用复杂，中药安全性评价存在许多困难。应用动物评价和细胞评价模式进行中药的安全性评价是当下主流方法。

3. 系统生物学

生物芯片可以将中药研究与基因组学、蛋白质组学等系统生物学内容联系起来，在基因、蛋白质等分子水平阐明中药的作用靶点和机制，通过高通量检测及表达谱形式表征中药药效。此外，利用表达谱对比研究动物药或其提取物作用于机体前后，特定细胞中相关物质表达的异常变化，可提示该动物药在研究剂量下是否具有毒性，并能阐明其作用机制并控制其安全性。

（三）适用性

1. 药品的效价与活性测定

药品的效价与活性测定是生物测定的基本用途。按测定方法和指标大致可分为生物效价测定法（定量的测定方法或量反应法）和生物活性限值测定法（半定量的测定方法或质反应法）。

定量的测定方法：效价（potency）测定是生物测定的主要内容，它是以药理为基础，以生物统计为工具，运用特定的实验设计，利用生物体，在一定条件下比较供试品和相当的标准品或对照品所产生的特定反应（可测量、量化的生理指标或生物药效或毒力）的一种定量的方法。

半定量的测定方法：当理化测定占主导地位，效价测定一般来讲可以不必精确，可归于活性检查项，采用半定量方法，设定限值，无须精密生物统计，尽可能减少实验动物用量或其他生物体用量；甚至只用于定性的鉴别。

2. 工艺与方法验证

对于新生产工艺、新检测方法的改进、变更，往往需要生物测定来验证核对。生物测定法可以提供产品生物活性的信息（与临床疗效一致），评价中药批间稳定性和一致性，监测不曾预料、不易发现的构象变化，它是所有变化的综合效应。中外药典在重组人生长激素（rhGH）、重组人胰高血糖素质量标准中明确规定，在生产研发阶段，“生产过程中的产品必须用体内生物测定方法测定其生物效价”，直到生产稳定为止。当采用理化方法测定，如高效液相色谱法，替代原测定 rhGH、重组人胰高血糖素等所需的生物效价测定法时，仍须做大量的方法比对、相关性研究等工作，生物测定是验证的主要标尺。

3. 药品有害物质检查

该检查包括某些药物，如抗生素及脏器生化制剂中降压、升压物质的检查，异常毒性、毒力实验，热源检查，细菌内毒素的检查。

（四）应用案例

近年来，研究者从中枢神经系统、自主神经系统、内分泌系统，以及能量代谢等多个方面对中药四性（寒、凉、温、热）的生物效应进行了研究，由于受实验环境、受试药材、实验动物等多种原因的影响，实验重复性不佳。利用数据挖掘技术对中药药性与生物效应数据进行数据挖掘，分析出哪个或哪几个指标的权重值更大，以发现药性与功效之间的关系。

选用热性中药的代表附子、肉桂、高良姜、花椒、干姜，寒性中药的代表黄连、黄柏、苦参、龙胆、栀子，观察以上中药对正常大鼠生物效应指标的影响，运用 Clementinel2.0 数据挖掘软件，建立数据库，找出对寒、热药性贡献度大的重要变量，通过决策树建立寒、热药性的生物效应判别模式，并对吴茱萸、黄芩的寒、热属性进行判别。

C&R 分类回归算法显示：肝细胞琥珀酸脱氢酶（SDH）活性为判别寒、热最为重要的属性，重要性接近 30%，其次为甘油三酯、肝 Na^{+}–K^{+}–ATP 酶、肌糖原、血小板分布宽度等，模型的正确率达 97.39%。

C5.0 算法显示：肝细胞 SDH 活性为判别寒、热最为重要的属性，重要性接近 40%，其次为甘油三酯、谷草转氨酶、肌糖原、肝 Na^+–K^+–ATP 酶等，模型的正确率达 98.26%。

根据 C&R 分类回归算法、C5.0 算法决策树，判定吴茱萸属于热性药、黄芩属于寒性药的可能性均为 100.00%、77.78%。该结果显示，肝细胞 SDH 活性为判别中药的寒、热药性最为重要的生物效应指标；中药寒、热药性的判别通路或模式与能量代谢存在着极为密切的关系。

参考文献

[1] 陈丽华，肖发林，黄诗雨，等 . 中药质量评价研究思路及创新发展趋势 [J]. 中草药，2021，52（9）：2541–2547.

[2] 刘文龙，赵靖，李原华，等 . 中药宏观质量的评价与控制理论体系的建立与应用研究 [J]. 中草药，2021，52（3）：613–620.

[3] 谢宗万 . 中药品种传统经验鉴别“辨状论质”论 [J]. 时珍国药研究，1994，（3）：19–21.

[4] 皇甫嵩 . 本草发明 [M]. 北京：中国中医药出版社，2015.

[5] 王晓宇，赵军宁，吴萍，等 . 基于“辨状论质”的川产姜黄颜色与主要化学成分含量的相关性研究 [J]. 中草药，2018，49（24）：5929–5937.

[6] 赵玉姣，彭华胜 . 历代本草何首乌图考及其“辨状论质”观 [J]. 中国中药杂志，2020，45（8）：1960–1967.

[7] 冯文豪，田亮玉，施钧瀚，等 . 电子鼻技术应用于川贝母真伪及规格辨识的可行性分析 [J]. 中国实验方剂学杂志，2021，27（13）：108–118.

[8] 刘昌孝，陈士林，肖小河，等 . 中药质量标志物（Q–Marker）：中药产品质量控制的新概念 [J]. 中草药，2016，47（9）：1443–1457.

[9] 朱卫丰，邹斌，管咏梅，等 . 葛根质量标志物（Q–marker）探讨分析 [J]. 中华中医药学刊，2019，37（4）：775–777.

[10] 熊吟 . 中药品质整合评价方法研创 [D]. 北京：北京中医药大学，2015.

[11] 赵加茜，朱卫丰，陈丽华，等 . 基于主成分分析和聚类分析的发酵虫草菌粉类产品氨基酸比较研究 [J]. 中草药，2018，49（12）：2866–2872.

[12] 朱卫丰，赵加茜，刘小林，等 . 金水宝胶囊中发酵虫草菌粉多糖的指纹图谱研究 [J]. 中草药，2017，48（16）：3322–3326.

[13] Zhang J，Sun G X. Assessment of quality consistency in traditional Chinese

medicine using multi-wavelength fusion profiling by integrated quantitative fingerprint method： Niuhuang Jiedu pill as an example[J]. Journal of Separation Science，2019，42（2）：509-521.

[14] Chen L H，Wu Y，Guan Y M，et al. Analysis of the high-performance liquid chromatography fingerprints and quantitative analysis of multicomponents by single marker of products of fermented cordyceps sinensis[J].Journal of analytical methods in chemistry，2018：5943914.

[15] 刘昌孝 . 中药质量标志物（Q-marker）：提高中药质量标准及质量控制理论和促进中药产业科学发展 [J]. 中草药，2019，50（19）：4517-4518.

[16] 张铁军，白钢，刘昌孝 . 中药质量标志物的概念、核心理论与研究方法 [J]. 药学学报，2019，54（2）：187-196+186.

[17] 黄慧莲，杨敏娟，管咏梅，等 . 近 5 年发酵虫草菌粉的化学成分和临床应用研究进展 [J]. 世界科学技术 - 中医药现代化，2014，16（10）：2242-2247.

[18] 吴瑶，陈丽华，金晨，等 . 发酵虫草菌粉类产品质量标准研究进展 [J]. 中国实验方剂学杂志，2017，23（20）：220-227.

[19] Zhao J Q，Shi T N，Zhu W F，et al. Quality control method of sterols in fermented Cordyceps sinensis based on combined fingerprint and quantitative analysis of multicomponents by single marker[J]. Journal of food science，2020，85（10）：2994-3002.

[20] 李寒冰，吴宿慧，牛明，等 . 中药品质生物评价的历史与发展 [J]. 中草药，2017，48（14）：2809-2816.

[21] 张海珠，肖小河，王伽伯，等 . 中药质量评控的第一要义：效应当量一致性 [J]. 中草药，2015，46（11）：1571-1575.

[22] 张旭，任晓航，王慧，等 . 生物效应评价在中药质量控制研究中的应用进展 [J]. 中草药，2018，49（11）：2686-2691.

[23] 王玄，欧阳罗丹，代春美，等 . 动物类中药质量控制的生物评价研究 [J]. 中国中药杂志，2017，42（12）：2228-2235.

[24] 赵梓邯，张琳，李文斌，等 . 中药毒性与安全性评价研究进展 [J]. 中国实验方剂学杂志，2018，24（20）：208-216.

[25] 肖小河 . 中医药转化医学中的关键科学问题：中药质量生物评价与控制 [J]. 中药与临床，2010，1（4）：1-7.

[26] 黄丽萍，朱明峰，余日跃，等 . 基于生物效应的中药寒热药性判别模式研究 [J]. 中国中药杂志，2014，39（17）：3353-3358.

第二节　新技术在质量评价上的应用

一、近红外过程分析技术

（一）概述

1. 背景

随着科学的发展和研究思路的进步，“质量源于设计”“质量源于过程控制水平”以及“质量源于规范化管理”思想开始占据质量控制研究思路主流，其先进性在于摆脱检验的滞后性，可对质量异常原因进行溯源，不再单纯依据中药产品的最低检测标准进行质量控制。质量控制研究思路的转变启发中药质量研究应创建“整体观”思想，建立过程质量属性可视化检测方法，实现过程关键质量属性即时检测、问题可溯源。

2. 含义与特点

过程分析技术（PAT）是一种利用在线 / 离线 / 原位 / 现场 / 非接触式的检测方法对原辅料、中间体及成品质量指标和过程关键工艺参数进行及时的反馈和控制，在过程中解决存在的质量问题，有利于制药企业生产技术创新与质量控制同时进行，满足中药现代化生产的要求。其分析工具包括过程分析仪器、过程控制工具、持续改善和知识管理工具，以及用于设计、数据获取和分析的多变量分析工具，其中过程分析仪器是主要组成部分，包括如下两方面

（1）工艺参数方面　主要为各类传感器，如压力传感器、温度传感器、电导率传感器、液位传感器、pH 传感器等。

（2）质量指标方面　主要分为光谱技术（近红外、中红外、拉曼等）、色谱技术（液相、气相、质谱等）、成像技术、流动注射分析技术。其中近红外光谱技术发展最快，在生产的各个阶段都呈现出巨大的潜力，该技术分析速度快，能避免人工操作误差，克服传统方法分析耗时、成

本高且与样品生产过程相分离的缺点，而且利用近红外光谱技术分析样品可不破坏样品，不消耗化学试剂，不污染环境，因此该技术受到越来越多人的青睐。

3. 原理

近红外光谱（NIR）是介于可见光（Vis）和中红外（MIR）之间的电磁辐射波。美国材料检测协会（ASTM）将近红外光谱区定义为780~2526 nm的区域，是人们在吸收光谱中发现的第一个非可见光区。该谱区信号容易提取，信息量相对较为丰富，大多数物质在该谱区都有响应。近红外光谱区与有机分子中含氢基团（O—H、N—H、C—H）振动的合频和各级倍频的吸收区一致，通过扫描样品的近红外光谱，可以得到样品中有机分子含氢基团的特征信息。

（二）研究内容

1. 化学成分定性

NIR技术仅凭一张光谱图，就可预测中药产品的物化性质和化学成分的定性定量信息。因此，NIR技术是一项有效的中药关键质量属性快速分析技术。然而，NIR技术仅在某一点或很小范围内产生一条光谱图，反映中药制剂产品平均组成信息。NIR技术存在吸收强度较弱、信噪比低、谱峰重叠严重等问题，在进行定性或定量分析时，需要通过对样品的光谱及其物化参数进行关联，建立数学模型，从而有效提取信息。

2. 原料混合均匀度

在丸剂生产过程中，物料混合过程占据重要地位，原料是否混合均匀可严重影响产品质量均一性。那些药材粉体密度各异且处方比例悬殊、富含纤维性成分的物料，在制备过程中极易出现粉末混合不均匀的问题。NIR技术无法提供中药产品空间分布信息，而产品组分空间分布与其生物利用度密切相关。因此，将成像技术与近红外光谱技术相结合，产生了近红外化学成像（NIR-chemical imaging）技术。该技术可以提供中药产品空间分布信息，也是一门有效的中药关键质量属性快速分析技术。该技术将成像技术与光谱学理论相结合，进而获得样品表面极小单元的光谱信息，从而分析不同成分在样品表面空间各点的分布、组成以及结构信息。

（三）适用性

NIR技术在中药提取、浓缩、纯化及成品检验过程中均有广泛的使用。将中药进行近红外扫描，通过光谱预处理（一阶导数、二阶导数、矢量归一化等）后，建立定量分析模型（偏最小二乘法、人工神经网络等），结合定性判别分析，观察中药成分含量在各个节点数据传递规律，从而可判断预测中药含量进行在线检测的可行性。

中药是一个组成复杂的体系，其生产过程包括提取、浓缩、纯化和干燥等多个单元操作，涉及的工艺参数和物料性质众多，其中每个单元操作工艺参数的变化都会影响到最终产品的质量。在制药过程中运用近红外过程分析技术，可对原料、中间体和过程的关键质量属性加以实时监控，从而使产品质量能在整个生产过程中得到保障。

（四）应用案例

采用苯酚－硫酸法测定各个操作单元中的总多糖含量，结合近红外光谱建立发酵虫草菌粉生产过程链总多糖偏最小二乘回归法（PLSR）定量分析模型，分析发酵虫草菌粉生产过程链中不同操作单元的质控水平。结果表明，生产过程链中发酵菌粉总多糖含量比较稳定；总多糖模型校正集均方差（RMSEC）、验证集均方差（RMSEP）、校正集相关系数（Rc）及验证集相关系数（Rp）分别为0.0186%、0.0133%、0.9418及0.9800；模型预测值与苯酚－硫酸法测定值之间误差率较小，拟合度较好。该模型能实现快速分析发酵虫草菌粉质量，为建立发酵虫草菌粉总多糖质量评价模式提供借鉴。

二、一测多评技术

（一）技术概述

1. 技术背景

中药化学成分复杂，发挥药效作用的往往不是某一种化学物质而是一类的化学物质，且化学成分在中药中存在适谱性，若只测量单个成分的含量，并不能很好地对其质量进行控制。多指标质控模式虽然能够更好地控制药材质量，但其需要对照品的种类和数量均较多，尤其是不易获得或价格昂贵的对照品，会使多指标含量测定增加一定的困难。一测多评（QAMS）研究思路起源于内标法、校正因子法、主成分自身对照法以及紫外百分吸收系数法等几个概念，能有效地解决对照品缺乏的问题，并越来越广泛地应用于中药科研和生产实践中，成为中药质量控制和评价新的发展趋势。

2. 技术含义与特点

一测多评技术的基本设计思想是通过中药有效成分之间存在的内在函数关系和比例关系，仅测定一个成分（对照品可以得到者），来实现多个成分（对照品没有或难以供应者）的同步监控。一测多评技术具有以下特征和优势。

（1）实现中药多成分定量，符合中医药理论整体观思想。

（2）解决部分中药缺少标准品，或标准品价格昂贵、物质含量测定困难的问题，具有方便快捷、价廉的特点。

3. 技术原理

一测多评技术基本原理是在一定的线性范围内成分的量（质量或浓度）与检测器响应成正比。在多指标质量评价时，以中药中某一典型成分（对照品易得、价廉、有效者）为内参物，依据中药有效成分间存在的内在函数关系和比例关系，建立该组分与其他组分之间的相对校正因子，通过校正因子计算其他组分的量。

（二）研究内容

目前，采用一测多评技术的思路开展研究的中药材及制剂达 20 种以上，各研究品种涉及的化学成分类别有生物碱、皂苷、黄酮、木脂素、香豆素、蒽醌、酚酸、倍半萜和单萜等，其中大部分采用高效液相 – 紫外检测器开展研究。由于结构相似的同类成分之间紫外吸收相近，一测多评技术的应用可行性研究多在同类成分之间进行，部分为结构母核不同的成分之间的可行性研究。

（三）适用性

一测多评技术可用于药材、饮片与成方制剂中化学成分的质量控制。建立一测多评方法学，其含量测定结果应与外标法测定结果无显著差异。

（四）应用案例

一测多评技术应用于发酵虫草菌粉中甾醇类物质的含量测定。以样品中的麦角甾醇作为内标物，利用 QAMS 法对样品中的胡萝卜苷、豆甾醇和 β－谷甾醇进行定量分析，考察了仪器、流速、色谱柱类型等因素对相对校正因子（RCF）的影响，并将一测多评技术测得的各目标物含量与外标法测得的各目标物含量进行比较。结果表明，RCF 在不同的仪器、流速、色谱柱类型条件下相对标准偏差（RSD）均小于 5%；一测多评技术测得的结果与外标法测得的结果相对误差均小于 ±5%，显示两组数据间无显著差异，表明一测多评技术可作为一种高效便捷的方法对发酵虫草菌粉类产品中的甾醇类物质进行同时测定。

三、太赫兹时域光谱技术

（一）技术概述

1. 技术背景

针对中药材特征“指纹”，太赫兹时域光谱（terahertz time-domain spectroscopy，TDS）技术提供了一种新的有效途径。太赫兹波段自 20 世纪 80 年代起逐步受到科学家的重视。太赫兹波是指频率范围为 0.1 THz 到 10 THz 的电磁波，它填补了毫米波与红外波之间的空白。太赫兹时域光谱技术可以被用来研究材料的远红外性质和频率的关系，这些关系有助于深入了解与材料应用相关的重要材质性质，是获得物质结构在太赫兹波段内的物理、化学信息的一个重要手段。由于太赫兹波对有机分子的振动和转动模式以及分子间相互作用敏感；太赫兹时域光谱技术可以同时获得幅值和相位信息，信息量丰富；物质的太赫兹光谱是物质的指纹光谱，具有独一无二的特征；太赫兹能量低不会引起生物体的电离等优点，因此太赫兹时域光谱技术非常适合用于物质识别。

2. 技术含义与特色

太赫兹波（THz 波，1 THz = 10^{12} Hz）指的是频率为 0.1 THz~10 THz 的电磁辐射，介于微波毫米波与光学红外线之间，处于低频电子学与高频电子光学的过渡阶段。生物大分子振动、转动能级对应的能量差与太赫兹波的能量相符合，能够从光谱上反映出样品内部结构的细微差异。太赫兹时域光谱技术应用于中药质量控制具有如下特色与优势：

（1）太赫兹波脉冲宽度在皮秒到飞秒量级，可以测量中药时域谱和瞬态特性。

（2）太赫兹波本身能量很低，不会对被检测的中药造成光电离和破坏，可以做到无损鉴别。

（3）大多数中药的代谢产物的振动、转动能级跃迁都处在太赫兹波段，这使得其具有不同的太赫兹“指纹谱”，可通过分析指纹谱来完成中药的定性检测。

（4）太赫兹波段处于微波与红外波之间，可用于中药色散的测量，可补充原有的中药鉴定手段。

（5）太赫兹波脉冲光谱仪操作简单，适应于实际应用。

（6）太赫兹辐射具有相干性，有可能得到与位相相关的中药成分信息。

太赫兹时域光谱技术应用于中药领域，将为中药质量控制提供一种新的方法，同时为中药现代化提供一种可靠的技术。

3. 技术原理

TDS 是一种新兴的光谱检测技术，在 20 世纪 80 年代由 AT&T Bell 实验室和 IBM 公司的 Watson 研究中心开发。它利用太赫兹脉冲透射样品或者在样品上发生反射，测量由此产生的电磁场在时间上的变化；然后进行快速傅里叶变换，获得振幅和相位信息；进而提取样品的折射率、吸收系数、消光系数等光学参数。太赫兹时域光谱系统主要组成部分是飞秒激光器、太赫兹波发射装置、太赫兹波探测器、时间延迟控制系统等。

（二）研究内容

太赫兹时域光谱分析技术在食品、药品安全生产、检测过程中已得到广泛的研究与应用。在中药领域，可用于不同品种药材的鉴别、同种中药材不同商品规格和产地的鉴别等。

（三）适用性

基于太赫兹波以下三个特点，探讨太赫兹时域光谱技术在中药质量研究上的适用性。

1. 高穿透性

太赫兹波对许多介电材料和非极性物质有良好的穿透性，在安全检查或质量检测中可以对不透明物体进行透视成像，有效地与其他成像技术形成互补。

2. 低能性

太赫兹光子的能量低，能量的数量级在 meV，是普通 X 射线的几百万分之一，透过生物体时，太赫兹波不会对其造成损害。

3. 指纹谱性

太赫兹波段包含了丰富的物理和化学信息。大多极性分子和生物大分子的振动、转动能级跃迁都处在太赫兹波段，比如氢键作用力、分子间作用力、晶格振动和一些分子内集体骨架振动等。所以根据这些指纹谱，可以鉴别物体的组分，分析物体的物理化学性质。

（四）应用

以发酵虫草菌粉 2 种产品金水宝胶囊和百令胶囊为例。使用太赫兹时域光谱技术，测量发酵虫草菌粉类产品金水宝胶囊和百令胶囊的太赫兹时域光谱信息，经过傅里叶转换得到频域谱、折射率谱和吸收曲线谱；通过 4 种光谱信息结合主成分分析评价发酵虫草菌粉产品的质量，以达到区分不同产品的目的。结果表明，各批次样品的太赫兹时域信号重叠在一起，差异性较小，表明各样品批间一致性较好，金水宝胶囊与百令胶囊的太赫兹时域信号主要表现为信号强度的差异，金水宝胶囊信号强度较强，表明透过金水宝胶囊样品的太赫兹波较多，金水宝胶囊对太赫兹波的吸收比百令胶囊弱。

四、现代电子感官评价技术

（一）概述

1. 背景

古人所依据的中药性状特征是否与其品质具有直接关系？应根据中药的哪些性状特征判断其品质？回答这些问题还缺乏一定的数据支撑。在性状鉴别时常常会出现主观性强、科学性不够的问题。随着科学技术的发展，电子感官评价技术已成功实现中药形、色、气、味的客观化表达，现代电子感官仪器如电子鼻、电子舌、物性测定仪技术已经可以实现部分性状表征的客观数据化表达。

2. 含义与特色

电子感官评价技术，即通过分析现代电子仪器对某产品的感官数据，得出该产品的量化特征，主要包括电子鼻、电子舌技术。

电子感官评价技术具有的特色和优势：相较于人作评价，该技术具有客观、科学的优势；可以将结果数据化，便于分析；响应时间短，检测速度快。

3. 原理

（1）电子鼻原理　电子鼻主要由气敏传感器阵列、信号预处理和模式识别三部分组成。某种气味呈现在一种活性材料的传感器面前，传感器将化学输入转换成电信号，由多个传感器对一种气味进行响应，便构成了传感器阵列对该气味的响应谱。显然，气味中的各种化学成分均会与敏感材料发生作用，所以这种响应谱为该气味的广谱响应谱。为实现对气味的定性或定量分析，必须将传感器的信号进行适当的预处理（消除噪声、特征提取、信号放大等）后采用合适的模式识别分析方法对其进行处理。理论上，每种气味都会有它的特征响应谱，根据其特征响应谱可区分不同的气味。同时还可利用气敏传感器构成阵列对多种气体的交叉敏感性进行测量，通过适当的分析方法，实现混合气体分析。

（2）电子舌原理　电子舌是一种以低选择性、非特异性、交互敏感的多传感阵列为基础，感测未知液体样品的整体特征响应信号，应用化学计量学方法，对样品进行模式识别和定性定量分析的检测技术。电子舌主要由味觉传感器阵列、信号采集系统和模式识别系统三部分组成。味觉传感器阵列模拟生物系统中的“舌头”，对不同味道的被测溶液进行感应；信号采集系统模拟神经感觉系统，采集被激发的信号传递到模式识别系统中；模式识别系统即发挥生物系统中大脑的作用，对信号进行特征提取，建立模式识别模型，并对不同被测溶液进行区分辨识。因此，电子舌也称为智能味觉仿生系统，是一类新型的分析检测仪器。

（二）研究内容

1. 气

电子鼻技术可以将气味转化为可量化的指标，在食品工业、医疗工业、环境监测、中药质量控制等方面都有着广泛应用。

2. 味

电子舌技术可以将味道转化为可量化的指标，在食品工业、医疗工业、环境监测、中药质量控制等方面都有着广泛应用。

（三）适用性

1. 鉴别真伪优劣

电子感官技术实际上是对物质的性状进行鉴别，由于生物遗传上的原因，所有动、植物药种类都有特定的外观性状及某些特性，而药材外观性状与药材内在质量存在一定的关联性，故电子感官技术可以指导中药产品质量真伪优劣的辨识。

2. 指导加工炮制

电子鼻、电子舌可以对产品的气味与味道进行数据化的表征，结合GC-MS等成分分析方式，可以依据气味、味道追踪相应成分，指导化学物质性状表征的分析，可用于指导加工炮制。

3. 提高药物顺应性

药物常常具有一定的气味或者味道，而当其气味或者味道影响患者使用时，可通过电子感官评价技术，在不影响主药的情况下，选择合适的辅料提高药物顺应性。

（四）应用案例

目前的涩味表征主要采用感官评价，具有高度的主观性与模糊性，缺少客观、统一、量化的评价指标，不利于涩味强度的精准表征。为此，建立了基于动物偏好指数与电子舌评价体内外关联的中药涩味整体量化表征方法。首先，采用涩味标准物鞣酸进行双瓶喜好实验的方法学优化及验证，确定标准实验动物为 140~180 g 的雌性大鼠，得到鞣酸浓度 – 动物偏好指数的函数关系 $Y=\ln(1.6826-0.44166X)$，$r=0.9973$。然后，利用优化后的方法对典型涩味中药诃子、矮地茶、青果、儿茶、大腹皮进行评价，计算其 2 g/L 时的涩味强度分别相当于 0.56、0.29、0.24、0.34、0.25 g/L 鞣酸的涩度。最后，采用电子舌进行验证，将其主成分分析（PCA）图中欧氏距离与样品偏好指数及换算的鞣酸浓度分别进行 pearson 相关分析，发现其具有较高的相关性。上述体内、体外实验结果相互佐证，共同表明由动物偏好指数换算得到的结果客观、真实、可靠。该方法的建立，为中药涩味的精准量化以及掩味效果的客观评价提供了可靠的工具，也为药品、食品领域其他味觉的量化评价提供了新的思路与范例。

参考文献

[1] 吴志生．中药过程分析中 NIR 技术的基本理论和方法研究 [D]. 北京：北京中医药大学，2012.

[2] 万娜，林环玉，伍振峰，等．基于中药粒子设计结合近红外光谱技术研究清润丸原料粉末的混合均匀性 [J]. 中草药，2020：51（17）：4425–4432.

[3] 周璐薇，吴志生，史新元，等．中药关键质量属性快速评价：近红外化学成像可视化技术 [J]. 世界科学技术 – 中医药现代化，2014，16（12）：2568–2574.

[4] 王馨，徐冰，徐翔，等．中药质量源于设计方法和应用：过程分析技术 [J]. 世界中医药，2018，13（3）：527–534.

[5] 史畑女，陈丽华，管咏梅，等．发酵虫草菌粉生产过程多糖类近红外光谱预测模型与质量控制 [J]. 中国药学杂志，2020，55（19）：1585–1589.

[6] 王智民，高慧敏，付雪涛，等．"一测多评"法中药质量评价模式方法学研究 [J]. 中国中药杂志，2006（23）：1925–1928.

[7] 陆兔林，石上梅，蔡宝昌，等 . 基于一测多评的中药多成分定量研究进展 [J]. 中草药，2012，43（12）：2525–2529.

[8] 赵加茜 . 发酵虫草菌粉固体制剂质量控制方法及批间一致性研究 [D]. 南昌：江西中医药大学，2019.

[9] Bradley Ferguson，张希成 . 太赫兹科学与技术研究回顾 [J]. 物理，2003（5）：286–293.

[10] 司黎明，徐浩阳，董琳，等 .2020 年太赫兹科学与技术热点回眸 [J]. 科技导报，2021，39（1）：201–211.

[11] 江保锋，左剑，张存林 . 太赫兹时域光谱技术在中成药质量控制中的应用 [J]. 光谱学与光谱分析，2020，40（S1）：231–232.

[12] 杨霏，张放，宋茂江，等 . 中药材太赫兹光谱数据分析方法综述 [J]. 中华中医药学刊，2019，37（11）：2632–2635.

[13] Tan C Q， Xie D H， Liu Y J，et al. Identification of different bile species and fermentation times of bile arisaema based on an intelligent electronic nose and least squares support vector machine[J].Analytical chemistry，2018，90（5）：3460–3466.

[14] Yaroshenko I，Kirsanov D，Kartsova L，et al. Exploring bitterness of traditional Chinese medicine samples by potentiometric electronic tongue and by capillary electrophoresis and liquid chromatography coupled to UV detection[J].Talanta，2016，152：105–111.

[15] Farneti B，Di Guardo M，Khomenko I，et al. Genome–wide association study unravels the genetic control of the apple volatilome and its interplay with fruit texture[J].Journal of experimental botany，2017，68（7）：1467–1478.

[16] 韩雪，姜红，林俊芝，等 . 基于动物偏好指数与电子舌评价关联的中药涩味整体量化表征方法研究 [J]. 中国中药杂志，2017，42（3）：486–492.

第三节　中药制剂生产过程的质量控制

一、生产过程质量控制模式与方法

“质量可控、安全有效”是我国药品研发过程须遵循的首要原则。产品质量的优劣不仅依靠检验方法，更依靠设计开发、过程控制及规范化管理等产品制造的所有环节，质量源于过程控制水平。

（一）中药质量控制技术发展历史及现状

1. 经验评价

历代本草著作中介绍有丰富多样的中药质量经验鉴别方法，具有简单易行的特点，是中国历代医家经过长期实践所总结出的一套评价标准。受限于科技条件，传统中药制剂内在质量控制主要依靠老药工的经验判断，除简单的性状、气味等感官识别外，缺乏有效的检验方法与手段，没有建立检验质量的质量标准，其质量主要依靠医药行业道德规范加以约束。“修合无人见，存心有天知”“炮制虽繁必不敢省人工；品味虽贵必不敢减物力”都反映了传统中药制剂从业者注重信誉、诚实敬业的道德规范。但传统中药理论存在一定模糊性，缺乏明确的定量特征，易出现主观性强、操作性差的局限。

2. 质量检验

中药制剂从传统的丸、散、膏、丹发展到拥有多种现代剂型，中药制剂质量控制也从传统“经验评价、道德控制”，发展到质量检验、依法制药阶段。中药制剂质量标准借鉴了化学药的质量评价模式，经历了从无到有、从简单到逐步完善的发展过程，建立了以化学标志物检测为核心的中药质量检验控制体系。化学模式的质量检验是我国中药质量评价的主要模式，已沿用半个多世纪。

化学指纹图谱具有信息量大、特征性强、整体性和模糊性等特点，基于中药物质群整体作用的认识，适用于药材真伪鉴别、批次质量一致性评价和产品稳定性等方面。国内外大量学者针对中药指纹图谱分析技术开展了大量研究，提出了波谱指纹图谱、色谱指纹图谱、生物指纹图谱和代谢指纹图谱等一系列新方法，从化学成分、药效活性、代谢特征多角度阐述了中药整体质量内涵。但受中药原料来源、工艺条件等不确定因素影响，目前中药指纹图谱在药品实际生产检验中尚未普及。多指标定量分析受限于标准对照物质品种数量不够全面、单体不稳定、价格昂贵等原因，在实际药品质量标准和质量检验中难以执行和推广应用。中药标准物质替代测定法（校正因子法、一测多评法、替代对照品法、内标多控法、系统内标法等）是目前解决标准品受限的有效途径之一。

（二）国际药品质量控制发展模式

"质量可控、安全有效"是我国药品研发过程须遵循的首要原则。国际上对药品质量管理的认识理念不断变化，从"重在检验"（检验控制质量，Quality by Testing，QbT），到"重在生产"（生产决定质量，Quality by Production，QbP），一直到现在的"质量源于设计"（Quality by Design，QbD），药品初始设计决定最终药品质量的理念已逐渐被广大医药行业所接受。

1. 质量源于检验

20世纪90年代前，我国药品质量控制只是简单地要求药品抽样检验符合注册标准，未对相关药品生产记录进行审核，没有严格的《药品生产质量管理规范》（GMP）、《药品经营质量管理规范》（GSP）标准，该模式的质量管理理念是QbT，其主要特征为通过终端检验实现确认药品质量的目的，优势在于生产工艺相对固定，偏重工艺的优化和重现，往往采取离线分析手段对最终产品进行质量检验，控制水平相对单一。传统控制理念在我国药品研发的早期得到普遍应用，已不能满足现阶段对药品质量管理的要求，因为其存在滞后性，检验仅是一种事后的行为，不具溯源性。1984年9月26日，全国人民代表大会常务委员会通过的《中华人民共和国药品管理法》和1989年2月27日颁布的《中华人民共和国药品管理法实施办法》规定，药品出厂前必须经过药品检验机构的质量检验，不符合国家药品标准的不得出厂。并对药品生产有关记录进行审核，审核项目包括：配料、称重过程中的复核情况，各生产工序检查记录，清场记录，中间产品质量检验结果，偏差处理。成品检验结果符合要求，并有审核人员签字后方可放行。导致依据质量标准检验只能进行是非判断，无法对异常原因进行溯源。以无菌检查为例，由于微生物在药品中的分布不均匀，且抽检样品数量有限，故所得结果不能真实代表整批药品的无菌状态。质量标准是药品质量的高度集成和全面体现，也往往是药品的最低检测标准，无法全面反映药品质量。因此单一的“检验决定质量”模式已不能有效地对药品质量进行控制。

2. 质量源于生产

鉴于检验模式的局限，威廉·爱德华兹·戴明提出“产品质量是生产出来的，不是检验出来的”理念，引入了 QbP 模式。该模式的核心在于在检验的基础上，将控制重心前移，通过强化过程控制来保证药品的质量。与检验模式相比，该模式抓住影响药品质量的关键环节（生产过程），综合控制药品的质量，质量过程控制实现了对影响药品质量各关键环节的全方位覆盖，合理选择关键影响因素，使可能影响质量而未纳入质量标准的关键工艺参数都尽可能得到有效控制。此外，通过过程跟踪，中间体或成品如出现问题可及时追溯原因。但该模式也存在局限：若药品的研发阶段，该药品的生产工艺没有经过充分的优化、筛选、验证，那么即使严格按照工艺生产，仍不能保证所生产药品的质量。仅通过对生产过程的监控来被动保证产品质量还不够，仍需进一步考虑相应措施主动决定药品质量。

3. 质量源于设计

QbD 相关理念始于 20 世纪 70 年代丰田公司为提高汽车质量而提出的创造性概念，并经过通信、航空等领域的发展逐渐形成。医药领域“质量源于设计”理念首先出现在 21 世纪初国际人用药品注册技术协调会（ICH）发布的 Q8“新药开发”中，其定义为“在可靠的科学和质量风险管理基础上，预先定义好目标并强调对产品与工艺的理解及工艺控制的一个系统的研发方法”。QbD 是基于对研发产品的了解，对质量风险的评估，对合理的处方、稳定的工艺、适宜的包材的选择，从而在产品设计之初就全方位地保证产品质量。该理念认为，药品质量是通过设计赋予的，旨在将药品质量监管体系从过去单纯依赖最终产品检验过渡到生产过程、产品设计阶段和研究开发阶段的风险预测及质量控制的全过程，全面提升产品的质量，保证过程的有效性和生产工艺的可调控性。

而要获得良好的设计，必须在现有被动控制基础上，将质量控制评价体系前移，提高对产品的认识，重视对生产全过程的合理设计，从设计、生产层面将产品质量控制在生产线上，并最终保证产品质量的可控性、稳定性、均一性。QbD 的精髓是：只有应用正确的过程才能产出优质的产品。国际药业界已逐步将 QbD 理念运用于药品的研发、生产管理和质量控制之中。详见表 8–1。

表 8–1 常规质量检验模式与 QbD 模式的比较

	特点	优势	劣势
常规质量检验模式	通过终端检验确认产品质量	工艺相对固定，制药依据初始时规模进行工艺验证 偏重于工艺的优化和重现 离线分析，控制水平单一	滞后性、不具溯源性； 下游控制主要通过工艺中间体和终产品检验控制，质量标准无法反映药品质量
QbD 模式	设计赋予产品质量内涵	通过风险评估策略，在对产品和工艺充分理解基础上，实现质量控制提前至上游，实现实时检验，减少终产品检验必要性 预防性措施，有助于质量的持续改进	依据产品性能制订，前期工作繁多； 工艺验证贯穿整个生命周期，时间漫长，投入大

（三）中药制剂质量均一性的现状及影响因素分析

中药产业是我国在世界上最具特色和优势的产业，但中药在国际天然药物市场中仅占 3%~5%，中药出口额不足国际中草药市场的 10%，这与我国天然药物大国地位极不相称，导致出现如此情况的重要原因之一就是质量检验模式实效不佳，过程数据无法溯源，风险管控困难，导致产品批间差异较大，“劣药防不胜防”。

1. 中药制剂质量均一性现状

目前，市场上中药制剂品种繁多、剂型丰富。受制于中药制剂本身化学成分复杂、操作单元变异来源较多，传统质量标准检验模式难以保证产品均一、稳定、可控，进而导致相同品种、不同厂家，甚至不同批次间产品质量参差不齐，影响中药制剂临床疗效及安全稳定。

（1）化学成分含量差异　有效成分含量差异是中药制剂质量参差不齐的最常见表现之一。陶金成等调研不同厂家、不同批次复方丹参注射液质量差异，发现不同厂家生产的复方丹参注射液中丹参素、原儿茶醛、丹酚酸 B 等成分含量存在显著差异，其中主要指标性成分丹酚酸 B 含量差异较大，最多达 5 倍。张艳菊等对不同厂家生产的三黄片 HPLC 指纹图谱进行比较，发现同一厂家 5 个批次的三黄片相似度良好，而 10 个不同厂家的三黄片相似度差别明显。

（2）溶出度差异　溶出度直接影响药物在体内的吸收利用，是评价固体制剂质量内涵的重要指标。现行中药制剂质量标准中，除个别品种需检查化学药溶出度外，大多依靠崩解时限检查制剂在体内吸收状况。鲜洁晨等比较不同厂家的六味地黄丸中丹皮酚和马钱子苷含量和体外溶出度差异，结果显示 5 个厂家 5 批样品中丹皮酚和马钱子苷含量和溶出度均有显著差异。谭淑敏等比较不同厂家的银翘解毒片中绿原酸的溶出度差异，发现不同包衣品种之间、同一厂家不同批号之间、不同厂家之间样品中绿原酸的溶出度均存在显著差异。

2. 影响中药制剂质量均一性的原因

受制于中药原料质量不稳定性及自身成分的复杂性和不确定性，中药制剂一直以来都处于“难评难控” 窘境。借鉴化学药物质控模式，国家逐渐颁布了一系列关于中药制剂质量规范的技术要求和指导原则，对现行中药制剂产品进行质量标准提升及规范化，其中“工艺稳定、可控、可重复”是国家对中药、天然药物制剂研究技术提出的首要核心和基本原则，从工艺设计角度强调设计赋予产品质量内涵，保证最终产品质量均一性、稳定性。

GMP 认为，产品质量的优劣不仅依靠检验方法，更依靠设计开发、生产控制及物流管理等产品制造的所有环节，质量源于过程控制水平。

药品及中药制剂生产过程中可能诱发质量风险、影响质量均一性的因素，主要有以下几个方面。

（1）原料不稳定　我国药用植物资源丰富，种类繁多，导致同名异物、同物异名现象普遍，影响制剂原料的来源稳定。我国中药材分布地域广泛，种质资源、气候、土壤、采收时间等具有不确定性，即使同一品种药材质量仍然差异较大。此外，物种本身处于不断进化变异状态，基源变化和不同类型药材（自然选择、人工培育等）不断出现，导致原料不稳定性成为现行中药制剂质量波动最为重要的影响因素。

（2）关键环节要素不清　不同制备工艺（生产流程、操作规范或工艺参数等）会造成物料化学成分变化，致使中成药产品有较大差异。长期以来，中药制剂质量控制大多基于事后控制方式"质量源于检验"，存在盲目、不具有追溯性和监管难度大、成本高等缺陷。构建中药制剂全过程可追溯的质量控制体系是目前的发展方向，而要实现制剂全过程质量均一稳定的目标，笔者认为首先应明确控制什么，确定哪个操作单元是影响制剂质量的关键。其次，结合实际工艺和环境条件，实现有针对性、有目标的质量控制。

目前针对中药制剂全过程质量控制的研究较少，多趋向于各操作单元的孤立化。本团队前期研究发现穿心莲、板蓝根、黄芩制剂制备过程中化学成分及药效活性均呈缓慢下降趋势。不仅是大众普遍关注的前处理阶段，后续成型、灭菌等操作单元同样对药效成分影响较大。穿心莲、板蓝根制剂在浓缩、干燥环节抗炎、抗氧化活性下降显著，且与浓缩密度、干燥时间呈正相关。板蓝根在制粒环节靛玉红含量下降15.87%。不同粒度复方丹参粉末，粗粉中隐丹参酮和丹酚酸B的含量降低幅度较大。通过对不同灭菌方法进行考察，发现黄芩苷含量降低明显。流通蒸汽灭菌使牡丹皮细粉、超微粉中丹皮酚含量分别下降18.54%和21.94%。

（3）原料－工艺－质量关联性不清　中药制剂具有化学成分多样、体系复杂、物质基础尚不明确等特点，故对中药制剂质量属性与工艺参数关联性的评价非常困难。现行科研工作者和制药企业多趋向于只关注检测指标的质量控制，对个别关键影响环节进行工艺参数优化以实现提高制剂质量的目的。但中药制剂生产过程各环节单元的工艺技术控制水平与成分之间的相互作用规律依然缺乏相关性研究。工艺参数的控制水平难以表达出生产过程中复杂的物理和化学变化。对过程理解深度不够，难以预测各工艺参数波动范围及其对产品质量属性的影响程度。

通过增进过程理解，找出原料－工艺－产品质量之间的相关性，可提高对工艺过程中可能存在的风险的预测能力，并根据相关性数据确定工艺过程及产品质量的关键控制点，进而通过工艺范围调整，保证批间产品质量均一性。相关性分析为先进过程控制体系（智能化、自动化）提供数据支撑，摆脱经验控制束缚，为过程可控奠定基础。

（4）质量标准不健全　中药制剂成分复杂，单一化学成分无法全面反映药品质量，甚至有不法厂商通过违法添加指标性成分企图蒙混过关。现行《中国药典》采用性状结合指标性成分的方法判断药材是否合格。化学指标与药材、产品专属性区分不明显，一刀切的指标性成分是否与最终用药需求相关存在不确定性。

中药制剂生产过程由一系列操作单元组成，这些操作单元既有区别，又相联系，分工合作共同构成有机整体。受制于各个操作单元工艺原理和操控水平的差异，不同阶段的质控指标均有其特殊性，终端单一的质控指标难以整体反映系统的复杂性、关联性，因此须结合不同工序原理、各个阶段影响因素、物料性质，量体裁衣，分别制定不同阶段的质控指标。如前期缺乏对产品质量属性及其与关键工艺参数间关系的详细认知，可能存在"头疼医脚"误区，即使调整某特定单元操作，依然收效甚微，实验所得结果也可能失真。

（四）基于"整体观"的中药制剂质量过程控制策略

虽然 QbD 理念代表目前先进质量控制模式，受制于中药制剂原料来源广泛、多变，制备工艺复杂等因素，且过程分析技术（PAT）依赖于预先设定好的质量目标为起点，针对复杂中药质量标准不清晰的现象则难以充分发挥过程分析技术的优势。目前，国内的中药制剂质量控制模式大多仍停留于 QbT 阶段，往往把质量过程控制各单元分段化、单一化，生产环节不同阶段工艺参数水平与中间体质量相关度较薄弱，往往以成品制剂各项质量标准项目为依据，进行最终产品监测和控制，或对少数关键环节中间体采用离线方式进行质量指标监测。这种被动控制模式，导致无法及时获取中间体及工艺过程的质量信息，造成生产管理滞后，最终导致产品质量不稳定，影响中药制剂产品均一性、稳定性。

针对中药多成分、多靶点、多功效的特点，在保持中药特色的前提下，如何将“不稳定”的中药制成“稳定”的中成药，笔者认为首先要创建保证中药制剂均一、稳定的质量控制模式。为此，提出基于“整体观”和“QbD 理念”，创建“整体化、模块化、数据化、规范化”为核心的中药制剂质量过程控制“四化”模式，为实现中药制剂均一、稳定提供思路。如图 8–1 所示。

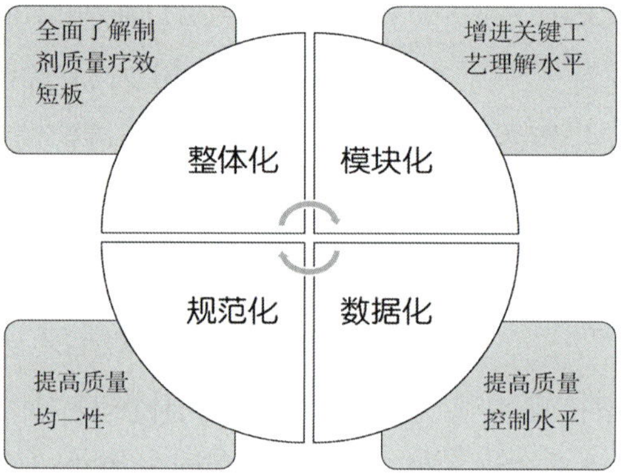

图 8–1　中药制剂质量过程控制“四化”模式

1. 整体化

中药制剂生产过程是从原料药到成品的加工制造环节，中药制剂（冲剂、片剂、丸剂、口服液等）的生产都需要经过一系列操作单元，如前处理（提取、浓缩、干燥）、制剂成型、包装储藏等，不同阶段产品，经一次或多次物理、化学和生物学信息传递或整合后，构成产品的质量内涵，并最终影响产品效能的发挥。中药制剂生产过程是一个复杂系统、有机整体，各操作单元间不是机械组合或简单相加，而是各要素间相互关联，构成过程链的系统整体。

国家在 2016 年密集推出了一系列政策措施，强调中药制剂整体质量控制。《医药工业发展规划指南》《中医药发展战略规划纲要（2016—2030 年）》等一系列政策措施都将建立覆盖中药制剂全生命周期的质量管理体系和全产业链质量追溯体系列为重点发展方向。

而要实现覆盖中药制剂全生命周期的质量控制目标，笔者认为首先应该明确要控制什么，哪个操作单元是影响制剂质量的关键环节，不然容易陷入“头疼医脚”的误区。明确“限速步骤”之后，结合实际工艺和先进过程控制技术，实现针对性、有目标的质量控制。因此，构建及完善符合中药制剂产品特点的质量标准，是提升制剂质量的突破口。为此，国家中医药管理局在 2016 年开展了中药标准化项目，强调企业需根据自身产品特点，针对性构建从原料到成品的全过程质量可追溯控制体系，强调个性化与标准化的统一，首批建设项目涉及中药大品种 59 种，常用中药饮片 101 种，总经费 7.37 亿元。

2. 模块化

中药制剂生产过程是个复杂系统，最终制剂成品的生产过程常涉及多环节、多层次、多操作单元的密切配合与衔接，任何一个环节或单元如出现失误，即对最终产品质量构成一定程度的威胁，影响产品效能的发挥。由于中药制剂的特殊性，中药制剂生产过程常规上可分为不同单元的操作模块。笔者认为前期构建整体化基础上，明确关键质量目标和关键控制单元之后，有必要借鉴现代先进的 QbD 理念，辨识关键工艺参数与物料属性关系，建立关键工艺单元数学模型，构建设计空间。

整体化有助于全面了解制剂质量疗效短板，模块化增进关键工艺单元的理解水平。整体化与模块化相结合，有的放矢，明确关键控制环节，可针对性提高控制水平，实现有目标的质量控制。如图 8–2 所示。

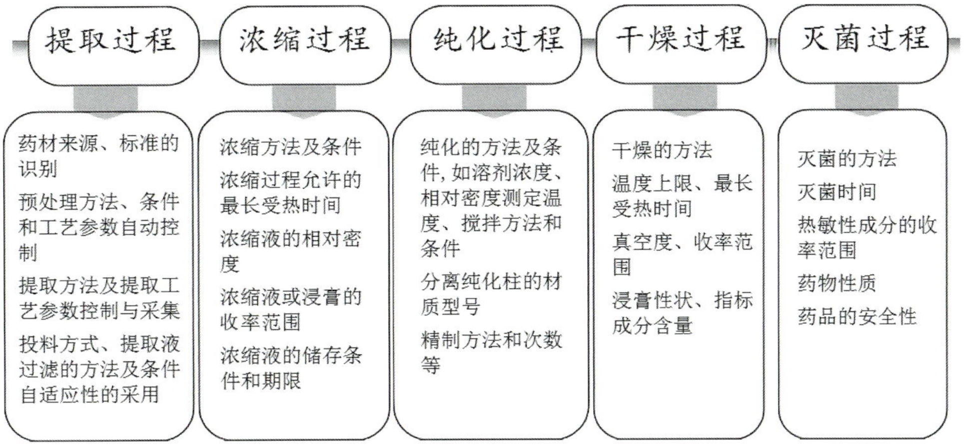

图 8–2　中药制剂质量过程控制之模块化

3. 数据化

中药从田间到车间，从饮片到产品，从提取工艺到制剂包装，从生产厂家到检验部门，从医院到患者，海量数据背后蕴藏着丰富的质量信息，是创新发展中药现代化的宝贵资源。但我国中药制药过程监控手段缺乏，大量企业仍停留在半自动或人工收集、录入信息阶段，信息传递滞后，降低了数据及时反馈的时效性。此外，绝大多数信息仍然处于丢失、残缺、缺乏系统整理与汇总的流失状态，“信息孤岛”现象严重。

数据化主要包括数据集成、数据挖掘和数据可视。数据集成涵盖整个生产过程所涉及的所有相关物料属性、工艺参数等信息的收集、储存和管理。数据挖掘是在数据集成基础上，实现数据向信息、知识的转化过程。通过利用各种统计理论，帮助发现数据中隐含的、未知的、有潜在价值的相关模式和规律。如分析工艺参数与物料属性的关系，建立工艺参数的控制水平与中间体质量指标的相关模型，指导关键控制点和优化工艺参数范围等。数据可视是将数据转换成图形，便于分析，直观反映数据的关联模式。数据化是构建数字工厂、实现中药现代化的必经之路。

4. 规范化

GMP 对药品生产质量管理规范进行强制法规要求，但中药制剂品种繁多，不同品种间工艺差别较大，关键控制点也不尽相同。传统的经验控制模式导致同一品种不同厂家，甚至同一厂家不同批次产品质量存在差异，批间均一性、可控性都不高。因此，在构建整体化、模块化、数字化基础上，规范化的管理显得尤为重要。规范化管理大致可分为四类：人员、物料、技术、文件，包括组织、制度、工艺、操作、记录、培训等管理规定。

（1）人员　要求通过规范化的工艺操作规程、技术培训，将人为差错控制在最低限度内。

（2）物料　要求加强物料管理，预防污染、混淆和差错，确保储存条件适宜，保证物料质量。

（3）技术　须保证关键技术环节要有详细具体的参数规定要求，及时进行工艺验证，定期维修校正机械设备。

（4）文件　文件是质量保证系统的基本要素，加强全程文件跟踪，做到有据可查。

二、传感器技术

工程上，通常把直接作用于被测量信息，能按一定规律将其转换成同种或别种量值输出的器件，称为传感器。其作用类似于人的感觉器官，也可以认为是人类感官的延伸。在自动化控制系统中，传感器处于系统之首，其主要用于检测自动化系统自身与操作对象、作业环境状态，为有效控制自动化控制系统的运作提供必需的相关信息。传感器能快速、精确地获取信息，并能经受严酷环境考验，是自动化控制达到高水平的保证。现代科技的发展不断地向传感器技术提出新的要求，推动传感器技术的发展。与此同时，传感器技术迅速吸取和综合各个科技领域（如物理学、化学、生物学等）的新成就，开发出新的方法和装置。传感器技术已成为现代科技的重要领域，传感器及其系统生产已成为重要的新兴行业。

近年来中药制药行业取得了快速发展，但中药制造过程大多比较粗放，自动化和智能化水平还比较低。传感器作为自动化系统的“神经末梢”，能快速、精确地获取信息，并按一定规律将被测量值转换成其他量值输出，是自动控制系统达到高水平的保证。传感器技术的应用不仅能够对中药制造各操作工艺进行实时监控与管理，同时还能有效降低能源损耗及前期成本，实现中药提取的智能化、信息化，为中药终端产品的质量提供保证。通过引入自动控制系统和在线检测系统，将进一步改善中药柔性化和自动化制造水平。传感器作为在线检测信息采集系统的最前端，可对信息进行精确而可靠的自动检测，将发挥日趋重要的作用。

（一）传感器概述

1. 传感器的定义

传感器作为一种检测装置，用来感受被测量的信息，并将检测感受到的信息，按一定规律变换为电信号或其他所需形式的信息输出，以满足信息的传输、处理、存储、显示、记录和控制等要求，它是实现自动检测和自动控制的首要环节。

2. 目前传感器的主要分类

（1）按被测量信息分类　可分为力学量传感器、光学量传感器、热学量传感器、化学量传感器、生物量传感器等。

（2）按照工作原理分类　可分为电阻式传感器、光电式传感器、红外传感器、光纤传感器、超声波传感器、激光传感器等。

（3）按敏感材料分类　可分为半导体传感器、陶瓷传感器、光导纤维传感器、金属传感器、高分子材料传感器等。

（4）按照传感器输出量的性质分类　可分为模拟传感器和数字传感器。

（5）按使用目的分类　可分为测量用传感器、分析用传感器、诊断用传感器、控制用传感器等。

（二）传感器技术研究现状和发展趋势

近年来许多国家把传感器技术列为重点发展的关键技术。研究者不仅重视新产品开发，还重视材料设计、生产工艺技术和工艺装备的开发。随着研究和应用的深入，当今传感器技术显现出多功能、智能化、数字化、微型化等突出特征。传感器技术不仅对工业自动化的发展起到基础性和支柱性作用，同时也能促进现代科学技术的发展。

近年来，信息科学和材料科学的发展，以及电子信息技术和机械加工技术的进步，使传感器向集成化、微型化、智能化、网络化方向发展。其中集成化和微型化是发展的基础，只有集成化、微型化，技术才能实现低成本、低功耗、高性能、多功能、智能化和网络化。而智能化和网络化是目的，集成化、微型化则是实现目的的手段。在集成化和微型化的技术基础上，可将更多高级的智能元素集成到一个整体结构中，形成智能系统。

传感器作为测控系统中对象信息的入口，在中药现代化工业中的重要性已被人们所认识。目前，传感器已渗入中药制造行业的各个方面，其在中药制药行业各个技术领域的研究与应用，都会对传感器和中药智能制造行业的发展起到推进作用。

（三）传感器技术在中药智能制造中的应用

中药制造工业生产中涉及提取、浓缩、醇化、干燥、灭菌等过程，具有工艺复杂、设备种类繁多、高温、高压、易腐蚀、易燃、易爆等特性。为了保证生产人员、生产设备、生产环境以及生产原料和产品的安全，也为了保障用药人的权益和安全，必须有可靠有效的检测与控制手段。通过电子计算机或控制器可对生产过程进行自动化控制，及时检测各种工艺参数的信息，这都离不开传感器技术，因此传感器是中药制造自动化控制系统中必不可少的，如图 8–3 所示。

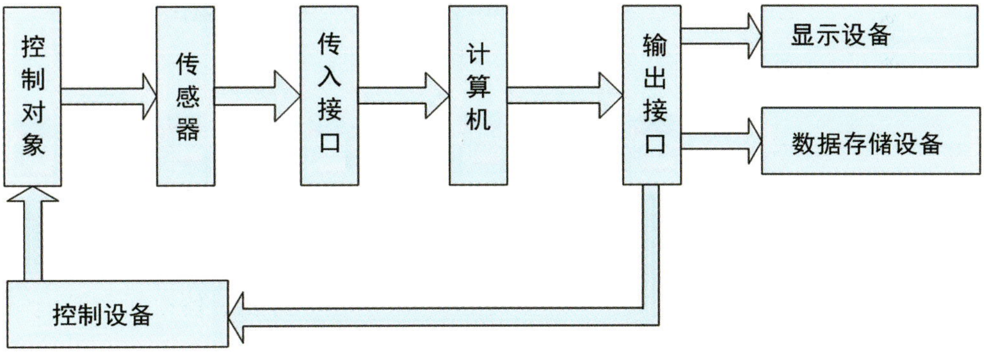

图 8–3　传感器技术在中药制造自动化控制系统中应用示意图

1. 传感器技术在中药提取过程中的应用

提取是中药生产制造过程中的重要工艺环节，其能源消耗最大，也是一个复杂的传热传质过程。中药提取必须符合药品生产法规的要求，由于中药成分较为复杂，提取的压力、温度、液位、蒸汽流量等工艺参数对有效成分的含量具有较大的影响；且提取过程中溶液蒸发量、蒸汽流量的突变等干扰控制的因素，也会影响药物的提取效果；同时液位的变化又影响压力的变化，从而影响汽化和蒸发，影响料液的浓度，上述参数之间互相存在着影响。该过程是一个复杂动态平衡实时建立更替的过程，控制提取过程即是对上述复杂动态平衡进行控制，传感器在其中的作用非常重要。自动控制系统通过传感器获取数据，实时建立新的过程平衡并进行有效运行控制。

中药提取过程自动控制系统包括计算机、各种自动阀和切换器、自动传感装置、自动检测装置、自动输送装置等硬件，以及计算机信息集成软件平台、集散控制系统及可编程控制器等软件。中药提取阶段传感器具体检测项目见表 8–2。通过传感器获取提取过程的温度、流量、压力、液位、质量、浓度（含量）、pH 等工艺参数和质量控制参数，通过自动控制系统实现全过程的数据采集、分析、显示、报警和控制等功能。采用动态多级逆流提取等新型高效节能单元工艺装备，对中药提取生产设备进行改造，实现了中药提取生产操作过程及关键质量技术参数和工艺条件全程在线监控，达到保障产品质量、降低能源成本的目的。

表 8–2　中药提取过程传感器检测项目

提取设备	检测点	检测项目
提取罐	加热器蒸汽管道入口	蒸汽压力
	主管道	蒸汽压力、流量
	提取罐内部	温度、压力
溶媒泵	溶媒泵线缆入口	溶媒泵耗电量
出液泵	出液泵线缆入口	出液泵耗电量

2. 传感器技术在中药浓缩过程中的应用

中药浓缩是制备中药浸膏粉的关键控制点。浓缩工段变量多、扰动大，且具有非线性、时变、耦合、时滞等特征。浓缩过程的操作不当将会导致液冷、结焦、热分解、溶剂回收不安全等一系列问题，均会影响中药产品的质量与疗效，也会给后续操作造成不便。在浓缩过程中运用传感器技术，将有利于保证中药生产过程的相对稳定，提高中药生产的效率、降低生产成本，避免手工操作控制不准确而引起产品的质量差异，使浓缩过程得到有效、科学、严格的控制。

中药浓缩过程中应用的传感器主要有压力传感器、温度传感器、液位传感器、pH 传感器、浓度传感器、流量传感器等。中药浓缩过程传感器监测项目见表 8–3。

表 8-3 中药浓缩过程传感器监测项目

浓缩设备	监测点	检测项目
浓缩罐	浓缩罐入液口	浓缩液压力、流量
	加热器蒸汽管道入口	蒸汽压力、流量
	浓缩罐内部	温度、真空度
循环泵	循环泵线缆入口	循环泵耗电量

3. 传感器技术在中药干燥过程中的应用

在中药干燥过程中应用传感器技术，可以使中药生产的工艺操作和参数得到科学、有效、严格的监测和控制。如物料温度、流速、含湿量、指标成分含量、崩解时间、压力等，实现中药生产的连续化和智能化，从而提高生产效率、降低成本，同时使产品更安全、卫生，符合 GMP 要求。

4. 传感器技术在灭菌过程中的应用

在灭菌过程中传感器技术，可对影响中药产品内在质量的关键性工艺参数，如灭菌温度、灭菌时间、辐照剂量、压力值、致死率、耐热参数等加以实时检测和调控，并对过程中这些参数进行实时反馈控制，以达到质量控制的目的，从而使灭菌过程更科学有效，为中药产品提供质量保障。

5. 传感技术器在中药制造其他方面的应用

传感器技术在中药制造其他方面也多有应用。如在包装过程中，可对产品加以实时检测和调控，并对包装过程进行实时筛选控制，以达到质量控制的目的，避免了手工操作控制不准确而且耗时耗力的问题，使产品更高效快捷地生产。

（四）传感器技术对中药绿色智能制造的作用

中药生产过程受温度、压力、流量、液位、pH 等因素影响，需要选用大量的传感器以获取这些因素的详细信息。在高效自动化提取过程中，传感器可以准确感知实时运行数据，帮助中药生产实现快速、准确的数据分析，有效提高工艺参数的控制精度，保证产品质量稳定性。同时提高设备的效率，达到更高的生产产量，改善中药生产车间的环境，减轻工人的劳动强度，获得更高的能源利用效率。

传感器作为在线检测系统的最前端，通过对系统状态和信息精确而可靠的自动检测，能够有效实时获知系统的运行数据，为实现中药制造自动化和智能化系统的信息处理、控制决策等功能奠定基础。在传感器技术的具体应用过程中，结合工艺管控技术、自动控制技术、装备技术及信息化技术等精细控制手段，能为中药行业实现绿色智能制造提供有力的保障。

（五）结语

传统中药制药行业生产工艺粗放、生产设备落后、自动化水平低，严重制约着行业整体水平的提高，影响着药品的质量与安全。通过引入自动控制系统和在线检测系统，将进一步提高中药智能制造水平。传感器作为自动控制系统和在线信息采集系统中的一部分，作为在线检测信息采集系统的最前端，对于中药智能制造的作用越来越重要。

随着传感器技术的快速发展，智能制造系统在单元设备的建模、控制和优化上已取得一定成果，这些成果为中药生产过程的优化控制奠定了良好的技术基础。中药制造也将进一步向着生产程控化、检测自动化、技术现代化、质量标准化以及绿色化、精细化和智能化方向发展。随着新的信息管理系统的开发和各种新技术的综合应用，中药绿色智能制造将呈现出更加良好的发展态势。

第九章

中药制剂未来发展方向

第一节 中药制剂技术的发展历程

我国中医药历史悠久，有着几千年的实践和发展历程。随着现代科学技术的发展，特别是化学技术、信息技术、生物技术等在中药制剂中的应用，使中药制剂工艺技术不断向前发展。总体而言，中药制剂工程技术的发展经历了古代、近代、现代三个阶段，每一阶段均充分吸收当时的先进科技，在制剂前处理、成型、包装等环节均有一套完整的技术体系。

一、古代中药传统制剂的制备技术

古代，受机械制备水平限制，中成药的制备主要采用传统制药工具，以手工作坊方式进行生产活动，生产效率不高。在中药制剂前处理方面，传统粉碎主要采用冲钵、碾槽；浸提采用陶罐、砂罐、瓦罐等器具水煎；分离采用纱布滤过、静置沉淀、水飞等方法；采用直火进行敞口浓缩；以晒干、晾干、烘干等方式进行物料干燥处理。古代制剂成型方面多制成膏剂、丹剂、丸剂、散剂、汤剂、锭剂、灸剂等传统剂型，成型用辅料为水、淀粉、油脂、药汁等天然材料。制剂的包装一般采用纸、瓷瓶、蜡壳等，材料种类少、技术水平较低。

二、近代中药制剂制备技术的发展

近代以来，随着西方工业革命进程，各种制药机械设备发明问世，广泛用于药品生产，提高了生产效率，扩大了产业规模，实现了制药产业的大规模工业化、机械化生产。在前处理工艺方面，物料粉碎已采用了球磨机、颚式破碎机、锤式粉碎机、柴田式打粉机等机械设备；提取采用了煎煮、浸渍、渗漉、回流提取等多种方法；分离纯化方面引入了离心、热处理冷藏、水提醇沉或醇提水沉、酸碱处理等新方法；浓缩方面除采用夹层锅敞口浓缩外，也逐步引入了减压浓缩设备；干燥方面开始采用常压箱式干燥和真空干燥。成型方面，近代中药制剂开始将西药新剂型引入，开发了中药软膏剂、浓缩丸、合剂、片剂、胶囊剂、颗粒剂、注射剂、气雾剂、喷雾剂等新剂型；制剂应用辅料品种增多；制剂包装普遍采用铝塑、瓷瓶、蜡封、玻璃容器、金属容器、塑料、纸盒等多种材料和形式，以适应各种新剂型发展的需要。

三、现代中药制剂生产的发展

现代以来，随着信息技术和自动化控制技术的发展，中药制剂的生产也逐步实现了联动化、自动化，大大节省了人力，减少了人为干扰，显著提高了生产效率和产品质量。前处理方面，现代生产引入多种新的粉碎方法与设备，如使用流能磨、振动磨、对喷式气流粉碎机等对中药物料进行粉碎。采用微波提取、超临界流体萃取、超声提取、动态循环阶段连续逆流提取、闪式提取、减压提取等多种新的浸提技术进行中药药效成分的高效提取。分离与精制环节采用了膜分离、大孔树脂吸附、离子交换树脂吸附、聚酰胺吸附等多种先进技术。浓缩方面采用了薄膜浓缩、三效浓缩等方法。干燥方面引入了沸腾干燥、喷雾干燥、冷冻干燥、红外干燥、微波干燥等多种新技术。浓缩干燥新技术及设备的应用显著提高了浓缩干燥效率，减少了药效成分的损失，所得中药提取物的理化性质也更优，利于制剂成型。制剂剂型方面，现代生产将缓释制剂、控释制剂、靶向制剂、经皮给药等多种新型药物传递系统引入中药制剂中，创新了中药剂型。同时，在制剂生产方面也开发了诸如高速剪切混合制粒、干法制粒、流化床制粒、离心搅拌制粒、高效包衣、流化包衣等多种新技术，显著提高了中药制剂的质量。制剂包装方面，在继承已有的纸、瓷瓶、蜡、玻璃容器、金属容器、塑料袋、纸盒等材料和包装形式的基础上，不断引入诸如铝箔、PVC、复合材料、连体包装等多种新材料和新形式，其保护功能更为优良，使用也更为方便。

随着当代科学技术的发展，各学科互相交融，为了进一步提高中药制剂的生产效率和产品质量，预期中药制剂的生产技术、流程及设备将在以下五个方向不断获得突破和进展：

（1）特色化（适用性） 即符合中药制剂工艺特色，针对性强。

（2）自动化（高效性） 即自动控制系统，过程可控，质量稳定。

（3）联动化（集成性） 即增强工艺各环节匹配性，体现整体性，提高生产效率。

（4）信息化（系统性） 即强化过程的控制与管理，信息传输与反馈的准确。

（5）智能化（可控性） 即提高检测、控制水平，实现机电一体化、节能环保。

第二节 中药制剂产业化发展的关键问题

一、内涵认识不足是制约中药制剂创新的基础科学问题

中医药在临床防治疾病实践中总结积累了大量疗效确切的中药方剂，在防治疾病中发挥了重要作用，具有明显的特色与优势，是我国拥有自主知识产权的医药资源宝库。国家高度重视中医药的传承、创新和发展，从法律法规、战略规划、科学研究及管理政策等多个层面予以大力支持。然而时至今日，中药及其复方现代化研究的三十年历程表明，简单套用现代医学、生命科学等还原论思路，以系统分离与活性追踪的方法研究其药效物质与作用机制，与中医药的整体观相悖，易以偏概全，难以客观揭示其药效内涵。可见，中药复方科学内涵仍处于前期示范式探索研究阶段，尚无统一共识。中药药效物质基础仍难以阐明，作用机制仍缺乏坚实的科学证据，药效科学内涵认识不足仍是制约当前中药制剂技术创新、产业突破性发展的重大基础科学问题，亟待解决。

因此，立足于中医药理论与自身特点，尊重传统用药经验与规律，充分考虑中药复杂物质体系与机体各脏腑体系的系统关联性，建立导向明确、路线清晰、方案合理的研究框架体系，通过系统、全面、深入的研究，着重在两个方面寻求突破：一是发现与挖掘药效物质基础。已有研究结果主要集中在酚酸、黄酮、皂苷等小分子，中药中所含的大量多糖、多肽等大分子尚处于“暗物质”阶段，这是药效物质基础研究的瓶颈与挑战。二是从系统生物学分析角度，阐明中药复方与机体两个复杂网络体系的交互作用、多个组方药如何配合，以及如何实现对机体失衡病理状态的调节，继而明晰组方合理性、用药科学性及防病与治病的科学内涵。

中药制剂创新的基础科学问题的研究突破，既充分彰显中医药医疗价值的科学内涵，又可为准确指引中药制剂新技术的创新应用，推动中药制剂新技术的产业转化奠定坚实的科学基础，具有重大的科学意义、临床意义和产业价值。

二、中药制剂生产过程的工程原理仍待深入研究阐释

中药制剂的制备工艺过程包括提取、分离、纯化、浓缩、干燥、灭菌和成型等多个环节，各工艺环节影响因素众多、参数复杂、工艺重现性差，易造成中药制剂质量不稳定。然而，目前中药制药企业生产工艺仍沿用一些传统技术，工艺粗放，效率低，能耗高；一些工艺方法对中药活性成分的适用性差，对工艺过程的研究多侧重于参数的优化，且参数优化主要根据经验进行调整。造成这一现状的主要原因，是当前对中药制剂生产过程的工程原理、过程控制和规范化以及工艺与产品的适宜性研究仍相对较少，对影响中药制剂质量的物料性质、工艺环节、关键设备、关键参数之间的内在联系、共性规律等仍缺乏全面、深入的认识。因此，中药制剂生产制造过程仍缺乏系统的工程学理论指导，这是当前中药制剂生产技术创新突破亟须解决的基础共性问题。

因此，从中药复方中各药味质地、性味、功效出发，根据现代药学对其药效物质的理化性质、生物药剂学性质以及中药物料的粉体性质、流变学性质、吸湿性、可压缩性、填充性等工艺性质的准确解析，以中药制剂质量内涵的关键指标为指引，深入探究中药制剂生产过程中工艺技术方法、工艺设备类型、关键参数与中药复方制剂性味、功效、剂型性能之间内在联系、共性规律，继而研究阐明符合中药复方药效、物性特点的制剂生产工程原理。本问题的研究突破，可为传承中药临床价值的科学内涵，推动中药制剂工业化生产的技术创新发展，实现中药制剂的科学制造，提供直接的理论支撑，具有重要的产业应用价值。

三、符合中药特点的高效节能制药装备研发亟待加强

中药制剂现代化的关键是要确保其临床疗效的可靠性与可重复性，然而中药制剂生产的工艺环节多、流程长，其制备工艺的合理规范、标准可控是影响制剂产品质量内涵的关键。其中最重要的是制剂技术与制药装备的先进性、科学性、合理性，这也是衡量中药制造业现代化程度的重要指标。近二十年来，我国中药制药工业通过借鉴吸收与自行研发新技术、新装备，有力地支撑了中药现代化的发展，取得了较好的经济、社会效益。

然而中药制药装备产品创新能力仍然不强，行业整体生产工艺水平

不高，高技术含量的产品不多，很多中药企业还处在由“机械化和半机械化”向“管道化、自动化和半自动化”发展的进程当中。尤其是中药制造过程中的关键环节——提取、分离、浓缩、干燥过程技术的装备严重滞后，大部分工厂生产的制药机械是相互模仿的低水平重复产品，且制造过程以落后的单元操作为主，远未实现整个制造技术装备的集成与优化，先进的技术与装备尚未占据行业主导地位。因此，中药工业领域生产工艺粗放、能耗高、效率低、装备水平和自动化程度落后，生产工艺与装备不适宜中药生产的基本面貌仍未得到根本性改变，生产全过程中仍缺乏有效的质控手段，药效成分损失多、转移率低、中间体性状不佳等一系列问题仍普遍存在，严重制约了中药产业的发展及国际化进程。

因此，中药制药装备工业发展仍然落后于中药现代化的发展需求，亟须在绿色制造和智能制造等领域大力发展高效、节能、环保的先进中药制药装备，为中药产业提质增效及技术升级持续提供动能。

四、中药制造过程的虚拟仿真与信息化技术严重滞后

当前，随着人工智能与大数据时代的到来，工业物联网、区块链技术等当代前沿技术将在医药产业的未来发展中发挥至关重要的作用。从资源依赖型转向创新驱动型的进程中，我国中药制药工业必须加强现代信息技术的融合应用。

然而，目前中药制造过程的装备自动化、信息化、智能化水平仍然较低，在制药技术与装备的研究过程中急需加强以虚拟仿真、传感器为代表的技术研发。因此，通过解决中药创新升级的瓶颈技术和关键装备问题，实现关键技术的自主创新和核心装备的国产化，打造“中国制药”品牌，形成“关键技术—核心装备—智慧制药”的技术创新和集成体系，取得一批牵动性、集成性、标志性的中医药关键技术装备成果，把中药制药的关键技术与装备及其标准的制定权掌握在自己手里，助推技术、工艺、装备和产品的持续更新迭代、转型升级和提质增效，实现我国中药制药行业高质量、跨越式发展，助推我国从“制药大国”迈向“制药强国”。在面对突发公共卫生事件时，保障我国中药制造业安全，实现产业链、技术链、装备链自主可控，对于保障国家安全具有重要意义。

五、中药智能制造生产全流程信息链尚待优化提升

目前，中药智能制造已经应用于国内部分中药生产企业，部分解决了中药制药过程中提取率低、除杂效率差、设备工程化和适应性程度低等技术问题，通过先进智能装备、自动化控制技术和信息化管理技术的应用，提升了生产技术水平，降低了生产成本，实现了产品质量和产能的大幅提高，提高了产品的市场竞争力。然而在实施智能化生产过程中，仍然有许多工艺难点未能实现完全自动化、智能化，需要人为干预，满足不了中药产业现代化发展的实际需求。如部分生产环节中人工经验转化为智能识别还存在困难；多功能提取罐的自动投料系统中部分轻质物料，如全草类药材、花类药材等，仍不能实现自动投料，无法通过智能识别完全达到人工投料水平；不同工序仍然无法实现无缝对接以满足连续化生产的要求，需要开发各工序之间的智能化无缝对接程序等。如何建立符合中药智能制造业全流程需求的信息融合技术体系已成为亟须解决的关键工程技术难题。

中药智能制造生产全流程信息的研究突破，可实现复杂工业过程运行中动态的智能决策，减少人为干预，实现人为经验与工艺、工业装备的紧密融合与协同，提高中药制造业的产品质量控制水平，实现产品全流程覆盖、可追溯，整体提升我国中药制造业的生产智能化制造水平，在促进中药产业技术转型升级和推进中药现代化进程等方面具有重大科学意义和显著的应用价值。同时，对智能制造转型升级带来进一步的革命，建立以生产工艺智能优化和生产全流程整体智能优化为特征的创新制造模式，实现智能制造向智能优化制造的转变，真正实现信息化与工业化的两化融合。

参考文献

[1] 刘焕焕，郭枫，许文迪，等．基于生物发酵技术的中药药渣开发应用研究进展 [J]. 中国酿造，2017，36（4）：6-9.

[2] 李美芬，辜学敏，王铁桥，等．医院信息系统在中药管理中的应用效果评价 [J]. 中国卫生信息管理杂志，2017，14（2）：194-196.

[3] 冯燕，赵永刚，普启光．中药制剂发展方向与前景 [J]. 内蒙古中医药，2008（1）：50-51.

[4] 汪春飞，顾俊菲，封亮，等 . 多学科交叉促进创新组分结构中药制剂发展 [J]. 中国中药杂志，2015，40（13）：2496–2502.

[5] 颜传珍，陈勤 .《本草纲目》外用制剂应用的初步探讨 [J]. 时珍国药研究，1994（3）：2–5.

[6] 王晓方，邵庆奎，王淑惠 . 论中药制剂的时代发展 [J]. 基层中药杂志，2001（3）：35–36.

[7] 杨明，伍振峰，王芳，等 . 中药制药实现绿色、智能制造的策略与建议 [J]. 中国医药工业杂志，2016，47（9）：1205–1210.

[8] 路甬祥 . 走向绿色和智能制造——中国制造发展之路 [J]. 中国机械工程，2010，21（4）：379–386，399.

[9] 唐斌，杨明，孙林辉 . 中药制剂方法学研究初探 [J]. 西南国防医药，2012，22（1）：105–107.

[10] 林渊，周良良，吴水生 . 对中药汤剂剂型改革研究的思考 [J]. 中国实验方剂学杂志，2011，17（5）：264–266.

[11] 郭秋昀 . 中药新剂型的发展和运用 [J]. 才智，2012（33）：340.

[12] 王莉 . 传统剂型改革的思考 [J]. 江西中医药，2004（12）：60–61.

[13] 李小阳 . 中药制剂的传承与发展 [A]// 中国商品学会 . 中国商品学会第五届全国中药商品学术大会论文集 . 中国商品学会，2017：3.

[14] 杨明，岳鹏飞，郑琴，等 . 中药药剂学学科的研究现状、趋势及其发展策略 [J]. 世界科学技术 – 中医药现代化，2016，18（10）：1757–1764.

[15] 甘师俊，李振吉，邹健强，等 . 中药现代化发展战略 [J]. 医学研究通信，2000（5）：22–23.

[16] 韩立炜，王昌恩，刘屏，等 . 国家自然科学基金中药制剂学 5 年来受理与资助情况分析 [J]. 中国中药杂志，2004（1）：8–10.

[17] 韩立炜 . 从国家自然科学基金资助项目谈中药制剂学基础研究新动向 [C]// 中华中医药学会中药制剂分会，世界中医药学会联合会中药药剂专业委员会 .“好医生杯”中药制剂创新与发展论坛论文集：上 .2013：35.

第三节　传统中药制剂发展方向

一、传统中药制剂概述

（一）传统中药制剂的含义

传统中药制剂主要是依据传统中医药理论，以中药作为原材料，对其进行加工，进而制成能够用于防病治病、具有一定规格的药品。临床具有代表性的传统中药制剂包括多种类型，如丸、散、膏、丹等。中药传统剂型以汤剂最早，使用最广泛。此后，为适应病症缓急的需要及便于服用、运输与储存，出现了丸、散、膏、酒、锭等传统剂型，多剂型的出现促进了祖国医药事业的发展。

传统中药制剂的使用理念是基于疾病治疗的需要及药物的性质考虑适宜剂型，在医疗实践中具有丰富的临床经验。传统中药制剂是我国传统医学宝库中不可或缺的部分。

（二）传统中药制剂的分类

1. 汤剂

汤剂是将一种药或几种药用水煎煮，去渣取汁而成，又称汤药，是临床应用最为广泛的剂型。

2. 丸剂

丸剂是将药材细粉或药材提取物加入适宜黏合剂或辅料，制成的球形或类似球形的固体制剂。根据黏合剂的不同，又可分为水丸、蜜丸、糊丸、蜡丸等类型。

3. 散剂

散剂是指将一种或多种药材粉碎、过筛、混合均匀制成的粉末状制剂，分内服散剂和外用散剂，具有制作携带方便、节省药材、服用后分散快、起效迅速等优点。贵重细料药物适宜于制成散剂。

4. 膏剂

膏剂历史悠久，起于汉唐，在《黄帝内经》中就有关于膏剂的记载，膏剂分为内服和外用两种。

内服膏是将药材煎煮，过滤，合并药液，加热浓缩成清膏，再加入适量的糖或蜂蜜。多为滋补用药，广泛地用于内、外、妇、儿、骨伤、五官等科的疾患及大病后体虚者。

外用膏又分为药膏（软膏）和膏药（贴用）两种。

药膏是将药材用香油或其他植物油炸枯后，过滤去渣，再加适量的蜂蜡制成膏，如紫草膏。其中如有不适合油炸的药材，可研成细粉加入药膏。

膏药是将药材用香油或其他植物油炸枯后，过滤去渣，再将油熬炼至滴水成珠时，加入干燥的黄丹或铅粉等制成膏剂，再摊在纸张或布面上贴用，多用于疮疡、扭伤、跌打等疾病。如有树脂类、矿物类及不适合油炸的药材，可研成粉末加入膏药。

5. 丹剂

丹剂是将矿物药等在高温条件下经烧炼升华、融合等技术处理制成不同结晶形状的无机化合物，配制成丸剂、散剂或锭剂。丹剂中往往含有毒性物质，有消肿生肌、消炎解毒的作用，多外用，内服时用量极微。一些剂型虽亦称为“丹剂”，但实际上并不是烧炼而成的无机化合物，而是一般丸散剂，如活络丹、紫雪丹等。

6. 酒剂

酒剂通常称为药酒，可通过冷浸法和热浸法两种方法来制备。冷浸法是将药材浸在白酒里搅拌或振荡，浸泡多日后去渣应用。热浸法是将药材切碎或轧成粗末放入容器中，水浴或蒸汽加热至沸腾，再密闭浸渍多日，取清液与压榨液合并、过滤。酒剂具有祛风活血、止痛散瘀的功能，常用于风寒湿痹，但小儿、孕妇及心脏病、高血压患者不宜服用。

（三）传统中药制剂的发展历程

传统中药制剂主要包括初步形成、发展和成熟 3 个阶段，阶段性特征是中医药事业发展的必然趋势。

1. 传统中药制剂的初步形成阶段

中药制剂初步形成于夏商时期，在该时期就已出现药酒、汤液的制作和应用。《黄帝内经》作为我国最早的医药典籍，记载了汤、丸、散等剂型，并对各种制剂的制法、用法用量及适应证等均有较明确的规定，较全面地总结了前人医药学经验，不仅奠定了中医药理论体系的基础，而且开创了中药药剂学的先河。

2. 传统中药制剂的发展阶段

秦汉时期中国药物制剂的知识和理论有了显著的发展。张仲景编著的《伤寒论》记载了8个散剂，6个丸剂，99个汤剂，其他的还有栓剂等。其所编著的《金匮要略》中各种制剂的制备方法更为完备，对药物加水量、加工炮制、煮取量、用法用量等均有明确规定。此外，还首次记载了炼蜜、淀粉糊及动物胶汁等至今还沿用的药物赋形剂。唐代孙思邈编著有《千金要方》和《千金翼方》，王焘编著有《外台秘要方》等，这些书籍广泛收载了大量唐代及唐以前的有效方剂，极大地丰富了中药制剂的内容，推动了中药制剂的发展。两宋时期是中国中成药大发展的时期，该时期出现了最早的中国官营商业性药房。陈师文等修订的《太平惠民和剂局方》是中国第一部由政府颁布的中药制剂规范，为中成药的生产提供了依据，其所收载的很多方剂和制法至今仍为传统中成药制备与应用时所沿用。

3. 传统中药制剂的成熟阶段

明代时期，中国医药事业逐步走向成熟。李时珍编著的《本草纲目》记载了61种经典药剂学剂型，书中制剂学内容相当丰富，对许多剂型都有详细的记述，有些制备工艺、基质、方法及用途至今仍值得借鉴。清代，人们创建并扩大了具有一定规模的前店后厂式中药房，制备出了数十种至今仍在应用的名牌传统中成药，使中药传统制剂逐步走向规范化。

二、传统中药制剂存在的问题

（一）传统中药制剂的特点

尽管传统中药制剂的疗效肯定，但其不足也是显而易见的，譬如服用量大、生物利用度不高、剂量不易掌握、质控性差、疗效不稳定、不便于携带和服用等。如大蜜丸、水蜜丸、水丸，只是将药材粉碎，用蜂蜜或水等作为黏合剂制成的，存在服用量大、吸收不完全、携带不方便等不足。除此以外，其他传统剂型也或多或少地存在一些不足之处，包括汤剂的体积大、口味差、不便于携带和服用，散剂的有效成分含量偏低、服用剂量较大、起效慢等。也正是由于这些缺点及其“粗、大、黑”的品相难以改变，传统中药制剂在中成药生产中的比例逐渐下降，难以进入国际市场。而中药现代化在不经意间也成了这些缺点的放大镜，给传统制剂技术带来了前所未有的挑战和冲击。

（二）传统中药制剂的发展现状

在目前生产的众多中成药中，有相当部分制剂制备不合理，剂型老化，服用量大，质量标准“粗犷”。例如，板蓝根采用水煎醇沉法提取，有效成分几乎损失百分之百；丹参水煎提取，脂溶性成分损失过半；冲剂、颗粒剂等制备时，由于干燥工艺等原因，挥发性成分损失严重；大蜜丸、黑膏药剂型落后，患者难以接受；水泛丸服用后不溶化，原丸随粪便排出；糊剂质量低，细菌超标，无定性定量检测方法，稳定性差，存放中易霉变、吸潮。由于存在的这些问题，一些传统剂型和技术正在被淘汰。即便是如丸散膏丹般较为常用的传统剂型，如今的处境也不能称得上是安全的。我们可以看到，丸剂正被片剂所取代，散剂正被颗粒剂所取代，膏剂则正被口服液所取代，丹剂正被贴剂和软膏剂所取代。根据所了解的情况，没有任何制药企业表示其开发出的新药要做成丸剂、散剂，一般都是颗粒剂、片剂。

另外，一些传统制剂的制备工艺复杂，造成了大量的人力、物力及财力的浪费及环境污染。如传统的中药浸膏粉干燥工艺多采用常压干燥或真空箱式干燥，这种干燥工艺耗时长、能耗高，且需要消耗大量的人工操作。再如中药提取工艺，传统的提取大多是采用常压回流提取，提取时间长、能耗高、成分转移率低。

同时，传统的中药制药行业生产也普遍存在“三低、三高、不适宜”的问题。“三低”，即工艺水平低、生产效率低、药材利用率低；“三高”，即制药过程能耗高、污染高、成本高；“不适宜”指工艺与装备不适宜中药生产。这些问题严重制约着中药制药行业的健康发展，也影响着中药产品的质量和疗效稳定。

毫无疑问，传统中药制剂的改良与发展势在必行。

三、传统中药制剂的继承与发展

在我国悠久的历史文化长河中，传统中药制剂作为中药文化中的瑰宝，在历代医家的医疗实践中不断沉淀，形成了独特的制剂技术，它们是中国传统医学宝库中的重要组成部分。毋庸置疑，长年累月的积累与扬弃，赋予了传统中药制剂强大的生命力。然而，在传承悠久、丰富的历史文化遗产的同时，对传统中药制剂进行符合自身特点的完善，才是使其能永世留存的关键所在。

（一）传统中药制剂发展方向

1. 传统中药制剂的现代化

中药制剂的发展既要继承传统中药制剂的方法，也要充分发挥学科结合的优势，运用现代科学的理论技术，不断创新、不断发展。应在继承和发扬传统剂型特长的基础上，运用机械化、自动化和智能化的设备，在剂型与工艺方面加强改革，通过系统对比研究，使传统中药制剂向着“三效、三小、五方便”方向发展与提高，制备出具有传统特点并与现代制药技术相结合的中药制剂，促进现代方法与传统方法有机结合，使传统优势与现代化相适应，让传统中药制剂得以更好地继承发展，更好地造福人类。

2. 传统中药制剂实现绿色发展

可持续发展是现代化的永恒主题，这要求传统中药制剂的发展要走一条高效、资源消耗低、环境友好、经济效益和社会生态价值和谐发展的绿色发展道路。坚持绿色发展是顺应时代发展的要求，也是积极践行“创新、协调、绿色、开放、共享”五大发展理念。

当前，新一轮科技革命和产业变革正孕育兴起，绿色制造正成为世界制造业未来发展的必然需求和产业发展制高点。绿色制造是在保证产品的功效、质量及控制成本的基础上，综合考虑环境影响和资源效率的现代制造模式。这对于中药制药行业有着重要的借鉴意义。近十年来，中药产业取得了非凡的成绩，尽管距离绿色制造目标还有很大差距，但为中药产业未来的发展提供了一个极好的基础和成长空间。

（二）传统中药制剂的研究现状

1. 中药制剂的新剂型

随着科技的不断发展和应用，我国中药事业也在不断进步，原有传统剂型得到了巨大改进，出现较多的新中药剂型，如注射剂、灌肠剂、微囊、软胶囊、乳剂、喷雾剂、气雾剂、涂膜剂、膜剂、滴丸、滴鼻剂、缓释制剂、透皮制剂和靶向制剂等。其中滴丸、微囊正是传统丸剂的延伸。传统剂型的改进，减少了药品的单位重量、单位体积，降低了药品的服用量，保证了药品的携带便利性、存放安全性，同时提高了药品的起效速度，扩展了药品治疗疾病的范围，加强了药品对疾病的治疗效果。又如汤剂，作为中医临床应用最广的一种传统中药制剂，其主要含有水溶性成分，易于吸收，但其具有煎煮麻烦、口感不佳、一次服用药量大、不便于携带和服用等缺点。尤其是不宜用于对一些危重病或急性病患者的抢救。有学者提出了固体汤剂，是将传统汤剂的煎煮方式和现代自动化机械制作结合起来的一种可供沸水泡服的固体制剂，既保持了传统汤剂的优点又改进其缺点，不仅给患者带来了便利，也提高了临床药效，是传统中药汤剂改革的一种新的形式。

中药新剂型的出现并不是对传统剂型的更新，而是对传统剂型的补充和完善。传统剂型在医疗方面的作用至今仍有其独特的魅力，是任何剂型都代替不了的。对传统剂型的创新与改进，归根结底还是为了传统中药制剂的发展。其前提应是突出中医药理论特色，以传统剂型为主体，同时结合前人的有关经验。倘若背离了中医药理论，不具有中医特色，对中药剂型改革进行研究将失去意义。

2. 中药制剂的新设备新技术

随着科学技术的发展，现阶段分离提取、制剂工艺和手段已发展到较高水平，膜分离技术、超微细粉化技术、浸提技术（半仿生提取技术、超声提取技术、超临界流体萃取技术、旋流提取技术 、加压逆流提取技术、酶法提取技术）、分离纯化技术（絮凝沉淀技术、大孔树脂吸附技术、超滤技术、高速离心技术）、浓缩干燥技术（远红外元件加热干燥技术、喷雾干燥技术、冷冻干燥技术）、制粒技术（流化床制粒技术、流化喷雾干燥制粒技术、快速搅拌制粒技术、干法制粒技术）、包衣技术（薄膜包衣技术）、固体分散技术、包合物技术、微型包囊技术、灭菌技术等新技术的应用，极大地提高了生产效率，促进了节能减排，同时又能保证药品质量稳定。例如，膜分离技术解决了液体制剂中沉淀多、澄明度不高的问题；喷雾干燥技术、真空干燥技术应用于中药制剂中，解决了部分制剂服用量大、辅料用量大的问题，使服用量成倍减少；流化包衣技术解决了中药干粉易于吸潮的问题。

同时，现代化的设备，包括提取设备、分离设备、制剂设备、检测仪器等均具有很高的自动化水平。这些新设备的研制和引进提高了药物制剂的质量，如高速压片机、高效薄膜包衣机、离心造粒包衣机的生产能力均达到较高水平。

（三）传统中药制剂的发展策略

1. 坚持“保性”“提效”“适用”的基本原则

“保性”即保持中药的传统属性，把握药性，遵从中药的配伍原则，辨析古人的施药思想，阐释中药的现代属性；“提效”即全面提升中药整体疗效，遵从“证—方—剂—制—效”对应的思想精髓，运用现代制剂技术进行中药复方制剂设计和制备，优化控制中药制剂的全过程，提升中药复方整体疗效；“适用”即要创新制剂技术和产品，保证“研发可用、生产易用、临床好用、患者乐用”。

2. 探索符合中药特点的药用辅料

中药制剂的药用辅料具有其自身的特点与优势，如蜂蜜、酒、醋、茶等，对中药炮制、药性、传统制剂生产以及制剂疗效发挥等均具有重要的作用。然而关于传统辅料功能的研究较少，中药辅料标准质控水平不高，标准体系不规范，亟待进一步深入研究。因此，开发传统辅料，研发适合中药特点的新型辅料，特别是具有“药辅合一”功能的辅料，对提升中药制剂的质量与疗效具有重要的作用。

3. 加强中药药剂学基础理论研究

在遵从“理—法—方—药”的基础上，开展“证—方—剂—制—效”对应关联性理论研究，充分挖掘中药传统制法与传统施药经验，明确中药复方体内过程的相互作用，探讨阐明中药药剂的“保性”“提效”“适用”关联规律，为中药制剂的提质增效提供理论和方法支撑。

4. 开展中药制剂成型原理及其生产重现性研究

深入揭示中药制剂成型过程及其生产过程中的微观变化机制，建立中药制剂的成型理论与方法，系统揭示中药制剂成型与生产过程中影响其质量稳定性的关键因素与规律，基于“质量源于设计”理念优化中药制剂的设计与制造全过程，提升中药制剂品质与疗效。

5. 开展中药制剂工程学原理与设备的基础研究

开展中药提取、浓缩、干燥、制粒、成型设备的工程学原理与规律研究；优化设计或改造现有中药制药设备，体现制药过程自动化控制思想，研制符合中药特点的新型制药装备，实现中药绿色制造、智能制造和制剂技术转化。

6. 深化中药药剂学的技术体系研究

进一步加强中药制剂的基础原理研究，研发一批突破性提高中药制剂成药性的改良关键技术（如粉体改性技术、增溶技术、稳定化技术等）；形成一系列适合中药特点的高端制剂关键技术（如纳米技术、靶向技术、智能化给药技术等）；完善中药制剂过程的优化控制技术、物质组学评价技术、物性评价技术、生物效应评价技术等，健全中药制剂的质量保证体系，实现中药制剂质量控制的精细化和规范化。

（四）发展中药制剂相关政策

1996 年，原国家科委与国家中医药管理局启动了国家“九五”攻关课题——中药现代化发展战略，明确提出“中药现代化科技产业行动”。

2006 年，经国务院批准，传统中药制剂方法被列入了第一批国家级非物质文化遗产名录。

2007 年，科技部、原卫生部、国家中医药管理局等十六个部门联合制定了《中医药创新发展规划纲要（2006—2020 年）》，指出“研制适用于中药生产的工程技术及其装备，提高中药制造业水平”。

2008 年，国家食品药品监督管理局出台了《中药注册管理补充规定》，规定“给药途径与古代医籍记载一致，日用饮片量与古代医籍记载相当，功能主治与古代医籍记载一致”的中药复方制剂，可提供非临床安全性研究资料，并直接申报生产。

2011 年，国家“十二五”重大新药创制科技重大专项中明确提出了“创新中药的探索性研究，开展中药有效部位、有效组分、有效成分的创新中药研究”。同时，加强中药药剂学的基础研究，促进中药药剂学的学科发展，被国家基金委列为“十二五”期间应予重视的优先资助领域之一。

2015 年，国务院印发《中国制造 2025》，提出加快发展智能制造装备和产品，推进制造过程智能化，强化技术装备支撑。

2016 年，国务院印发《中医药发展战略规划纲要（2016—2030 年）》，将“促进中药工业转型升级。推进中药工业数字化、网络化、智能化建设”“提升中药装备制造水平，加速中药生产工艺、流程的标准化、现代化”。

2020 年，国家药品监督管理局发布了《中药注册分类及申报资料要求》，拟定了符合中药特点的注册分类及技术要求，为推动中药新药创制提供了新的机遇。

第四节　创新中药研究方向

随着新的药品注册管理办法和补充规定的实施，传统中药新药研究模式存在的问题开始逐步显现。如项目立项选题缺少市场评测、研发方案脱离临床治疗需求、技术创新与生产实际不匹配等。在这种传统研发模式下，科技优势将不能有效地转化为产品的竞争优势。同时，由于市场期望和研发人员认知的不统一，也会导致产品与消费者的需要背离。从制剂学角度看，有些新技术的应用可能是成功的甚至是完美的，但立足于生产时这种开发又是不切实际的。其最终的结果是产品缺乏消费者的认同，其竞争价值受到影响，这些问题都不同程度地影响了企业新产品开发的成功率。面对中药新药物研究门槛越来越高、资金投入逐年递增、研发的成功率不增反降这些现实问题，各种中药新药研发设计模式不断被提出。近年来，分子生物学、代谢组学及基因组学等在生命科学研究领域中的应用越来越广泛，但是基础研究的成果却与临床研究或生产研究之间缺乏衔接的桥梁，最终导致生命科学研究的最新成果很难在中药新药研发过程中得到应用。

一、创新中药研究导向

中药创新研发是一个系统问题，其关系到企业自身发展的战略需求、患者需求、生产需求以及和中药新药研发相关政策的适应性。三维导向模式的创新中药研究是中药创新药物研发的有效途径，即在中药新药研发过程中必须考虑到临床需求、生产过程的现实条件以及市场的竞争需求。三维导向理论始终贯穿3个基本点：临床需求、市场竞争和生产实际。首先是临床需求，即建立在市场细分基础上准确的临床定位；其次是市场竞争，需要结合竞争者的科研水平、生产状况和经济实力进行差异化的策略筛选，选准目标市场；最后是生产实际，要评估企业的资源能力，这主要体现在企业的资金、技术、生产线以及科研水平等方面。

（一）基于临床价值导向指导中药新药研发

中药新药研发的出发点是能够解决临床治疗的现实问题，能够满足患者寻求健康以及提高生活质量的生理和心理需求。传统中药新药研发模式下，医学和药学脱离，研发过程中，研究人员关注更多的是工艺、质量以及标准等方面，而对研发药品所治疗的疾病了解甚少。中药新药设计没有从疾病本身的性质和机制、治疗方案的进展和需求出发，缺乏对疾病治则的认识。三维导向模式的中药新药研发要求研发者充分认识目标疾病的病理、生理、诊断、药理以及医学心理，根据预防、治疗、预后不同阶段的用药需求与临床价值设计技术开发方案，构筑起医学、药学相互结合、相互促进的研发创新体系。如某中药已有粗制剂，但治疗效果较差，不能满足临床治疗需求，在基础研究过程中发现其中某一类成分（如生物碱、黄酮等）有重要治疗作用，可通过提取精制、富集有效部位，增加疗效。

1. 了解疾病的特点和药物疗效，关注其治则

根据疾病的临床表现或发病特点，紧密联系疾病的治则，在此基础上进行中药新药研究，设计合理的剂型和工艺，将药物的治疗效果最优化。结合现代科学方法与传统中药特点，将中医“理、法、方、药”和“方、证、剂、效”对应的治疗思路与现代医学的病因、病机研究相融合，有的放矢，既有助于寻找提高疗效的途径，也促进了药物医学学术内涵的发挥。如果研究过程中没有围绕制剂疗效这个核心问题，而是为了达到制剂的某些标准而进行研发，那么中药新药研发终将偏离临床的需求。

2. 药物评价应避免唯化学成分论，力求从临床和药效角度综合评价

疾病的治疗与多种环节相关，而中药就是通过多组分、多靶点、多途径的方式对疾病进行治疗。但是，中药研究套用现代医学对化学药评判标准的现象仍十分明显，使得产品机制和适应证的描述很难统一，中西医学术用语混用现象十分明显，限制了中医药优势的发挥。因此，应先力求找到符合中医药特点的诊疗评价指标，再思考如何通过技术创新达到优化药物疗效的目标。

3. 创新中药设计，关注新的治疗方案

随着新医学的不断进步发展，临床上新的治疗方案也越来越科学和新颖。如现代医学治疗胃溃疡常采用“三联疗法”，疗效显著，但不良反应较大。对于创新中药设计而言，研究者可以针对“三联疗法”这一治疗方案设计中药复方、中药新药，或是结合临床实践经验、国外医学研究成果，从疾病治疗的本源出发，从提高临床疗效的治疗方案中寻找中药新药设计的突破口。

4. 从客户角度出发，寻找临床需求的空白点设计创新药物

中药新药的目标客户群是临床医生、患者，因此策划者必须与他们加强沟通，了解医生和患者在临床诊疗过程中的心理诉求，如剂型、疗效、疗程、规格、给药途径等方面的需求。同时要考虑满足这些需求应具备哪些资源和技术。通过对这些信息的整理和分析，就能从客户错综复杂、形式多样的选择动机中找出规律性和空白点，为产品设计提供依据和参考。

（二）市场信息与中药新药研发

任何中药新药研发最终都将走向市场，接受市场的检验。从宏观角度分析中药新药未来的市场情况，包括收集信息、预测市场需求、市场细分、结合竞争分析、确定目标市场等，有利于中药新药研发和上市后的市场策划和信息跟踪。如某厂准备开发一个治疗痛经的品种，经市场分析发现该类品种大多首选止痛药，但不能从根本上达到调经止痛的目的。依据这一信息，开发相应的调经中成药，从而获得了良好的经济效益和社会效益。

首先，中药新药立项前应收集同类产品信息，了解相关产品的市场现状，如市场份额、产品特点、目标人群以及知识产权状况等。面对激烈的市场竞争，掌握产品的市场信息就可为对应产品的设计和立项提供参考和借鉴。当然，竞争信息收集是为产品竞争分析服务的，可以为决策者确定应开发哪些产品以及明确可将所开发的产品提供给哪些市场。但很多情况是只收集了信息，缺乏对信息的深度加工和处理。一方面，没有对目标人群的需求进行分析；另一方面，对收集的信息的关联性和联系认识不够。最终，没能给研究者提供中肯的建议和可供实施的方案，导致设计者和研发者很少利用市场信息。其次，应对市场进行细分。市场细分就是指按照医生和患者需求，把一个总体市场划分成若干个具有共同特征的子市场的过程。调研者可以单个或组合运用不同的细分变量划分市场。当市场细分后，可为产品的设计和研发提供更多的指导。研究者可以根据不同的市场设计不同的剂型、规格和处方，做到有的放矢，从而实现产品与目标客户的高度匹配。选准细分市场后，明确了新产品的竞争优势，就要形成一个有别于竞争对手的产品概念，然后瞄准目标市场。其目的是确定产品的优势和机会，进行有效的产品定位。

（三）生产的适应性与中药新药研发

中药新药研发必须充分考虑自身的生产能力，如具备哪些生产条件，即机械设备、生产厂房、人力资源等。还要结合产品的生产成本和对环境的影响，是否低碳环保，原辅料供应是否符合产品可持续发展的要求，因此，必须从可行性角度对产品大生产的适应性进行全面分析。如很多企业为了安全起见，在生产中避免使用高浓度的乙醇作润湿剂，但是在中药新药研究过程中，研究者并不在意；新型给药系统的研究在实验室小试阶段通常比较顺利，但是大生产时是否可以达到制剂的相关要求，生产现代制剂所需要的设备是否完备等，还存在问题。

1. 中药研发原料的可获得性与稳定性

中成药的发展离不开中药材规范化种植的良性发展，到目前为止，仍有众多中成药因为中药材资源缺乏的问题而影响正常生产。我国中成药制剂发展速度与中药材的规范化发展并不协调，这必将导致药材资源的紧缺和匮乏。中药材质量不稳定、品种混乱、不重视质量控制、供应得不到保证，这些显然是不符合产业化发展要求的。因此，中药新药研发过程中，必须要考虑处方中原料药的可获得性和原料药质量的稳定性，否则会给中药新药的产业化带来一系列不确定因素。

2. 中药生产工艺的工程化、系统化

相比化学药而言，中成药的生产过程对设备、技术以及环境条件的要求相对较高。我国中药制药行业近几年发展较快，一些先进的制药设

备也逐渐被引进和广泛使用。但是有些工艺还处于从经验开发到工程化生产的过渡阶段，在工艺研究方法和生产技术上与先进国家还存在着一定的差距。工艺研究项目不少，但是转化为生产力用于开发成功的产品十分有限，由于达不到规模生产，所以先进设备的利用率普遍较低，难以形成相应的经济效益。

3. 研发忽视产业化的可行性和机械设备的适用性

当前，项目立项前的评估多集中在组方是否科学、剂型是否合理、新技术是否先进、提取物纯度是否高、指标成分测定限量如何设定、药效学模型如何选择等方面，而对最重要的中药新药产业化过程缺乏深入思考。有些产品在中试或是投入生产后才暴露出生产可行性和适用性的问题，特别是一些学术氛围较浓的研究机构，更多关注的是“高、精、尖”的技术不断被应用到中药新药研发中，以提升产品的科技水平和附加值。但是产品的制备工艺、质量控制是否符合大规模生产的要求，能否将这些技术创新的学术价值有效地转化为产品的商业价值仍需合理分析。

（四）转换三维导向整合导入中药新药研发体系

在满足“临床、市场、生产”三维导向的背景下，打通基础研究与中药新药应用研究之间的障碍，有效衔接临床、市场与生产，提高中药新药研发的效率。先从既有的差别要素中选择合适的要素作为与竞争对手相区别的特有属性，这就完成了产品的定位。产品设计、市场策略、临床要求都尽可能围绕这一定位展开。此外，产品自身的特性、顺应性、治疗途径、疾病症状等都可作为其定位的依据。如金嗓子喉宝的“入口见效”、白加黑的“白天服白片，晚上服黑片”、荣昌肛泰贴的“贴肚脐治痔疮”及巨能钙的“腰酸、背痛、腿抽筋”等。转换三维导向下的中药新药研发模式注重产品的临床需求与设计、生产过程的现实化以及市场要求的灵活性，减少了中药新药设计的盲目性，可提高研发效率和成功率。

二、中药新药研发模式

高投入、高风险、周期长已成为全球中药新药研发的显著特点和需要应对的难题。2007年以前，我国中药新药注册申请存在数量大、质量低、同质化严重的现象。中国中药新药研发在经历了大规模的仿制与改剂型后，已趋于理性。无论从政策引导上还是企业的认识层面上，创新中药的研发已经成为行业的共识，制药行业的研发价值取向也发生着转变。但是我国中药新药研发机构底子薄、机制欠灵活，中药新药研发模式落后，仍然面临较大的挑战。

（一）中药新药研发人员知识结构及产品的生命周期

长期以来，我国中药新药研发人员多以药学专业背景为主导，研发过程多专注于药学研究部分，从而忽视了药学研究之外的其他因素。药学研究人员不懂医学、注册人员不懂技术、临床研究人员不懂药学，这种局面在很长一段时间内将仍然存在。药学研究部分是中药新药研究的重要内容，但是如果不了解中药新药的市场情况、临床用药特点以及患者的需求，就很难将产品做到“精耕细作”。未来的中药新药研发人员只有具备多学科的知识背景，才能更好地服务于中药新药研发。此外，随着中药新药生命周期的缩短和中药新药研发费用的不断增加，研究机构面临的另一个挑战是如何缩短中药新药投放市场的周期。面对市场竞争愈演愈烈，信息化、网络化所带来的研发全球化，包括原药材、原料药、辅料等的生产和采购，同类产品的不断推出，以及新的治疗途径不断涌现等，以推动研发模式创新为目标的中药新药研发将更注重产品生产、市场和临床，也更关注新产品能否在市场竞争中为企业带来销售和利润的持续增长。

（二）中药新药评审政策越来越严，新药研发成功率越来越低

2020年新的《药品注册管理办法》实施，从政策面上严格审批，同时也明确了整个工作思路：要鼓励创新、保证安全，还要加强监管。“中药新药要新、改剂型要优、仿制药要同”已成为国家药品监督管理局（NMPA）对中药新药审批的基本态度。因此，在宏观背景下，对中药新药的设计和研发提出了更高的要求，只有前期整合相应信息、技术、临床及生产等方面的资源，才能在中药新药研发的风险控制上占得先机。

（三）临床试验设计与相应的统计分析方法已成为研究热点

近年来，中药新药的临床研究、方法设计、工作思路一直是中药新药研发设计领域热门研究内容，临床试验设计、早期合理定位、试验方案以及统计分析方法等都对中药新药研究产生重要影响。刘松山等提出了基于中药新药临床研究指导原则的特发性血小板减少性紫癜临床评价思路，以期解决疾病发展规律和药物评价设计偏差。王维亭等指出传统的临床试验模式越来越不能满足中药新药研发的需要。为此，美国 FDA 也实行了关键性通道行动计划（critical path initiative），旨在帮助研究者解决新医疗突破技术与产品研发过程中遇到的难题。

三、创新中药制剂研究原则

（一）整体观：整体疗效、全处方、全过程

“整体观”源于《易经》的原始系统观念，成于《黄帝内经》“天人合一”的自然整体论与元气－阴阳－五行学说的有机自然观。中药复方由多味中药组成，单味中药在药性、药效上各有不同，处方通过“君臣佐使”配伍、药性配伍、七情配伍后，各味中药的药性、功效相互影响，其原始功效会发生变化，并因此形成了复方的整体功效。中药复方是通过多组分发挥多途径、多靶点的协同作用，整体调节人体的阴阳平衡。因而在进行中药复方制剂工艺研究时，不能只考虑单方的性味归经，需结合全方综合分析。由于中药多成分、多靶点的特点，一味药材不同性状、不同炮制方法、不同组方，药物活性亦有不同。因此，既要对中药复方进行多方位、多角度过程质量评价，又要对其形成的全过程进行整体分析，从而对中药复方制剂全过程进行整体分析。

（二）动态观：过程、变化

因中药复方成分复杂，具有多靶点交叉作用的特点，中药复方形成过程需要研究不同时间点的动态过程。中药复方应着力把握制剂的关键质量属性，围绕中药提取、浓缩、干燥、灭菌等过程，动态追溯每个环节质量的传递过程。有学者提出须明确中药制剂生产过程质量传递的“限

速步骤”之后，结合实际工艺和先进过程控制技术，实现有针对性、有目标的质量控制。基于代谢组学技术研究中药毒性作用机制，应用代谢组学的方法研究不同时间点生物体液，动态检测机体生物体液代谢图谱的变化，动态评价药物毒性效应。

（三）辨证观：不同类型、不同环节、不同阶段

辨证论治是中医学独特医疗体系的具体体现，辨证是合理应用中药的最重要条件。现代药理研究表明，中药中不同类型的物质具有不同功能，它们之间相互协调、相互制约，共同发挥治疗作用，中药复方化学成分复杂，不同类型、不同环节、不同阶段各发挥不同作用。罗云等探索银翘散水煎液煎煮过程化学成分变化规律，采用高效液相色谱法测定化学特征图谱及绿原酸、连翘苷、牛蒡苷、甘草苷、甘草酸的含量，考察不同煎煮时间对银翘散水煎液化学成分的影响。结果表明，煎煮时间对银翘散化学成分含量影响较大，煮沸约 5 min 时，香气大出，水煎液中挥发性和非挥发性成分浓度均较大，证明了银翘散“香气大出，即取服”的传统煎煮方法具有一定的科学依据。

四、创新中药制剂工艺研究模式

（一）浸膏粉模式

评价中药复方制剂工艺的重要环节之一是评价其关于提取浓缩终点控制及制成量控制的规定，已批准上市中成药中终点控制的主要方式有如下几种：

（1）提取浓缩后控制浸膏粉相对密度，不控制制成量，如 2020 年版《中国药典》收载的九味羌活颗粒。

（2）提取浓缩后控制浸膏粉相对密度和制剂制成量、制剂质量，如 2020 年版《中国药典》收载的复方川芎片。

（3）提取浓缩后不控制浸膏粉相对密度、制剂质量，如《卫生部颁药品标准（中药成方制剂）》收载的六味地黄片。

（4）提取后不控制浸膏粉相对密度，控制制剂制成量和制剂质量，

如2020年版《中国药典》收载的小青龙颗粒。

既控制浸膏粉相对密度，又控制制剂制成量、制剂质量在实际生产中可行性较差，在规定煎煮次数、时间、加水量等工艺参数的情况下，进一步控制浸膏粉相对密度，同时规定制成量及制成质量，往往难以统一标准。而实际情况是审批“规格”过多，如2015年版《中国药典》中收载的复方丹参片，只规定了2种薄膜衣规格，实际审批的规格有几十种，生产中要求批批相同，使得制药企业面临更多挑战。复方丹参片首次被《中国药典》收录时，处方是以浸膏粉量计，而不是以药材量。这种情况在固体制剂中尤为常见。中药材中根茎类药材的大小（粗细）、茎叶类药材茎和叶的比例、饮片规格的大小差异等都可以造成出膏率不同。且药材产地、生长年限、多基原现象、制药设备差异等都是浸膏粉收率的重要影响因素。结合先进的在线检测技术，以提取物干收率作为控制指标，放宽对煎煮时间、加水量的规定或设定一个合理的范围，也是一种可以考虑的方案。2020年版《中国药典》收载的小青龙颗粒制法项下即未规定加水量。

目前中药复方工艺规定固定工艺参数、浸膏粉密度和制定量这一模式，存在一定的不足。在钢铁行业里，不同的铁矿可以炼出相同型号的钢，同样的铁矿不同的高炉也可以炼出相同型号的钢，但具体的生产工艺肯定是不同的。由于中药原药材的复杂性，中药生产工艺可以考虑借鉴此种思路，允许工艺参数在一个范围内波动，更重要的是尽量保证最终产品质量的均一性。

（二）临床汤剂模式（经典名方）

近年来，中药经典名方受到了极大的关注，NMPA也出台了一系列的政策和文件，单独提出复方制剂标准煎液的相关要求，并出台了相关注册技术要求。经典名方制法、剂型与给药途径等均须与古代医籍记载保持一致。临床汤剂模式强调基于临床、原方制法及用法，传统中药复方应尊重传统文献的记载，遵循原方对制法的规定，如煎煮方式、煎煮时间等，最大程度保留其临床疗效。如解表药多具有辛味，富含挥发油类成分，性能发散，主入肺经、膀胱经，偏行肌表，具有发散解表的作用。然而，解表药的制法一直争议较多。以银翘散为例，其制法强调："香气大出，即取服，勿过煮，过煮则味厚而入中焦矣。"而已上市银翘散类方制剂的制备工艺大多需要煎煮长达几个小时，且先提取挥发油，然后再煎煮几个小时，其工艺对药效和临床疗效的影响值得深入研究和讨论。

（三）天然成分模式

可见，创新中药的研究应是一个涉及研发机构、医院、企业以及政府机构的整体性、全局性问题，包括产品设计模式的分析、评价、选择、实施与控制。因此，全面、系统地研究企业新产品创新战略问题，将是今后新产品开发战略研究的一个重要研究方向。刘昌孝院士指出中药新药物研究应在"关键路径研究"中，实施转换医学研究或转化研究，不但影响医药企业的新产品研发过程，也会对研发机制产生深远的影响。当然，中药新药研发也应注重政策法规层面、知识产权保护方面及研究机构的财力状况。最新实施的《药品注册管理法》在很大程度对中药新药物研发进行鼓励和支持，此举无疑对推动我国中药新药自主研发具有重大的意义，同时对改变我国中药新药研究水平落后的局面具有一定积极影响。目前，消费者已逐渐由对产品核心价值的需求向对产品整体价值的需求转化，在产品核心价值相同或相近的前提下，产品个性化、新颖性等附加价值对他们的吸引力大大增强，这对企业的中药新药研发提出了更高的要求。为了提高产品整体功能开发的准确性，企业需要引入产品设计的新理念。

参考文献

[1] 刘松山，韩瑚，杨仁旭．基于中药新药临床研究指导原则的 ITP 临床评价思路 [J]. 中国新药杂志，2011，20（3）：204-207.

[2] 王维亭，郝春华，汤立达．临床适应性设计及在新药研发中的应用 [J]. 现代药物与临床，2010，25（5）：334-339.

[3] 杨明，伍振峰，岳鹏飞，等．三维导向转换模式在新药研究开发中的应用 [J]. 中草药，2012，43（3）：417-421.

[4] 杨明，伍振峰，王雅琪，等．中药制药装备技术升级的政策、现状与途径分

析 [J]. 中草药，2013，44（3）：247–252.

[5] 王雅琪，焦姣姣，伍振峰，等 . 基于“整体观”的中药制剂质量过程控制体系探讨 [J]. 中国中药杂志，2018，43（1）：197–203.

[6] 罗云，赵国巍，梁新丽，等 . 银翘散水煎液煎煮过程化学特征图谱及指标成分含量变化规律的研究 [J]. 中国中药杂志，2016，41（1）：60–64.

[7] 杨明，伍振峰，林环玉，等 . 中药复方制剂工艺研究问题、模式与策略 [J]. 中草药，2018，49（12）：2735–2741.

第五节　中药制药产业发展方向

随着人们对自身健康的重视程度不断提高，相关中医药产品需求逐步扩大，中药制药市场与产业一直保持较快增速。在数字制造、智能制造、精密制造、微纳米制造、生物制造和绿色制造等多个技术集群的综合作用下，未来中药制药产业化将出现明显的“四步走”，即：从非生态化制造走向环境友好制造，从宏观控制制造走向微观精益制造，从代替体力的制造走向代替脑力的制造，从无生命制造走向有生命制造。

一、绿色化制造：从非生态化制造走向环境友好制造

（一）技术背景与特点

绿色制造又称环境意识制造、面向环境的制造等，是一种综合考虑环境影响和资源消耗的现代制造模式。其目标是使产品在设计、制造、包装、使用到报废处理的整个生命周期中，对环境负面影响小、资源利用率高、综合效益大，使企业经济效益与社会效益得到协调优化，达到节能减排的目的。即从环境影响的角度，不产生环境污染或环境污染最小化，对生态环境无害或危害极小；从资源效益的角度，努力节约资源和能源，使资源利用率最高，能源消耗最低。绿色制造技术具全球化、社会化、集成化、并行化、智能化和产业化的特点。

《中医药发展战略规划纲要（2016—2030 年）》提出：实施中药绿色制造工程，形成门类丰富的新兴绿色产业体系，逐步减少重金属及其化合物等物质的使用量，严格执行《中药类制药工业水污染物排放标准》（GB 21906-2008），建立中药绿色制造体系。

中药绿色制造技术的内涵很丰富，包括：降低原材料和能源的消耗，提高有效利用率、回收利用率和循环利用率；开发和采用新技术、新工

艺，改善生产操作条件，以控制和消除污染；处理生产中的副产物和废物，使之减少或消除对环境的危害；研究、开发和采用低物耗、低能耗、高效率的“三废”治理技术；等等。

因此，中药绿色制造技术的开发和采用离不开传统技术的改进，以及新技术的研究、开发和工业应用。

（二）现状与未来

中药制药过程中，未回收的原料（植物类中药的传统非药用部位等）与产品、固态废弃物药渣、半固体废弃物及液态废弃物、制药废水等均会造成不同程度的污染。此外，传统中药生产过程通常工艺复杂，有些制备工艺存在明显的不合理情况，很多制药工艺在企业大生产中难以重复，造成了大量的人力、物力及财力的浪费。

未来，中药绿色化制造技术应着重从以下五个方面发展。

（1）综合考虑合理的原料选择，物料提取、分离（纯化）、浓缩、干燥、制备工艺的选择以及确定合理的流程和工艺参数等。

（2）优化并提升中药制药的传统生产工艺，实现中药的保质增效，同时减少生产过程的药材浪费及环境污染。

（3）从工艺设备选择、配套、改造和使用等方面进行综合考虑，使用节能降耗制药设备。

（4）采用现代科学技术，将药渣二次利用，能最大程度减少中药材资源的浪费。

（5）采用绿色制药技术，加强节能制药设备的工程化研究。

二、精准化制造：从宏观控制制造走向微观精益制造

（一）技术背景与特点

随着经济和科技的发展，机械制造业逐步成为国民支柱型产业。但目前，自动化技术在我国机械制造行业还未被普及与推广。因此，亟需从数字智能化角度提升机械制造业的技术，对制造业进行革新，用更为智能化的方式，推动我国机械制造业从宏观控制制造走向微观精益制造，

实现精准化制造，从而在国际市场上占据有利地位。

针对中药制药，精准化制造是在数字化系统的支持与配合下，对制剂产品处方、工艺进行精准化设计，并采用高精尖的制作工艺，精准控制生产各个操作单元，制备高质量的中药制剂产品，通过融合数字化、自动化等技术手段，提高产品质量。

传统中医的辨证立法、依法组方，在指导思想上与精准医学不谋而合，目前中药精准用药主要是通过中药方剂传统配伍来实现，尚未涉及中药制药过程的精准化控制。对生产工艺过程的精准控制是实现中药制剂生产智能制造的基础，也是高端产品质量保障的关键。针对中药千人千方的特点，未来实现中药制剂产业的规模化智能制造和个性化给药服务，都必须是基于生产过程的精准化控制。其中，在实现个性化给药、规模化定制生产过程中，将出现品种多、批量小、规格变换频繁等难题，对整个生产线实现精准化控制提出了更高的挑战。

（二）现状与未来

目前，中药制剂研发环节的数字化基础较为薄弱，药材质量参数、工艺参数与产品质量参数间的数学模型缺乏，研发与生产制造环节脱节。这些导致制造环节生产操作通常采用固定操作参数的方式，质量控制依赖于一个或少数几个指标成分的中间体检验，无法全面反映产品质量，更无法通过调节操作参数来精准控制产品质量。

目前，中药制造技术水平与国际先进制药水平存在一定差距。中药制造存在的问题主要包括如下几方面：

（1）单元式操作，生产自动化、连续化基础薄弱，设备操作与工艺控制集成化程度低。

（2）工艺开发方法缺乏系统科学性，化学成分在生产过程中发生复杂的转移和转化，温度、pH、时间等影响参数众多，工艺机制解析的难度高。

（3）在线传感与检测技术存在难点，生产全过程数据未得到有效挖掘，欠缺基于模型的反馈控制与优化方法。

未来，首先应在当前以产业化、规模化生产为主的模式下，继续完善中药产品质量及生产过程的数字化设计、表征和控制，才能为后续的精准化制造和智能化制造提供有效的数据库和基础。其次，加强制药过程工程原理研究，如工艺过程原理、过程控制和规范化原理以及对工艺与产品的适宜性研究，解决行业发展的共性问题。再次，提升中药制造过程中关键环节的制药装备产品创新能力，促进中药产业的发展及国际化进程；最后，加强以虚拟仿真、传感器为代表的技术研发，融合应用现代信息技术。

三、智能化制造：从代替体力的制造走向代替脑力的制造

（一）技术背景与特点

工业和信息化部和国家标准化管理委员会2015年12月正式发布的《国家智能制造标准体系建设指南（2015年版）》对“智能制造”所作的定义如下：“智能制造是指将物联网、大数据、云计算等新一代信息技术与设计、生产、管理、服务等制造活动的各个环节融合，具有信息深度自感知、智慧优化自决策、精准控制自执行等功能的先进制造过程、系统与模式的总称。”在工业和信息化部发布的《智能制造发展规划（2016—2020年）》中给出了智能制造另一个新的表述：“智能制造是基于新一代信息通信技术与先进制造技术深度融合，贯穿于设计、生产、管理、服务等制造活动的各个环节，具有自感知、自学习、自决策、自执行、自适应等功能的新型生产方式。”

总体上，智能化制造具备以智能工厂为载体、以关键制造环节智能化为核心、以端到端数据流为基础、以网通互联为支撑的四大特征，可有效缩短产品研制周期、提高生产效率、提升产品质量、降低资源能源消耗，对推动制造业转型升级具有重要意义。

自中药现代化战略实施以来，我国中药制药工业经历了从以水煮醇沉工艺为代表的机械化和半机械化技术发展阶段，逐步跨入生产设备自动化或半自动化技术发展阶段的过程。近年来，随着信息化、人工智能、物联网、大数据和智能装备等集成技术在中药生产过程中的逐步应用，中药生产正逐步进入以智能工厂为载体、以关键制造环节智能化为核心的中药智能化制造，整体推动了中药产业提质增效高质量发展，进一步

提升了中药产品质量。

（二）现状与未来

人们对智能化制造的目标、内涵、特征、关键技术和实施途径等的认识是一个不断发展、逐步深化的过程，当前迫切需要在总结过去智能化制造发展历史、理论和实践研究成果的基础上，形成一个智能化制造理论体系架构。该理论体系架构旨在以功能架构模型描述构成智能化制造理论体系的各个组成部分，明确各部分的主要内容及其相互关系，从而为智能化制造的进一步研究和实践提供指导。

目前，我国制药行业的智能化制造或智能化工厂仍处于探索阶段，总体上还处在初步的概念性蓝图或基础建设阶段，中药制药领域更为明显。我国制药企业的自动化与信息化的水平相对落后，仍存在很大的提升和发展空间；同时，不同制药装备企业、药品生产企业对同一“智能化”的理解、标准与执行也存在较大的差别。因此，在中药制药行业实现真正意义的智能化制造和智能化工厂“道阻且长”。

中药智能化制造技术发展的重点首先在于推进中药工业数字化、信息化、智能化融合，加强技术集成和工艺创新，加速中药生产工艺、流程的标准化、现代化。其次，须避免在落后的工艺基础上搞自动化，在落后的管理基础上搞信息化及在不具备数字化网络化基础时搞智能化。最后，药品作为特殊商品，其产品质量数据需真实、可靠、安全且可追溯。因此，在工业互联网、物联网、工业大数据、云计算等新一代信息化技术广泛应用的同时，需认真研究和采取有效措施，切实保障智能化制造模式下的信息安全与工业控制安全。通过攻克中药全产业链制造过程中所涉及的工程技术问题，创建现代中药国际化的智能化制造模式，打通智能化制造的关键技术路径，构建中药制药产业智能化平台体系。

四、个性化制造：从无生命制造走向有生命制造

（一）技术背景与特点

精准医学已成为现代医学的发展新模式，旨在为每位患者提供个性

化治疗。个性化用药更是精准医学在临床应用的重要体现。生命科学技术的进步促进了精准医学的发展，同时也促进了药学模式从合理用药向个性化用药的发展。因此，药物制剂须从研发、生产各个环节提供精准设计。对于中药制剂，个性化制造主要针对中成药“千人一药”的用药模式，强调患者用药和药物反应存在个体差异，如性别、年龄、体质、生理病理、遗传因素等综合情况，旨在为每位患者提供“一人一药”的灵活药物形式、用药模式和个性化治疗。其特点为按需制造，提供个性化用药服务，使中药制造从无生命制造走向有生命制造。

（二）现状与未来

目前的市售中药制剂剂量是固定的，如片剂，患者往往需要依靠掰开药片方能获得所需剂量，但这种方式无法精准控制剂量，且部分药物如定位缓控释制剂，掰开后将降低治疗效果，甚至会导致严重的不良反应。同时，市售的中药制剂剂型也相对固定，部分剂型对于有吞咽困难的患者或者特殊人群并不友好，尤其是目前还缺乏可用于儿科或多发病患者的灵活药物剂型和剂量，患者依从性较差。因此亟须开发灵活的中药制剂剂型和剂量，以满足患者的需求。

未来，期望通过个性化制造彻底改变药品生产的方式，使其从固定模式的药物形式制造向个性化、按需制造转变。未来个性化制造可涵盖个性化研发设计和个性化生产。针对中药口服制剂，在研发阶段，应针对不同的人群和用药形式，设计不同的剂型和剂量，以便于提升患者的依从性。在生产阶段，可以借助 3D 打印等新型技术。

已有研究表明，通过 3D 打印制备固体制剂，可以精准地控制药物的剂量和外观形状，同时，采用彩色 3D 打印可制备特定颜色和形状的制剂，如根据患者喜爱通过个性化制造，制备不同形状和颜色的制剂形式，以提高临床用药患者的依从性。此外，个性化给药还包括打印多种药物组合物，将患者需要服用的多种药物组合成单一的日剂量，从而方便服用，这对老年患者来说非常便利，可以防止药物漏服。

此外，中药临方制剂是中医临床用药的特色与优势，既符合中医辨证施治、个性化诊疗的内在需求，又能解决药厂无法批量生产的瓶颈问题，特别适合需长期服用中药或对口感有特别要求的患者，如丸剂、颗粒剂、片剂等临方制剂，具备储存、携带、服用方便的优势。

五、展望

未来，在绿色化制造、精准化制造、智能化制造和个性化制造的指引下，中药制药产业将集成多个技术群，形成有“心、脑、血、手、脚”的，中国制造的“中药智能人”。

“以人为中心”是创造“中药智能人”的核心。其中，人包含中药制造者和临床使用者。对于中药制造者，以设计、研究和生产过程中参与人员的安全和操作过程的便捷、快速为目标，制备高质量的中药制剂产品；对于临床使用者，以疗效和依从性为目标，满足客户特殊需要的个性化制造。

在信息化、数字化、云计算、物联网、人工智能等集成作用下，“中药智能人”具有“双思维”大脑，即中医思维和现代思维。通过现代科技手段，为“中药智能人”输入中医药背景和大数据，以中医药理论形成“中药智能人”的“筋骨”和“血脉”。采用现代智能制造，为“中药智能人”打造灵活的机械臂和机械手，以及快速、精准移动的机械脚，使其实现高质量的工作效率和服务质量。

中药制剂产业的高质量发展还须引入环境健康与安全（EHS）管理理念，建立安全、健康的组织机构及其职责、程序、过程和资源等构成的整体。通过实施 EHS 管理体系，会在产业内部形成一个系统化、结构化的健康、安全和环境友好的自我管理机制，促进中药制剂产业健康、高效、高质量发展，真正做到绿色化制造、精准化制造、智能化制造和个性化制造。

参考文献

[1] 曹华军，李洪丞，曾丹，等．绿色制造研究现状及未来发展策略 [J]. 中国机械工程，2020，31（2）：135-144.

[2] 程贤福，周健，肖人彬，等．面向绿色制造的产品模块化设计研究综述 [J]. 中国机械工程，2020，31（21）：2612-2625.

[3] Thirupathi R M, Vinodh S, Ben Ruben R， et al. Application of environmentally

conscious manufacturing strategies for an automotive component[J]. Int J Sustain Eng，2019，12（2）：95–107.

[4] 郭立玮，邢卫红，朱华旭，等. 中药膜技术的“绿色制造”特征、国家战略需求及其关键科学问题与应对策略 [J]. 中草药，2017，48（16）：3267–3279.

[5] 国务院 . 国务院关于印发中医药发展战略规划纲要（2016—2030 年）的通知 [R].2016–2–26.（国发〔2016〕15 号）

[6] 桑滨生.《中医药发展战略规划纲要（2016–2030 年）》解读 [J]. 世界科学技术 – 中医药现代化，2016，18（7）：1088–1092.

[7] 张海波，申俊龙，申远 . 中药产业化过程中废弃物资源化政策机制研究 [J]. 中草药，2016，47（17）：3143–3148.

[8] 郭立玮，党建兵，陈顺权，等 . 关于构建中药绿色制造理论与技术体系的思考和实践 [J]. 中草药，2019，50（8）：1745–1758.

[9] 杨明，伍振峰，王芳，等 . 中药制药实现绿色、智能制造的策略与建议 [J]. 中国医药工业杂志，2016，47（9）：1205–1210.

[10] 丁菲，李除夕，周颖，等 . 基于“绿色设计”理念的中药制药膜分离工艺选择原则与方法 [J]. 中草药，2019，50（8）：1759–1767.

[11] 李远辉，李慧婷，李延年，等 . 高品质中药配方颗粒与关键制造要素 [J]. 中草药，2017，48（16）：3259–3266.

[12] 杨明，杨园珍，王雅琪，等 . 中药制剂生产过程中的质量风险分析与对策 [J]. 中国中药杂志，2017，42（6）：1025–1030.

[13] 冯怡 . 中药新药研发及评价关键技术：关于中药工艺研究 [J]. 世界科学技术 – 中医药现代化，2017，19（6）：906–913.

[14] 王雅琪，焦姣姣，伍振峰，等 . 基于“整体观”的中药制剂质量过程控制体系探讨 [J]. 中国中药杂志，2018，43（1）：197–203.

[15] 熊诗慧，邱婷，王学成，等 . 基于质量标志物（Q–Marker）的中药制剂质量过程控制方法与策略 [J]. 中草药，2021，52（9）：2534–2540.

[16] 李翠 . 我国机械制造行业发展现状与未来发展趋势探讨 [J]. 理论观察，2020（9）：66–68.

[17] 安仲举 . 智能机械设计制造自动化特点与发展趋势研究 [J]. 中国设备工程，2020，4（6）：25–27.

[18] 娄用够 . 机械工程自动化技术存在的问题及措施 [J]. 科学技术创新，2018，4（1）：30–31.

[19] 仲瑞雪，吴纯洁，胡晓梅，等．中药汤剂数字化服务系统的构建探析 [J]. 世界科学技术－中医药现代化，2015，17（3）：744–749.

[20] 池毛毛，叶丁菱，王俊晶，等．我国中小制造企业如何提升新产品开发绩效：基于数字化赋能的视角 [J]. 南开管理评论，2020，23（3）：63–75.

[21] 孙国祥，孙万阳，张晶，等．中药质量一致性评价体系：基于定量指纹图谱检查的中药标准制剂控制模式的解析 [J]. 中南药学，2018，16（1）：2–13.

[22] 孙国祥，陈新新，孙万阳，等．中药标准制剂控制模式发展历程和构建全质量关控制中药质量模式 [J]. 中南药学，2014，12（1）：1–10.

[23] 李欣逸，刘剑波，汪云伟，等．基于数字化系统的中药汤剂合理用药应用技术研究 [J]. 中国实验方剂学杂志，2014，20（23）：239–241.

[24] 刘剑波，李欣逸，任仕丰，等．中药汤剂合理用药方法在数字化系统中的实现 [J]. 西南民族大学学报（自然科学版），2015，41（6）：731–736.

[25] 徐冰，史新元，罗赣，等．中药工业大数据关键技术与应用 [J]. 中国中药杂志，2020，45（2）：221–232.

[26] 朱捷强．三七及其数字制药技术研究 [D]. 杭州：浙江大学，2014.

[27] 熊皓舒，章顺楠，朱永宏，等．中药智能制造质量数字化研究及复方丹参滴丸实践 [J]. 中国中药杂志，2020，45（7）：1698–1706.

[28] 杨立诚，封亮，贾晓斌．协同融合信息技术的智能制药设备在中药产业升级中应用现状与展望 [J]. 世界中医药，2020，15（15）：2199–2204.

[29] 程翼宇，瞿海斌，张伯礼．中药工业 4.0：从数字制药迈向智慧制药 [J]. 中国中药杂志，2016，41（1）：1–5.

[30] 韩月，刘兰茹，朱虹．我国医药制造业转型升级与实现智能制造的路径分析 [J]. 中国医药工业杂志，2019，50（8）：921–927.

[31] 秦昆明，李伟东，张金连，等．中药制药装备产业现状与发展战略研究 [J]. 世界科学技术－中医药现代化，2019，21（12）：2671–2677.

[32] 刘昌孝，王玉丽．药物制剂产业化发展的前沿科学技术问题探讨 [J]. 中国食品药品监管，2021，4（1）：6–17.

[33] 张丽丽，曹婷婷，李梦，等．中药智能产业的发展与展望 [J]. 世界中医药，2021，16（2）：346–350.

[34] 梁秀璟．制药行业实现智能制造，任重道远 [J]. 自动化博览，2016（8）：42–46.

[35] 刘强．智能制造理论体系架构研究 [J]. 中国机械工程，2020，31（1）：24–36.

[36] 姚锡凡，景轩，张剑铭，等 . 走向新工业革命的智能制造 [J]. 计算机集成制造系统，2020，26（9）：2299–2320.
[37] 王友发，周圆圆，罗建强 . 近 20 年智能制造研究热点与前沿挖掘 [J]. 计算机工程与应用，2021，57（6）：49–57.
[38] 赵剑波 . 推动新一代信息技术与实体经济融合发展：基于智能制造视角 [J]. 科学学与科学技术管理，2020，41（3）：3–16.
[39] 袁晴棠，殷瑞钰，曹湘洪，等 . 面向 2035 的流程制造业智能化目标、特征和路径战略研究 [J]. 中国工程科学，2020，22（3）：148–156.
[40] 王媛媛，张华荣 . 全球智能制造业发展现状及中国对策 [J]. 东南学术，2016，4（6）：116–123.
[41] 田发益，钟国辉，钟政昌，等 . 西藏土当归多糖的纯化及对兔血红蛋白的影响 [J]. 华西药学杂志，2008，4（5）：561–563.
[42] 于风平，胡昌勤，崔生辉，等 . 刺五加注射液中过敏性杂质的分析 [J]. 中国药学杂志，2008，4（5）：384–387.
[43] 赵汉臣，闫荟，杨锋，等 . 对六味地黄类制剂工艺创新的思考 [J]. 中国新药杂志，2003，4（12）：977–979.
[44] 肖永清 . 高端智能化的制药包装机械走向未来 [J]. 印刷质量与标准化，2016，4（1）：8–13.
[45] 黄晓晖，周国华 . 精准医学时代下临床药学监护模式新进展 [J]. 医学研究生学报，2019，32（5）：455–461.
[46] 杜建，唐小利 . 精准医学的内涵演化、重点领域与我国发展对策 [J]. 中国科学基金，2016，30（1）：20–26.
[47] 韩爱青 . 中国精准诊断及治疗的下一个黄金十年 [J]. 高科技与产业化，2021，27（4）：48–51.
[48] 朱春柳，俞淼荣，甘勇 . 新型口服给药技术的研发进展 [J]. 中国医药工业杂志，2021，52（4）：429–439.
[49] 陈凯先 . 精准医学和中医药创新发展 [J]. 世界科学技术 – 中医药现代化，2017，19（1）：7–18.
[50] 杨凌 . 精准药物治疗的核心理念与科学内涵 [J]. 药学进展，2017，41（2）：94–96.
[51] 闫廷廷 . 半固态微挤出三维打印技术运用于个性化定制口腔速溶膜 [D]. 广州：广东药科大学，2020.
[52] 石靖，王增明，郑爱萍 .3D 打印技术在药物制剂中的应用和挑战 [J]. 药学进展，

2019，43（3）：164–173.

[53] 陈培鸿，刘志挺，方淡悄，等 .3D 打印在药物递送领域的应用进展 [J]. 中国药房，2021，32（13）：1657–1664.

[54] 刘伯石，王增明，张慧，等 ."质量源于设计"在 3D 打印法制备对乙酰氨基酚缓释片中的应用 [J]. 药学学报，2020，55（11）：2719–2727.

[55] 胡志强，鲜洁晨，楚世慈，等 . 中药临方制剂技术的发展现状及研究策略 [J]. 中国中药杂志，2019，44（1）：28–33.

[56] 洪燕龙，张林，胡晓娟，等 . 互联网与人工智能背景下的中医药诊疗服务新模式设想与研究 [J]. 上海中医药大学学报，2020，34（6）：1–8.